Gabriella A. Ferrari

La comunicazione e il dialogo dei nove mesi

Guida all'ascolto attivo, al dialogo e alla comunicazione psicotattile con il bambino durante la gravidanza

EDIZIONI MEDITERRANEE

Le EDIZIONI MEDITERRANEE
pubblicano libri che ci aiutano nella ricerca
della nostra personale chiave di lettura
della vita e del mondo, per migliorarlo
e migliorarci.

Richiedete il
catalogo gratuito a:
Edizioni Mediterranee srl
Via Flaminia, 109 - 00196 Roma
Tel. 06/3235433 - Fax 06/3236277
e-mail: info@ediz-mediterranee.com
www.ediz-mediterranee.com
www.edizionimediterranee.it

Finito di stampare nel mese di giugno 2005

ISBN 88 - 272 - 1775 - 4

Con profonda gratitudine dedico
questo mio lavoro
alla Madre
che, con infinito amore,
ha acceso
la fiamma della Vita
proteggendola
e guidandola
nel suo percorso
in ogni creatura.
A mia madre,
che ha offerto il grembo
al suo passaggio
ed ha vegliato su di lei
affinché io potessi nascere.
A mio padre,
che ha desiderato che io esistessi
e crescessi con loro.
A tutte le madri ed i padri,
che li hanno preceduti
ed hanno accettato di perpetuare la vita
trasmettendola sino a noi...

Indice

Legenda:

Il segno ♫ indica che si tratta di un esercizio
Il segno ♥ ♥ indica gli esercizi che possono essere praticati in coppia

Ringraziamenti

Porgo il mio più sentito ringraziamento a tutte le madri, i padri e i bambini con i quali ho condiviso, sin dal lontano 1973, le straordinarie, misteriose e commoventi esperienze della comunicazione prenatale.

Desidero, inoltre, esprimere la mia gratitudine al dott. Giovanni Canonico, editore delle Edizioni Mediterranee, per avere sempre avuto il coraggio di pubblicare i libri più difficili, quelli che si rivolgono all'anima delle persone, oltre che per l'amicizia e la stima che mi ha dimostrato sia in questa occasione, sia in quella della pubblicazione del mio primo e del mio secondo libro.

Ringrazio di tutto cuore il carissimo amico e collaboratore Edi Migliorini per la sua parte introduttiva che ha completato ed allargato, con un indispensabile apporto di intuizione e cultura maschile, questo testo che altrimenti avrebbe forse rischiato di essere scritto un po' troppo 'al femminile'. Lo ringrazio, altresì, per i suoi preziosi suggerimenti e per avermi concesso di inserire nel testo una delle sue più tenere poesie. Gli sono molto riconoscente anche per tutto il suo paziente e preciso lavoro di revisione.

Un caloroso grazie alla dott.ssa Maria Grazia Terreni per la sua tempestiva consulenza in occasione della verifica di alcuni aspetti scientifici di questo testo.

Desidero soprattutto ricordare e ringraziare mio marito Renato, che oggi può essermi vicino solo spiritualmente. Il calore e il ricordo del nostro amore che, tra le altre splendide cose della nostra vita insieme, ci ha consentito di vivere la meravigliosa esperienza di diventare genitori dei nostri tre figli, resteranno per sempre nel mio cuore.

Ringrazio Paola, Pier, Marcello e tutti i miei amici per la loro partecipazione affettuosa e per essermi stati vicini.

Grazie, infine e veramente in primis, a Chi guida con infinito amore i nostri passi attraverso le alterne vicende della vita aiutandoci a trasformare la sofferenza in fonte di crescita e di gioia.

Ridare fiducia ai genitori

Una sera, di ormai parecchi anni fa, stavo ammirando alla televisione uno spettacolo circense. Si stavano esibendo dei trapezisti russi, di bravura straordinaria. Uno di loro era il primo uomo al mondo in grado di eseguire un esercizio estremamente difficile e pericoloso. Lo faceva ormai da un anno e quella sera lo ripeté con successo.

Il commentatore televisivo, che era anche un giornalista competente e da molti anni seguiva gli spettacoli circensi di fama mondiale, dopo avere intervistato il fenomeno russo, raccontò il seguente episodio. Ricordò che aveva iniziato l'intervista esprimendogli tutta la sua ammirazione per l'esecuzione così perfetta di un esercizio tanto difficile e, con sua sorpresa, si era sentito rispondere: "Se lei, osservando il mio spettacolo ha avuto la sensazione, anche minima, che fosse difficile o pericoloso, significa che l'esercizio non è stato eseguito perfettamente. Si raggiunge la perfezione quando si dà l'impressione a chi guarda, che chiunque, con un po' di allenamento, possa fare la stessa cosa".

Inutile dire che quella frase mi colpì più dello spettacolo stesso. Da allora, di tanto in tanto, ho l'occasione di notare la sua validità nei vari aspetti della vita umana. Quando, in un qualsiasi settore, l'uomo raggiunge il culmine della propria capacità, trasformando quest'ultima in espressione artistica, passa ad un livello di semplicità tale da rendere la propria abilità invisibile alla maggior parte delle persone. Solo l'occhio esperto è in grado di cogliere le sfumature più sublimi.

Nell'arte di amare, tra tutte le sue modalità, quella che tende a passare maggiormente inosservata è quella dell'amore materno e paterno per i figli, in particolare se questi sono ancora nella pancia della mamma, ovvero nella fase prenatale. I genitori, in questo periodo, spesso non sanno neppure che stanno trasmettendo al figlio gli elementi proporzionalmente più importanti per la sua vita futura. Mai come nel periodo prenatale ciò che la madre vive il bambino lo vive con lei. Con lei ha in comune tutti gli elementi corporei che lo stanno costruendo; con lei ha degli scambi psichici giorno e notte, che contribuiranno in maniera decisiva a costruire tutta la sua personalità futura; con lei, infine, mette le basi per la propria crescita spirituale.

Il discorso, poi, si allarga ulteriormente al padre, che, in quel periodo, là dove non esistono situazioni che lo impediscano, può essere per la compagna come un vero e proprio secondo utero; un involucro protettivo che contiene, protegge e sostiene, con modalità diverse ma complementari, madre e figlio. I genitori diventano così come due uteri che si completano a vicenda per dare il meglio alla nuova vita che nasce e attraverso la quale essi stessi simbolicamente, e concretamente, rinascono.

Attraverso i loro uteri fisici e psichici gli effetti della vita quotidiana vengono sapientemente filtrati: le esperienze negative e le difficoltà sono attenuate, o addirittura trasformate in insegnamenti e saggezza, mentre le esperienze positive risultano rinforzate. In questo modo il figlio si impregna della fiducia necessaria che lo aiuterà a capire ed a gestire le esperienze della vita.

Uno degli aspetti che colpisce maggiormente chi osserva con occhio attento le madri, sia nella fase prenatale sia dopo la nascita dei figli, riguarda le loro immense capacità intuitive, che la natura, proprio in quel particolare periodo della loro vita, affina ed accresce meravigliosamente. Se le si aiuta ad avere fiducia in loro stesse, esse, anche solo basandosi su pochi elementi, sono in grado di decodificare tutta una serie di messaggi del loro piccolo. Sanno coglierne le esigenze: la voglia di giocare, come il bisogno d'affetto, il desiderio di conoscere, come la necessità di riposare, e mille altre sfumature. La madre sente tutto questo perché la sua personalità riesce a sintonizzarsi con quella del figlio: è in grado di trarre delle giuste deduzioni perché sa mettersi esattamente nel sentire del suo piccolo.

A questo punto mi verrebbe da osservare che, se le intuizioni degli scienziati sorgessero da miscele più equilibrate di conoscenze, emozioni e sentimenti, così come avviene per i genitori, la Scienza procederebbe con passo più spedito e sicuro. Le intuizioni degli scienziati sarebbero di gran lunga più acute perché la comprensione dei fenomeni naturali sarebbe maggiormente influenzata dall'amore e dalla ricerca della sua espressione più sublime.

Ora che gli studi scientifici stanno finalmente riconoscendo l'importanza del periodo prenatale, dopo secoli in cui era stato misconosciuto e svalutato, ci sarà forse anche chi cercherà di affrettarsi per mettere insieme conoscenze ed esperienze.

Tuttavia è bene sottolineare che, molte delle scoperte che si attueranno in questo campo, non saranno mai fatte da scienziati in quanto tali, ma solo da scienziati in quanto genitori. Le madri ed i padri, nel loro cuore, conoscono da sempre tutto ciò che di più profondo si riuscirà a scoprire, e lo scienziato potrà capire gli aspetti più sottili di questa materia solo nel momento in cui penserà come un genitore.

Come per chi scrive musica lo strumento musicale e lo spartito aiutano a scoprire, tradurre e riprodurre l'armonia che alberga nell'anima del musicista, così il metodo scientifico, applicato alla vita prenatale, andrebbe considerato come uno strumento che aiuta a scoprire, tradurre, riprodurre, e anche confermare, ciò che da sempre il cuore dei genitori conosce.

La scienza e gli studiosi della psiche umana, quando apportano il loro contributo a tutto ciò che è attinente alla persona e, nel caso specifico, alla sua venuta al mondo, dovrebbero guardarsi dalla tentazione così diffusa di comportarsi come dei salvatori, cioè come figure insostituibili ed indispensabili. Vale a dire: dall'assumere il ruolo di chi cerca di fare le cose al posto della natura e, in ultima analisi, togliendo alle madri, ai padri ed ai figli la fiducia nelle loro capacità d'autonomia e libertà.

L'errore, che diventa tale quando la scienza supera i limiti dell'indispensabile, si è verificato infinite volte nel passato e tende continuamente a ripetersi ovunque lo scienziato volge lo sguardo e ivi allarga la propria attività animato dal desiderio, più o meno consapevole, di valorizzare se stesso e/o le proprie scoperte a scapito degli utenti finali. Vedi per esempio la tendenza a sostituire il parto naturale con quello medicalizzato, i tentativi di sostituire il latte della madre con quello prodotto dalle multinazionali o con gli omogeneizzati, oppure anche la ricerca spasmodica di produrre bambini in provetta. Questi sono solo degli esempi dai quali emerge il bisogno dell'uomo, ripeto, più o meno cosciente, di ingrandire il proprio potere usandolo anche indiscriminatamente. Ne consegue che i genitori sono fatti sentire inadeguati e viene ad essere sottilmente instillato in loro il dubbio non solo sulle loro capacità naturali di partorire, allattare, riprodursi e amare, ma anche su quelle relative alla loro comprensione ed accettazione delle leggi della vita.

Molti scienziati, probabilmente a causa dei lunghi anni che hanno dedicato a studi specifici, spesso dimenticano che il progresso deve procedere di pari passo con la crescita spirituale dell'uomo. Sono come quel giornalista, cui ho accennato prima, il quale, pur seguendo da tempo gli spettacoli circensi più famosi del mondo, aveva sviluppato un errato concetto di bravura. Danno valore solo a ciò che è complesso e sembra essere tecnologicamente perfetto, anche se talvolta è senz'anima, perdendo di vista le più recondite meraviglie della natura e la possibilità di sentirle.

Per intervenire positivamente nei processi della vita è necessario, prima di ogni altra cosa, accostarvisi con atteggiamento di fiducia e di umiltà ed adoperarsi per comprenderne i complessi e delicati meccanismi. Ma, soprattutto, occorre accedere ad un sentimento d'amore nei suoi confronti, in modo tale che qualsiasi azione venga intrapresa sia fondamentalmente in armonia con le sue leggi.

Fin che vorremo considerare la scienza come una divinità, e non come uno tra i più potenti strumenti nelle mani dell'uomo, non potremo vedere l'infinita grandezza della natura espressa nelle cose più piccole, uomo compreso. Perciò, soprattutto adesso che essa, così come la Psicologia, si sta accostando sempre più alle tematiche relative al periodo prenatale, sarebbe bene che di pari passo prendesse forma l'impegno per un nobile proponimento: quello di restituire la fiducia alle persone, ed alle generazioni future, poiché tutto ciò di cui hanno bisogno è già presente in loro. A mio avviso, gli studi sul prenatale, se saranno interpretati correttamente da un punto di vista scientifico, psicologico e spirituale, porteranno naturalmente a questa conclusione.

Le donne hanno bisogno di recuperare fiducia nella loro capacità di partorire, di allattare e di dare al bambino tutto ciò di cui ha bisogno. Anche ai padri deve essere restituita la possibilità di sentirsi dei compagni e dei genitori splendidi e indispensabili, così che si possano finalmente superare tanti luoghi comuni come quelli, ad esempio, che li vogliono meno dotati in fatto di sensibilità.

Nel bambino che viene alla luce potremo simbolicamente rinascere insieme.

Inoltre, se sapremo utilizzare positivamente tutte le nuove consapevolezze che il nascituro sollecita in noi fin dai primissimi istanti della relazione, inizieremo a percepire la ricchezza del dono che la vita ci sta porgendo e ci sentiremo pieni di gratitudine nei confronti della natura. Nella fiducia di essere capaci di un sentimento d'amore, scioglieremo un nodo importante fra i molti che impediscono la nostra vera libertà.

Questo libro, che ho avuto la fortuna di poter apprezzare, non è stato scritto da una singola madre, Gabriella Arrigoni Ferrari. Essa, infatti, mi ha ripetuto in diverse occasioni di essersi sentita un tramite. Gli autori, tantissimi e anonimi, sono stati in realtà i bambini intrauterini ed i loro genitori. Hanno attirato Gabriella nel giardino della prenatalità, conducendola passo dopo passo sul sentiero della comprensione. Ad ogni tappa chiave della loro crescita, le hanno indicato le modalità più adatte per l'esecuzione di quanto essa proponeva. Il risultato è questo libro che, prima ancora di essere un libro, è un incoraggiamento: fin dalle prime parole infonde fiducia in chi lo legge. Fiducia che l'amore che ciascuno intuisce nel proprio cuore possa essere finalmente espresso in tutta la sua pienezza.

I genitori, praticando gli esercizi in esso raccolti, sentiranno emergere dalle parti più profonde di loro un SÌ incondizionato al figlio che, a modo suo, non tarderà a ricambiare con onde di amore i genitori. Esse avranno un loro linguaggio, ma ai genitori sarà data la possibilità di decifrarlo. E quando sarà riconosciuta la ricchezza che anche il figlio cerca di comunicare, allora si apriranno mondi nuovi: cadrà il timore che il bambino non possa ancora percepire appieno l'amore dei genitori, mentre, per quanto riguarda il bambino, si dissolverà la sua paura di non essere accettato.

Diventerà un circuito che, senza creare dipendenze, renderà madre, padre e figlio liberi di dire SÌ all'amore. Perché in fondo, come sottolineava un autore ignoto: "L'amore è l'assenza totale di paura. Ma cos'è che temiamo veramente? L'amore". Però l'amore, per nascere e crescere, ha bisogno di relazione e di comunicazione. Sia che sia rivolto verso una persona, un animale, la natura, o verso Dio, il suo nutrimento deve essere la sensazione di essere collegati profondamente all'altro, al suo sentire, alle sue emozioni e di interagire con lui anche su questi piani.

Questo libro tratta l'argomento misterioso della comunicazione e del dialogo segreto tra madre e bambino, genitori e bambino, durante la gestazione ed anche prima del concepimento.

È possibile che i nostri pensieri, i nostri sentimenti e le nostre emozioni influiscano sulla costruzione della personalità del nascituro? È possibile comunicare con il proprio figlio prima che sia concepito e quando è ancora nel nostro grembo?

Sì, è possibile.

Ciò avviene lo stesso, anche se noi non ce ne rendiamo conto. Però avere degli strumenti di conoscenza ci rende consapevoli della relazione e ci permette di interagire affettivamente e responsabilmente con nostro figlio, offrendoci la possibilità di contribuire positivamente, e in modo determinante, al suo benessere psicofisico ed alla sua crescita.

Nel contesto della comunicazione, quella che avviene col pensiero è stato uno degli argomenti più controversi e misteriosi. Tuttavia, la sua esistenza è stata comprovata da numerose sperimentazioni.

Anche gli studi sulla vita prenatale confermano, senza possibilità di dubbio, che il feto non solo partecipa a tutta la vita emotiva della madre, ma è in grado di ricevere il suo amore, la sua accettazione o il suo rifiuto, e che tutto ciò influisce sulla sua personalità.

La comunicazione prenatale, argomento principale di questo libro, è basata sulla voce, i suoni, il movimento e la tattilità ma, soprattutto, sull'apprendimento di una gestione più consapevole delle nostre trasmissioni psichiche e verbali nei confronti del bambino, maggiormente allineata, quest'ultima, con i principi della Pedagogia e della Psicologia moderna.

Nella seconda parte del libro, alcune proposte sulla comunicazione col pensiero rischiavano di essere di difficile comprensione se non fossero state precedute da alcuni fondamentali argomenti introduttivi e di supporto.

Così l'autrice ha scelto, come aveva già fatto nel suo primo libro, le grandi tematiche della comunicazione e dell'interazione tra noi e il cosmo, care ai principali sistemi filosofici e spirituali dell'India. Essi le trattano con un ampio respiro e sostengono la loro naturale appartenenza a ciascun essere vivente. Sarebbero, cioè, una componente ed una qualità facenti parte della vita stessa.

In pratica, secondo i grandi sistemi filosofico-spirituali dell'India, il cosmo potrebbe essere ridefinito come un insieme intercomunicante ed interagente, una vera e propria immensa unità telepatica.

Anche l'Occidente tratta il tema della comunicazione sottile, ma il suo approccio è più analitico e sperimentale. In Oriente, invece, è meno sistematico ma più spirituale. Entrambi gli approcci sono importanti e indispensabili alla comprensione. Nel libro sono state inserite anche alcune testimonianze molto significative e commoventi di madri che hanno praticato il Bonding Prenatale.

Tra l'altro, come vedrete, la relazione con il figlio determina anche una qualità di vissuti migliori sia nel travaglio che nel parto.

Uno dei principali aiuti che questo libro può offrire è quello di sintonizzare la madre, qualora ce ne fosse bisogno, con le forze della natura e quelle che fanno parte del suo femminile.

Un altro aspetto a mio avviso molto importante è quello che riguarda la partecipazione del papà a quasi tutti gli esercizi di comunicazione prenatale assieme alla compagna. In questo modo egli può accedere al bambino ed iniziare a relazionarsi con lui. Viene, così, a costruirsi precocemente la triade madre-padre-figlio. È incredibile come la vita e la relazione di coppia si trasformino quando i genitori prendono a viverla maggiormente anche su piani più sottili.

Devo anche dire che questo libro è andato oltre le mie aspettative: non immaginavo che, in un testo sul Bonding Prenatale, l'autrice, utilizzando l'onda di un'accresciuta capacità d'amare da parte dei genitori, li invitasse ad allargare il loro amore espandendolo a tutta la creazione ma, soprattutto, dando la possibilità anche al loro bambino di partecipare. Mi riferisco alla meditazione "*Bimbo di pace*": penso che essa sia uno strumento educativo di grande importanza oltre che per i genitori anche per il bambino poiché è in grado di trasmettergli un messaggio spirituale che, da adulto, gli permetterà di sviluppare un migliore sentimento di unità con tutto il creato.

Come per l'esempio del trapezista cui ho accennato prima, gli aspetti più elevati di questi esercizi sono comprensibili a fondo solo alle persone che li sperimentano. Tutta la loro semplicità e naturalezza è messa al servizio del flusso d'amore che si intende far circolare nella triade madre-padre-figlio. Più quest'amore, all'inizio latente, si approfondirà e più diventerà invisibile agli sguardi; allora potrà bastare un cenno, o ancora meno, un palpito, perché madre, padre e figlio si capiscano e percepiscano le reciproche emozioni anche a distanza.

Si sarà giunti, allora, al linguaggio del cuore, un linguaggio inavvertibile dall'esterno ma che interiormente ha raggiunto una vetta sublime.

EDI MIGLIORINI

Trasformare la comunicazione in comunione con...

Questo libro ha anche il grande pregio di tramutare la comunicazione tra genitori e bambino prenatale in un'arte. L'arte per fiorire in tutta la sua bellezza ha bisogno di esercizio costante, anche se la sua fioritura completa fa emergere la luminosa semplicità nascosta di ciò che prima, velato, ora ci appare ad un nuovo livello di naturalezza e di emozione.

Così come il trapezista apprende la propria arte attraverso delle acrobazie via via più impegnative, così l'artista riesce a mettere nella rima, nelle note, o nell'immagine sfumature più delicate di sentimenti attraverso degli esercizi adatti; allo stesso modo questo libro fornisce ai genitori gli esercizi più idonei per apprendere e migliorare l'arte della comunicazione col bambino.

Come avviene nell'espressione artistica, anche i genitori saranno animati da una vera e propria passione che li guiderà in modo naturale a coinvolgersi emozionalmente e sentimentalmente in ciò che faranno e, in seguito, come avviene nel campo dell'arte, si accorgeranno che non saranno più gli stessi, saranno cambiati. Interi vocabolari fatti non di parole, ma di silenzi, cenni, espressioni, o anche solo emozioni, saranno a loro comprensibili.

I più attenti si renderanno conto che ciò che nel libro viene definito molto semplicemente come ascolto attivo è una particolare forma di comunicazione che ha delle strette analogie con degli stati di coscienza molto elevati dell'essere umano. Al di là della comunicazione col bambino questa forma di comunicazione si riverbera con delle profonde assonanze nelle nostre capacità intuitive, nella capacità di cogliere le espressioni artistiche più sublimi, o anche di ascoltare il linguaggio della natura, il capire noi stessi più profondamente e, per il credente, la capacità di percepire i messaggi di Dio.

Sia che noi vogliamo comprendere ciò che Dio ci vuole dire veramente, sia che vogliamo cogliere il messaggio profondo di un'opera d'arte che ci attrae, sia che vogliamo capire meglio noi stessi come uomini o donne, oppure la persona della quale ci stiamo innamorando o della quale siamo già profondamente innamorati, entriamo in un particolare stato di comunicazione che privilegia la ricettività e l'ascolto.

Uno stato che è lo stesso di cui parla questo libro indirizzandolo però verso il bambino in utero. Quindi risulta evidente che se miglioreremo le nostre capacità di ascolto attivo nei confronti del bambino, automaticamente verranno ampliate le nostre capacità in tutte le altre direzioni verso le quali le orienteremo.

La base della comunicazione è l'ascolto silenzioso ed empatico nel quale si impara a non frapporre quelle barriere alla comunicazione, elencate opportunamente nel libro, che a volte tendiamo a riprodurre perché noi stessi siamo cresciuti accanto a persone che le elevano di continuo. Impareremo così, attraverso i suggerimenti dell'autrice ad evitare barriere quali: l'etichettare, dare giudizi, puntualizzare, interrompere etc. affinché possa fluire il vero ascolto che, come un grande fiume, procede lento, maestoso ed inarrestabile verso il mare.

Da questo momento in poi comincia la vera comunicazione nella quale sentiamo l'altro in noi e noi nell'altro e la comunicazione si trasfigura in comunione: di emozioni, sentimenti, pensieri.

La madre diventa Madre ed il padre diventa Padre per il bambino, trasmettendogli la più elevante conoscenza che si possa fare sulla terra: quella dell'innamoramento. Quella stessa esperienza che ha plasmato due persone distinte in una coppia, che ha aperto in loro interi universi di condivisione, ha distillato da questi universi la sorgente dell'eternità, l'espressione della continuità della vita, che ha assunto le forme del loro bambino.

Quest'acqua pura del figlio viene benedetta dalle onde di innamoramento dei genitori che si adattano alla persona nascente che è il loro bambino.

Quando parlo dell'innamoramento intendo una condizione molto privilegiata dell'essere umano che sarebbe limitante circoscrivere a quando, da ragazzi, abbiamo sperimentato le nostre prime cotte. Quella era solo una delle prime e più intense manifestazioni di uno stato d'animo particolare. Uno stato d'animo che, se ben compreso, con l'esperienza potrà essere coltivato affinché nutra altri aspetti della vita umana, imprimendo l'impulso di una passione meglio guidata ed indirizzata. In un qualche modo, quando siamo sufficientemente aperti al nostro sentire noi siamo in grado di percepire quando una persona fa delle cose con passione e col cuore leggero di chi si sente unito inseparabilmente all'oggetto del proprio amore.

Per esempio si può tranquillamente affermare che personaggi come San Francesco o Madre Teresa di Calcutta erano degli innamorati di Dio e lavoravano con la stessa passione di chi ama.

Ci sono artisti che mentre lavorano sono innamorati della loro arte. Così come tanti genitori hanno gli occhi che brillano come quelli degli innamorati per il loro figlio. Perché l'innamoramento può assumere diverse forme, a volte sembra assente, perché riassorbito nel telo di fondo dei sentimenti, e a volte torna a palpitare inviando fiotti di emozioni in tutto l'essere.

Ho avuto l'impagabile fortuna di assistere più volte ad incontri nei quali Gabriella, l'autrice del libro, ha mostrato le modalità di contatto col bambino in utero. Momenti in cui piccoli gruppi di genitori, desiderosi di entrare in contatto per la prima volta col loro bambino, si facevano aiutare da lei.

Quando ho assistito io si trattava di genitori che incontravano Gabriella per la prima volta e c'erano anche, con me, delle persone autorizzate ad assistere per apprendere l'arte della comunicazione col bambino.

Riporto qui solo alcuni aspetti di quegli incontri. Ricordo che si formava un silenzioso cerchio di partecipanti, rispettosi della sacralità di quei momenti. Al centro c'era il bambino in utero che doveva essere libero di rispondere o dormire: nulla era fatto 'a titolo dimostrativo'. Si sapeva fin dall'inizio che ognuno di noi poteva avere percorso anche molti chilometri di strada per assistere ad una preparazione di contatto e scambio col bambino e che quest'ultimo avrebbe potuto non rispondere semplicemente perché in quel momento stava dormendo, e a quel punto nessuno lo avrebbe svegliato ma rispettato.

Poi ancora al centro, col bambino, ovviamente c'era la madre, accanto a loro Gabriella saggiamente in secondo piano e pronta a lasciare il proprio posto al trepidante padre del bambino non appena le condizioni lo avrebbero permesso.

Attorno a questo nucleo centrale, un cerchio di partecipanti invisibili e commossi.

Era molto difficile trattenere le emozioni nel vedere e sentire con quanto sensibile amore, con quanto accogliente ascolto, con quanta sorridente fiducia Gabriella metteva in contatto per la prima volta i genitori con il loro figlio.

Poi, stupiti, il tempo cessa di scandire i propri rintocchi... anche i cuori sembrano fermarsi ed i pensieri azzerarsi... il bambino... sì proprio lui, il bambino risponde!... è lui che risponde bussando dall'interno dell'addome materno come risposta alla madre, è lui che con i suoi rintocchi è diventato signore del tempo là dove il tempo si era fermato per fargli spazio. È diventato signore dei nostri cuori e dei nostri pensieri dal punto in cui tutto si era fermato ed azzerato.

Ho assistito alla gioia di genitori nel momento in cui si sono sentiti tangibilmente diventare tali, alla rinascita di coppie che scoprivano altri volti dell'innamoramento, al conforto e intima rassicurazione di madri che temevano che il loro bambino avesse dei problemi.

Ricordo in particolare una madre che aveva spontaneamente abortito durante la prima gravidanza ed ora aveva sviluppato l'angosciosa preoccupazione che anche questo bambino non ce l'avrebbe fatta.

Si era sottoposta a numerose ecografie ed aveva consultato molti esperti che avevano tentato invano di tranquillizzarla. Tutto inutile. Il conforto che lei riceveva a livello razionale era immediatamente sommerso dalle onde delle sue emozioni disturbanti e incontrollate. Però, quando per la prima volta questa madre fu messa in contatto, tramite Gabriella, con il proprio bambino e questi rispose coerentemente ai segnali della madre con dei colpetti, notai chiaramente un lampo di stupore attraversare il volto della madre, e subito dopo lo vidi tramutarsi in gioia.

Solo da quel momento, per lei il bambino stava bene.

Un istante dopo il padre capì a sua volta e colsi un sospiro di sollievo uscire dal suo petto. Da quel momento in poi, una volta avviato il dialogo col bambino, a quei genitori sarebbe bastato ogni volta entrare in contatto con lui per fugare le loro paure, meglio di quanto avrebbe potuto fare qualsiasi ecografia. Inoltre quel dialogo avviato poteva essere anche un ottimo mezzo per scambiare amore, gioco, tenerezza e sicurezza.

Fu in quell'occasione che la dott.ssa Elena Cesari, persona squisita oltre che promettente ginecologa, mi parlò di quando anche lei contattò per la prima volta la sua bambina verso il quarto, quinto mese di gravidanza grazie all'aiuto di Gabriella. Non poté fare a meno di chiedersi, nella sua veste di ginecologa, come facesse Gabriella a 'sentire' gli spostamenti della piccina senza un ecografo, prima ancora di lei che era la madre, e per giunta anche senza toccarle la pancia!

Quando incuriositi da quell'osservazione fatta da un medico ginecologo ne chiedemmo lumi a Gabriella stessa, lei ci rispose che tutto ciò era 'naturale'.

È vero, quando si mette amore e passione in ciò che si fa da anni, ecco che molte cose che potrebbero sembrare impossibili al profano sono invece 'naturali', per chi vi ha dedicato tutto di sé.

Mi preme allora aggiungere che quanto Gabriella fa da anni con i genitori può diventare l'unica materia che possa essere applicabile e trasmissibile indifferentemente dall'ostetrica e dal ginecologo, dal tutore prenatale e dallo psicologo; in pratica da tutte le figure professionali che operano accanto alla donna incinta, ed anche, e soprattutto, dalle donne incinte e dai loro compagni. C'è, però, una fondamentale differenza: mentre l'applicazione dei suggerimenti di questo libro da parte dei genitori può avere solo effetti migliorativi per i genitori stessi, anche senza l'ausilio di una guida qualificata, per le figure professionali sopra citate le cose cambiano. Per loro è richiesta un'adeguata preparazione perché non è concepibile che una persona esterna entri nella sfera intima dei due genitori col loro bambino in utero senza un adeguato training formativo, teorico, pratico ed esperienziale.

Credo, inoltre, che figure quali Gabriella Arrigoni Ferrari, Ina May Gaskin, Verena Schmid, Piera Maghella, tanto per citarne alcune, si collochino tra quelle donne che hanno la dote rara di saper infondere fiducia in altre donne, non solo per quello che fanno, hanno fatto, o sanno, ma anche, e soprattutto, per quello che sono.

EDI MIGLIORINI

1. L'esperienza prenatale: il bambino, la relazione, l'accettazione, il rifiuto

Se un bambino
durante i primi nove mesi della sua esistenza intrauterina
è stato desiderato
perché è stato concepito responsabilmente...
durante la gravidanza ha ricevuto l'accettazione e la gioia materna
perché era desiderato...
è stato ascoltato
perché i suoi genitori sapevano che era capace di comunicare...
è stato capito
perché è stato ascoltato...
è stato accarezzato
perché i suoi genitori sapevano che era sensibile...
è stato accudito
perché è stato desiderato, ascoltato, capito e coccolato...
questo bambino, che è sempre stato accolto,
nascerà e crescerà pensando di valere molto,
si rispetterà e amerà se stesso,
perché è sempre stato rispettato e amato
sin dall'alba della sua esistenza,
quando per la prima volta si è affacciato alla vita
nel grembo di sua madre.

G.A. FERRARI

Negli ultimi decenni, gli studi sulla vita prenatale si sono straordinariamente moltiplicati come se la nuova era, ormai incominciata, esigesse che l'uomo dovesse ripercorrere tutto il suo cammino sin dall'inizio per rielaborarlo e riscoprirsi nella sua globalità.

I vissuti nel grembo materno sembrerebbero essere quella tappa finale di studi a ritroso nel tempo e nell'evoluzione dell'uomo che, una volta ulteriormente ampliate le ricerche sul concepimento, ci porteranno ad interessarci maggiormente del preconcepimento, forse anche dell'anima e delle sue scelte, eventualmente aprendo nuovi contesti culturali in cui gli studi dell'ostetricia e della genetica potrebbero confluire negli immensi spazi della metafisica.

Attualmente esiste un numero molto consistente di studiosi che indagano sulla vita prenatale e su tutte le tematiche ad essa connesse.

I risultati sconvolgenti delle loro ricerche giungono, sempre più numerosi e ricchi di informazioni, da ogni parte del mondo.

Questi studi, che presero il via soprattutto negli anni Sessanta e Settanta, successivamente si intensificarono, arricchendosi e perfezionandosi, grazie anche ai nuovi supporti della tecnologia medica.

Si configurò gradualmente, tra gli anni Ottanta e il Duemila, il ritratto di un feto dalle caratteristiche nuove e meravigliose.

Gli studi ancora più recenti, ormai già tradotti in molte lingue, ci hanno presentato un ritratto ulteriormente sconcertante ed esaltante del nascituro, mostrandoci una creatura radicalmente diversa da quella descritta, all'inizio del secolo scorso, dai testi medici e dalla stampa popolare.

Questa nuova branca del sapere riguardante la vita intrauterina e le tematiche della comunicazione tra madre-bambino, genitori-bambino, durante la gravidanza è attiva ormai da tempo anche in alcune Università e in qualche centro di ricerca del nostro paese.

Ora non possiamo più ignorare che il bimbo intrauterino, solo da poco apparso così clamorosamente sulla scena del mondo in tutta la sua sorprendente realtà e in tutto il suo splendore, sia un essere sensibile e intelligente, le cui caratteristiche psicofisiche sono inscritte solo in parte nel suo patrimonio genetico sin dal concepimento. Partendo da quel primo istante vitale, esse, infatti, si sviluppano anche in base agli stimoli e prendono gradualmente forma nell'arco di tutta la gestazione e non successivamente alla nascita, come invece sostenuto sino a non molto tempo fa. Per esempio, l'intelligenza del bambino è dovuta per circa un terzo a fattori genetici e per due terzi è data dagli stimoli e dalle esperienze ambientali.

Che il feto sia intelligente e sensibile è ormai un dato di fatto, confermato da numerose e svariate ricerche sulle sue capacità di apprendimento e sulle sue risposte a stimoli e situazioni diverse.

Per esempio, si può constatare una chiara intenzionalità gestuale già in un embrione di 8 settimane. I feti dentro le madri che aspettano di essere sottoposte ad amniocentesi sono particolarmente irrequieti rispetto a quelli le cui mamme attendono di fare una normale monitorizzazione. Esiste un impressionante filmato dove si vede chiaramente un movimento del braccio del bambino che cerca di scostare da sé l'ago esplorativo, un altro dove il feto scappa a nascondersi sul fondo dell'utero.

Gli organi dei sensi ed i centri cerebrali corrispondenti, sono già formati sin dalla fine del periodo embrionale.

L'udito è l'organo di senso che è maggiormente in grado, durante la vita intrauterina, di relazionare il feto al mondo esterno. La sua funzionalità è completa verso la fine del quinto mese di gestazione, ma il bambino è già in grado di riconoscere, per esempio, la voce paterna verso la 16ª, 17ª settimana, come dimostrano, durante gli esami ecografici, i suoi comportamenti e l'accelerazione della frequenza cardiaca quando, fra le diverse voci dei presenti, ode quella del suo papà.

Il dott. Tomatis da tempo si occupa di riequilibrare dei bambini e degli adulti mentalmente disturbati facendo loro ascoltare la registrazione della voce materna filtrata in un ambiente acquatico, così come l'udivano attraverso il liquido amniotico.

La dott.ssa Clements ha studiato le reazione dei feti a diversi tipi di musica: ha potuto constatare che Brahms e Beethoven li agitano, Mozart e Vivaldi li calmano. La musica rock, con i suoi toni bassi e martellanti, risulta sgradita al feto. Invece al bambino piace udire la voce della propria mamma, soprattutto quando canta: numerose sono le esperienze di riconoscimento, da parte del neonato, dei canti o delle melodie udite durante la vita intrauterina.

Poiché è stato dimostrato che il bambino si 'impasta', per così dire, della vita emotiva della madre, è evidente che tutto ciò che contribuirà, come un bel brano musicale, a dare gioia e tranquillità a lei, si rifletterà positivamente su di lui.

Andreé Bertin, Presidente dell'OMAEP, afferma:

Oggi si sa che ognuna delle tappe della vita influenza quelle successive; gli psicologi lo hanno dimostrato e ognuno ha potuto verificarlo nella propria esistenza o in quella degli altri [...]. La madre, primo universo del bambino, è per lui, fisicamente e psichicamente, 'materia prima vivente'. Ella è, inoltre, la sua mediatrice col mondo. L'essere umano in formazione nell'utero non può imparare direttamente dal mondo esteriore, ma riceve ad ogni istante le sensazioni, i sentimenti ed i pensieri di sua madre che reagisce al mondo; li registra nella sua psiche nascente, nel suo tessuto cellulare e nella sua memoria organica. Queste prime esperienze condivise coloreranno la sua personalità.

Il bambino che nasce ha già un passato di nove mesi che, in gran parte, determina la persona futura.

Lo psichiatra canadese Thomas Verny, autore del libro *Vita segreta del bambino prima della nascita* (Mondadori), organizzò nell''82 il primo congresso internazionale dell'Associazione di Psicologia Pre e Perinatale del Nord America, al quale parteciparono oltre 50 relatori di 9 paesi.

In quell'occasione egli disse che:

Quanto succede dopo la nascita è un'elaborazione di ciò che è successo prima, e da esso dipende.

E aggiunse:

Il realizzare tutto questo permette di spiegare l'origine degli aspetti più sorprendenti del comportamento del neonato. La sua capacità di rispondere agli abbracci, alle carezze, agli sguardi e ad altri segnali della madre consegue alla lunga consuetudine di un rapporto con lei prima della nascita.

Molti studi confermano che in gestazione esiste, tra madre e figlio, un sistema di contatto intrauterino complesso e ricco di sfumature, che si protrae continuando dopo la nascita e che sembra esista anche fra gli animali. I biologi della City University di New York, ad esempio, scoprirono che esiste un sistema di comunicazione prenatale tra una chioccia ed il proprio pulcino ancora nell'uovo, basata su una serie di segnali molto specifici. In seguito notarono che i pulcini covati dalle rispettive madri erano molto più reattivi alle segnalazioni degli adulti e si adattavano molto più facilmente al nuovo ambiente, rispetto a quelli cresciuti in un'incubatrice meccanica.

Negli anni Ottanta, Novanta e Duemila, medici, psicologi, ostetriche, biofisici, sociologi, studiosi e ricercatori provenienti da tutto il mondo e da varie estrazioni culturali, iniziarono a presentare i risultati delle loro ricerche e delle loro esperienze, scambiandosi le informazioni anche mediante il moltiplicarsi di convegni internazionali, fra i quali ricordiamo i congressi mondiali di Granada nel '93, Atene nel '94, Roma nel '98, Caracas nel 2000, Vienna, Sydney e Milano nel 2001, Njmhegen e Budapest nel 2002 e ancora Roma nel 2003.

Emerse chiaramente come le esperienze vissute nel grembo materno modellino, dopo la nascita, i comportamenti del bambino nei confronti di se stesso, del bonding con la madre e con il padre, oltre che del suo atteggiamento verso la vita in generale.

In essi, con conclusioni assolutamente concordi da parte di tutti i maggiori studiosi sul Prenatale, è stato costantemente evidenziato il tema relativo all'importanza della qualità della relazione primaria con la madre per un armonioso sviluppo psicofisico del nascituro e, ancor più recentemente, anche con il padre, oltre al tema che riguarda la partecipazione attiva del feto alla vita emotiva della madre la quale, durante la gestazione "[...] *è per il figlio come una guida al mondo*" (Thomas Verny). Il feto è un piccolo essere umano, in grado di provare sentimenti ed emozioni, udire, gustare, reagire coerentemente agli stimoli ed interagire con i genitori.

È anche in grado di memorizzare e quindi è dotato di capacità cognitive e di apprendimento, come anche riconfermato dalle recenti ricerche del dott. Carlo Valerio Bellieni, neonatologo dell'ospedale dell'Università degli Studi di Siena, il quale, sulla linea di alcuni ricercatori (fra i quali ricordiamo il gruppo dei ricercatori dell'Ospedale Hua Chiew di Bangkok), ha condotto una serie di esperimenti sul processo di memorizzazione e di abitudine agli stimoli nei feti. In pratica, il feto muove le braccia, aggrotta le sopracciglia, gira gli occhi sotto le palpebre verso gli stimoli mostrando curiosità ma, successivamente, quando riceve per un numero di volte variabile, generalmente da 3 a 4, gli stimoli a lui già noti, non risponde più, oppure si calma o si addormenta, dimostrando quindi di avere non solo memorizzato, riconosciuto e quindi appreso lo stimolo, ma di essere anche in grado di rispondere coerentemente.

Il feto gioisce e soffre. L'espressione di pianto è stata registrata durante la 21ª settimana in casi di aborto terapeutico.

Il dott. Bellieni ha compiuto delle ricerche molto significative anche sul dolore fetale. Nel corso del Congresso Internazionale organizzato dall'ANEP Italia a Milano nel 2001, ha proiettato un commovente filmato in cui un piccolo prematuro, in pratica un feto partorito due mesi e mezzo prima del previsto, piangeva disperatamente mentre era sottoposto ad un doloroso prelievo dal tallone. Egli però smetteva di piangere e sopportava meglio il dolore quando lo si accarezzava, gli si parlava con affetto e gli si davano contemporaneamente da succhiare acqua e zucchero: vale a dire che aveva il medesimo tipo di comportamento che avrebbe qualsiasi essere umano sottoposto ad accudimenti affettivi ed iperstimolazioni compensative al dolore.

Inoltre il bambino intrauterino è socievole, comunicativo ed è in grado di stabilire relazioni affettive durevoli nel tempo. La dott.ssa Alessandra Piontelli di Milano ha compiuto degli studi ecografici molto interessanti sui gemelli a partire dalla 20ª settimana. Ha osservato per diverse ore al giorno il loro comportamento riportando degli episodi davvero curiosi.

Tra i tanti ne segnalo uno particolarmente divertente ed anche molto significativo. Luca ed Alice avevano stabilito in utero un rapporto affettuoso e giocoso: Luca, più vivace ed attivo, andava verso la membrana che lo divideva dalla sorellina e la svegliava gentilmente. Un incredibile, meraviglioso dialogo-gioco avveniva tra i due che prendevano a strofinarsi le teste e si contattavano attraverso la membrana appoggiandosi guancia a guancia, come se volessero abbracciarsi.

Questo comportamento fu poi ripreso da Luca ed Alice al termine del loro primo anno di vita. Andavano verso una tenda, che fungeva da membrana e ripetevano l'amorevole gestualità che aveva caratterizzato la loro relazione intrauterina, dimostrando così di possedere una capacità relazionale ed affettiva che continuava nel tempo.

Benché l'ultimo trimestre della gravidanza venga di solito indicato come quello in cui siano attuabili un maggior numero d'interazioni tra madre e figlio, e sia possibile trasmettergli in modo più esplicito i sentimenti dell'accettazione, della gioia e dell'amore, indispensabili per il suo equilibrio psicologico, molti studi ci dimostrano, come vedremo, che l'accettazione e la relazione con la madre sono invece risentite e vissute dal feto, via psichica e biofisica, molto più precocemente, addirittura sin dall'inizio della gravidanza.

I risultati degli studi e delle ricerche riferiscono che le emozioni della madre si comunicano al nascituro via empatica mediante un processo d'impregnazione e di trasmissione psichica, ma anche via ormonale e via battito cardiaco sin dalle prime settimane di vita: se quest'ultimo, ad esempio, è stato accelerato da una forte emozione, anche il cuore del figlio comincerà a pulsare più velocemente rispetto a prima.

Si riscontrano modificazioni del battito cardiaco, dimostrazioni di gioia, tristezza, rifiuto, un'espressiva mimica facciale ed una coerente gestualità non solo come reazione a tutto ciò che vive la madre, ma anche alle variazioni dell'ambiente immediatamente circostante. Oltre a mostrare di possedere delle preferenze musicali, si è potuto anche appurare come egli dimostri di gradire o di non amare determinati visitatori familiari evidenziando le stesse simpatie ed antipatie della madre.

Inoltre non ama i contesti ambientali che gli propongono suoni sgradevoli e rumori improvvisi: è da notare che i suoni e i rumori giungono a lui deformati e amplificati dal liquido amniotico in cui è immerso (come riportato dal dott. Ernesto Tajani, del Dipartimento di Neonatologia dell'Ospedale di Terlizzi), e non attutiti come si è creduto fino a pochi anni orsono.

In risposta agli stimoli, e in base al loro gradimento, il feto sorride, ammicca con gli occhi, sbadiglia, oppure scalcia, fa le smorfie, o decide di ignorare lo stimolo addormentandosi o girandosi di schiena.

L'ansia e lo stress materno inducono delle variazioni nella produzione ormonale: gli ormoni dello stress da lei prodotti, catecolamine e adrenalina, invaderanno il sistema del bambino rendendolo nervoso ed eccitato, in pratica, facendo entrare pure lui in stato di stress.

Per contro anche le emozioni gioiose della madre raggiungono il feto: un benefico e rivitalizzante flusso di endorfine viene inviato al figlio ogni volta che essa è felice o lo pensa con amore.

Ciò che sembrerebbe mettere realmente in pericolo il nascituro non sono gli stress occasionali, né sporadici momenti d'ansia o di paura, né tantomeno un evento tragico, fosse pure il decesso di un familiare della gestante: ciò che potrebbe seriamente influenzare negativamente lo sviluppo psicofisico del feto è l'intensità di uno stress prolungato accompagnato dal senso d'abbandono che la madre gli potrebbe comunicare se in quella circostanza interrompesse per molto tempo, o del tutto, il contatto affettivo e rassicurante.

Thomas Verny sostiene che:

Quello che mette più in pericolo il nascituro, non è tanto la reazione fisico-ormonale immediata della madre ad un avvenimento tragico, quanto la reazione successiva a livello emotivo se è a lungo termine. Se la donna rimane tanto sconvolta dal dolore e dalla perdita da rinchiudersi in se stessa, il bambino ne soffrirà terribilmente. Ma se, invece, mantiene aperti i canali di comunicazione con il figlio inviandogli messaggi rassicuranti, il bambino potrà continuare a crescere rigoglioso.

Il rischio di abbandonare affettivamente il bambino sembrerebbe essere più forte nel caso di decesso del compagno nel corso della gestazione. Infatti, gli studi compiuti in Finlandia da Huttunen e Nykannen (1978), citati dal dott. Jeno Raffai, psicologo prenatale specializzato nell'analisi del bonding, riferiscono che su due gruppi di bambini, di cui gli appartenenti al primo avevano perso il padre durante la gestazione, mentre quelli del secondo soltanto dopo la nascita, a distanza di tempo i bambini del primo gruppo mostrarono problemi psicotici in percentuale molto più elevata rispetto agli altri.

Personalmente, in base all'esperienza che ho potuto fare nei nostri corsi rivolti alle gestanti, sono in linea di massima propensa a ritenere valido quanto sostiene Verny, e cioè che il bambino in gestazione non risentirà più di un tanto, nella sua salute fisica e psicologica, di un eventuale trauma subito dalla madre purché essa continui ad occuparsi affettivamente di lui.

L'elaborazione di un grande lutto è sempre un avvenimento complesso, nel quale possono esserci infinite variabili alla sofferenza, la cui intensità e durata dipendono dalla valenza che ciascuno attribuisce a ciò che perde. Nel caso, ad esempio, di morte del partner, l'intensità e la durata del dolore sono soggettive perché dipendono massimamente dal tipo di relazione affettiva ed emozionale che il coniuge superstite aveva intrecciato con lui.

A volte, il dolore causato da un evento tragico può essere così intenso da spegnere a lungo, o per sempre, ogni altro desiderio o iniziativa; a volte, invece, è possibile che ciò non avvenga, come si evince da quanto afferma Verny.

Tuttavia, in entrambi i casi, come peraltro confermato anche dalla mia esperienza sia pure indiretta, una buona qualità della relazione prenatale tra madre e figlio, preesistente al tragico evento, svolge un ruolo di primaria importanza ai fini di un migliore superamento del lutto e del buon andamento della relazione madre-bambino. Una madre che abbia desiderato il suo bambino, o quantomeno abbia creato un buon Bonding Prenatale[1] con lui, riesce più facilmente, rispetto a chi non si era ben relazionata o aveva sino ad allora ignorato affettivamente il piccolo, a far fronte ad un evento traumatico, fosse anche il doloroso processo di un lutto, e a mantenere con il suo bimbo intrauterino un contatto affettivo sufficientemente buono, ad accudirlo, e quindi a proteggerlo dai possibili danni derivanti da quell'accadimento drammatico.

Per quanto riguarda il bambino, sarà proprio grazie alla continuità dello scambio affettivo con la madre che egli riceverà la protezione necessaria per attraversare la tempesta emozionale che la scuote, con tutto ciò che può comportare per lui, non solo dal punto di vista della comunicazione psichica, ma anche a livello dei possibili effetti creati dalle variazioni nella produzione ormonale materna conseguenti al trauma in atto.

In oltre trenta anni accanto ai genitori, mi è talvolta capitato di seguire qualche gestante in grave lutto per la perdita del compagno. Parlando di perdita intendo non solo il decesso ma anche l'abbandono da parte del partner. Ho anche seguito diversi

[1] La denominazione Bonding Prenatale (*bond* = legame, relazione. *To bond* = legare, relazionare), spesso utilizzata in questo testo, sta ad indicare l'insieme delle modalità relazionali e comunicative tra madre e bambino durante la gestazione.

casi di gestanti in lutto, ad esempio per la morte di un genitore, di un parente o di un amico molto amato.

Effettivamente, fra quelle donne depresse e sofferenti, in stato di stress acuto, quelle che erano già molto relazionate al loro bambino ed avevano creato un buon attaccamento con lui hanno tratto conforto da quel legame con il figlio e sono riuscite a mantenere un positivo, amorevole e costante contatto affettivo con il loro piccolo: i loro bambini non hanno evidenziato particolari problemi durante quello che il ginecologo francese Michel Odent definisce "*il periodo primale*", quello cioè che includendo la vita fetale e la nascita, comprende tutto il primo anno di vita del bambino.

Invece quelle che sino ad allora si erano relazionate in modo discontinuo, ambivalente e poco gioioso con lui, riuscivano con maggiore difficoltà a gestire l'intensità della tempesta emozionale e della depressione. Erano per la maggior parte del tempo in stato di stress, piangevano molto ed hanno avuto tutte, ma proprio tutte, dei parti problematici, dei bambini che piangevano molto anche loro o erano affetti dalla sindrome di Kipp (alternanza di apatia e pianto iperattivo), avevano grossi problemi con l'addormentamento, il sonno e l'alimentazione. Aggiungo che in caso di lutto per la morte di una persona cara alla gestante, il ruolo del partner, cioè il tipo di contenimento e di sostegno offerto alla compagna, risulta essere di fondamentale importanza perché può grandemente influenzare la sua situazione psicologica ed emozionale, come emerge chiaramente dai questionari e dal racconto dei vissuti nel corso del lavoro di gruppo.

Un'importante ricerca condotta nel 1990 dal prof. Zuckerman su 1312 madri con depressione in gravidanza riconfermò che alla nascita i loro bambini piangevano continuamente e sconsolatamente per i primi giorni, raggiungendo i medesimi livelli di depressione della madre.

Oltre all'impregnazione psichica del trauma materno da parte del bambino, è evidente che lo stress materno, facendo aumentare la produzione di adrenalina e di catecolamine, che si comunicano al feto, quando è troppo intenso o si protrae troppo a lungo oltrepassando la soglia di tolleranza del bambino, produce degli effetti nefasti su quest'ultimo.

Gli studi e le ricerche compiute nel corso degli ultimi venti anni a Heidelberg dal dott. Terence Dowling, premio Hans Graber per la ricerca, hanno messo chiaramente in evidenza la correlazione fra trauma prenatale, produzione ormonale e malattia psicosomatica. Egli ha studiato gli effetti di varie fonti di stress e di trauma per il feto durante la gestazione, il travaglio e il parto. Ha potuto constatare che se il bambino oltrepassa la sua capacità di tolleranza ad uno stimolo per lui negativo, cioè subisce ciò che viene chiamato uno *stress transmarginale*, in lui si verificherà una reazione di difesa paradossale, che si esprimerà anche a livello biofisico e che darà inizio ad una reazione psicosomatica, o *implosione psicosomatica*, la quale, a sua volta, potrà dare origine a diverse patologie, fra le quali, nei casi estremi, l'autismo.

Il noto ginecologo francese Michel Odent, autore di numerosi libri sulla gravidanza e sul parto, sostiene che svariate sono le situazioni che creano dei problemi durante il travaglio e il parto ma sicuramente una delle principali si verifica quando c'è impossibilità della donna di vivere il travaglio in situazioni che la facciano sentire al sicuro, non osservata e libera di muoversi, ma soprattutto di esprimersi e lasciarsi andare. Vale a dire che il rischio di complicazioni aumenta proporzionalmente al controllo che viene esercitato su di lei e che lei stessa esercita su di sé.

Lunghi e stressanti travagli, possibile conseguente somministrazione di farmaci, manovre ostetriche e taglio cesareo sarebbero, secondo Dowling, tutte situazioni passibili di causare un'implosione psicosomatica al nascituro. Egli sottolinea l'importanza di sapere riconoscere nel neonato, già alla nascita, i segni indicativi dello stress transmarginale subito mediante un metodo, da lui messo a punto nel corso della sua lunga esperienza, basato sull'osservazione di alcuni patterns comportamentali, in modo tale da potere immediatamente intervenire con adeguate terapie compensative. Egli aggiunge che i danni derivanti da un trauma prenatale e alla nascita possono essere grandemente limitati e, a volte, anche eliminati nelle loro conseguenze più devastanti, quando s'interviene rapidamente e se i genitori offrono premurosamente al bambino, in modo quasi continuativo nei primi tempi dell'esogestazione, una buona qualità di accudimenti affettivi.

La mia esperienza diretta con i genitori conferma quanto sopra.

Nel 1994 il prof. Brezinka condusse in Austria uno studio su 27 donne che si sono accorte di essere in gestazione solo quando è iniziato il travaglio. I risultati sono: 4 morti fetali, 3 nascite pretermine, 1 morte del bambino alla nascita, 1 bambino ritardato. Questo studio dimostra chiaramente che quando il bambino è un'astrazione e l'utero è vissuto come vuoto, lo sviluppo del bambino risulta essere variamente compromesso.

Il dott. Ludwig Janus, medico chirurgo, psicanalista e psicologo prenatale, Presidente dell'ISPPPM (International Society of Prenatal and Perinatal Psychology and Medicine) a Heidelberg, riferisce che i due terzi dei suoi pazienti adulti sottoposti a psicoterapia avevano subito traumi psicologici risalenti alla vita prenatale e perinatale. Sono ormai numerosissimi gli psichiatri e gli psicoterapeuti che, riscontrando questa medesima situazione nel corso delle terapie, hanno presentato nelle sedi congressuali, o pubblicato, i risultati delle loro esperienze, avvalorati da un numero considerevole di significativi, e direi anche impressionanti, casi clinici.

In seguito a tutto ciò che si è scoperto sulla vita intrauterina, appare evidente che occorrerà rivedere e modificare tanti parametri di valutazione nei confronti del disturbo mentale e psicosomatico: moltissimi medici e psicoterapeuti lo stanno già facendo da tempo, includendo il periodo gestazionale, la nascita e la prima accoglienza nell'anamnesi dei loro pazienti.

Sono stati compiuti numerosi studi sulle drammatiche conseguenze del rifiuto, a breve e lungo termine. Già nel 1974 gli studi condotti dal dott. Rottman sui bambini rifiutati, quindi ignorati durante la loro vita intrauterina e comunque non accuditi o che avevano ricevuto un comportamento aggressivo da parte della madre, riferivano che essi, alla nascita erano affetti dalla sindrome di Kipp. Inoltre avevano avuto nascite difficoltose e fra essi c'era stato un alto numero di nascite pretermine.

Su quest'argomento il prof. P. Fedor Freyberg dell'Università di Uppsala, medico, filosofo e studioso del prenatale, così si esprime:

I bambini non desiderati sono moralmente a rischio e rappresentano una minaccia morale per la società. Il bambino ideale dovrebbe essere amato già prima della nascita. Non dovrebbero esserci dei bambini non desiderati.

Egli aggiunge anche:

Finché non adotteremo un diverso approccio mentale e sociale nei confronti della vita prenatale, tutti i cambiamenti positivi sulla faccia del mondo saranno superficiali ed esisterà sempre il pericolo di minacce contro i bisogni e i diritti umani di base, contro i valori culturali e tradizionali, contro la civilizzazione e la libertà.

La visione ottimale da tenere presente è quella di una società che nutra grande rispetto per la vita, espressa da ogni individuo, in modo da ottenere un mondo non violento e socialmente sano.

Il prof. Freyberg sostiene che i neonati che hanno avuto un rapporto giusto con la madre durante la gravidanza, sono invariabilmente attirati dal seno materno. Egli, tra gli altri, cita l'episodio di Kristina che inspiegabilmente, invece, lo respingeva voltando la testa ogni volta che le veniva offerto dalla madre. Accettava, al contrario, volentieri la bottiglia di latte artificiale. In seguito si appurò che la donna non aveva desiderato la figlia ed aveva cercato di abortirla nel corso delle prime settimane di gestazione. Evidentemente Kristina, da lungo tempo consapevole del rifiuto della madre, aveva preso a respingerla lei stessa ancor prima di nascere. Tra i molti episodi citati da Freyberg ho scelto questo perché mi è sembrato particolarmente significativo.

Il rifiuto porta al rifiuto e, nelle sue estreme conseguenze, all'odio e alla violenza. Dietro una persona violenta c'è sempre una storia dove ad un certo punto si evidenzia un freddo buco nero, uno spazio di vita che non è stato quello che avrebbe dovuto essere, caldo, accogliente, amorevole. Per molti adolescenti drogati o criminali, per molti bambini e adulti aggressivi o mentalmente disturbati, questo spazio gelido è stato l'utero materno.

Ancora Freyberg:

La storia dell'umanità è anche la storia di bambini e questa storia inizia con l'inizio della vita, al momento del concepimento [...] è giunto il momento per una nuova presa di coscienza da parte della società, in cui lo stadio prenatale e perinatale venga riconosciuto come il periodo più cruciale e decisivo della vita umana.

Il fatto che l'atteggiamento triste o gioioso, di rifiuto o di accettazione della gravidanza da parte della madre, viene ricevuto dal feto mediante le variazioni ormonali e la comunicazione psichica che essa instaura con lui a livello profondo sin dall'inizio della gestazione è stato accertato e provato anche mediante esperienze dirette con gruppi di genitori. Negli anni che vanno dal 1979 al 1998, il prof. Réné Van der Karr mise a punto e condusse un protocollo sperimentale con le gestanti dei suoi corsi presso la Clinica Ostetrica Ginecologica dell'Università di Hayward (California). I risultati indicano che i bambini sottoposti dalle loro mamme durante la loro vita prenatale al programma giornaliero di accudimenti previsto dal protocollo dei loro corsi di preparazione al parto (dialogo, carezze, ninnenanne, cullamenti), dopo la nascita possedevano precoci capacità cognitive e verbali e, in generale, una maturazione precoce, come dimostrato dal punteggio Apgar e dalla crescita dei dentini.

A Caracas la psicologa Beatriz Manrique ha condotto uno studio sperimentale su 600 gestanti. Esse parteciparono ad un corso di 13 settimane, durante le quali vennero aiutate ad apprendere delle tecniche di comunicazione con il loro bambino. In seguito, rispetto a quelli nati da madri che non avevano partecipato a questo corso, i bambini stimolati durante la vita intrauterina mostrarono, dopo la nascita, migliori capacità visive, uditive, verbali, di memoria e motorie. Inoltre le madri dimostrarono di avere un legame più intenso e sicuro con il loro bambino, oltre che ad avere un maggiore successo nell'allattamento al seno.

Analoghe esperienze, con i medesimi risultati, sono state condotte dal prof. Panthuraaphorn e il suo gruppo di ricercatori, con 120 gestanti nel Dipartimento di Ostetricia e Ginecologia dell'Ospedale Hua Chiew di Bangkok.

Tuttavia è importante sottolineare che le sporadiche, leggere ambivalenze all'inizio del primo trimestre nei confronti della gestazione e/o del bambino sono del tutto normali, direi quasi che sono una caratteristica e una costante, soprattutto nelle coppie giovani in attesa del primo figlio, e non comportano seri problemi per lo sviluppo psicofisico del nascituro.

Ho volutamente usato il termine 'coppie'. Perché gli studi più recenti stanno dimostrando come anche le ambivalenze paterne possano svolgere una parte considerevole nella crescita psicofisica del bambino, così come, più in generale, il modo in cui egli gestirà durante tutta la gravidanza della compagna il suo ruolo all'interno della coppia e quello, nuovissimo, di genitore.

Alcuni anni fa Thomas Verny aveva detto a proposito del ruolo del padre durante la gestazione:

Il rapporto con un uomo sensibile e che la ami dà alla donna un sostegno emotivo continuo nel periodo della gestazione [...]. Ora che abbiamo scoperto l'importanza della sicurezza emotiva e del nutrimento spirituale che la donna e, di conseguenza, il bimbo che porta in grembo ricevono durante la gravidanza, l'uomo può finalmente ritrovare il giusto ruolo che gli compete.

Più recentemente, grazie ai nuovi studi e alle nuove ricerche condotte sul ruolo e le competenze del padre durante la gravidanza, si è potuto appurare che la sua funzione e la sua influenza sul figlio prenatale, come vedremo più avanti, sono molto più dirette e attive anche a livello del mondo psichico del bambino, rispetto a ciò che si era creduto fino a pochi anni orsono (H. Alberti; E. Fivaz; M. Odent; J. Raffai; J.P. Rélier; D. Stern; G.C. Zavattini e altri).

Tutte queste nuove informazioni raccolte stanno dando il via ad una rivoluzione culturale che configurerà in modo diverso non solo i ruoli materni in gravidanza ma anche quelli del padre.

Da esse emerge che il bambino ha bisogno di essere accettato ed amato sin dalle sue prime settimane di vita intrauterina non soltanto dalla madre ma da entrambi i genitori congiuntamente. Occorre anche che essi gli parlino spesso e amorevolmente, specialmente a partire dal quarto, quinto mese, che lo cullino e lo accarezzino, facendolo sentire parte della famiglia e non 'in attesa di partecipare', quasi che l'inizio della relazione fosse possibile solo nel momento dell'incontro visivo: non è così! Il bambino entra in relazione direttamente e concretamente con i genitori sin dal concepimento, diventando sempre più partecipe e interattivo proporzionalmente al procedere della gestazione e alla disponibilità del genitore.

A proposito della responsabilità dei genitori nei confronti delle esperienze che essi propongono al figlio durante la gestazione, Andrée Bertin, Presidente dell'OMAEP, si rivolge soprattutto alla madre.

Oggigiorno sappiamo che la coscienza della madre è in grado di rendere positiva l'educazione che avviene nel bambino durante la gravidanza in maniera del tutto naturale. In altri termini, ella può alimentare con informazioni positive la banca dei dati che si costituisce a livello cellulare dal momento del concepimento del proprio bambino. Grazie alla qualità dei propri sentimenti e dei propri pensieri, la futura madre può introdurre più ordine, più salute e più stabilità ed adattabilità, sia nello psichismo, sia nella materia stessa con cui costruisce il corpo del bambino. Sapendo tutto ciò, la madre abbandonerà la propria vita interiore alle oscillazioni dell'esistenza o deciderà di orientarla in una direzione più favorevole al bambino? Con gioia per ciò che è possibile e senza alcun senso di colpa per ciò che non lo è [...].

Leggendo queste affermazioni di Andrée Bertin, sembrerebbe esserci una contraddizione con quanto si è appena affermato sull'importanza della partecipazione e del contributo del padre, ma è solo apparente. In effetti, la figura della madre attualmente sembrerebbe restare ancora il massimo punto di riferimento per il bambino durante tutta la sua vita prenatale, però ad essa si sta recentemente, ma clamorosamente, affiancando la figura paterna, con la sua influenza, i suoi ruoli e le sue competenze, diverse da quelle della madre ma esse pure fondamentali. Probabilmente occorrerà ancora molto tempo prima che si possano conoscere più dettagliatamente i termini, i limiti, le conseguenze e le nuove prospettive che tutto ciò porterà nel futuro dei bambini e degli adulti.

Sono ormai così numerosi i dati scientifici risultati dalle ricerche e dalle sperimentazioni da parte di studiosi di tutto il mondo, ed è così evidente il fermento suscitato da questo nuovo sapere, che i congressi, i seminari di aggiornamento, le conferenze, le pubblicazioni si stanno susseguendo a ritmo battente.

È quasi un tam tam d'informazioni e di dati che attualmente echeggiano da una nazione all'altra. Dal 2000 in poi, gli studi sul prenatale sembrano addirittura essersi moltiplicati. Provengono da Stati Uniti, Canada, Inghilterra, Francia, Svezia, Germania, Austria, Nuova Zelanda, Spagna, Svizzera, Italia... tutti riconfermano continuamente, aggiungendo nuovi dati, questa stupefacente dimensione ed immagine della gravidanza.

È come se, di fronte a questa nuova visione del feto, si risvegliasse in ciascuno di noi il bambino che tutti siamo stati per nove mesi ed i nostri cuori prendessero a battere all'unisono in un unico immenso cuore che affratella le conoscenze, riconferma le nostre esperienze ed acquisizioni e ci sospinge, sull'onda di un comune amore per la ricerca, la verità e l'infanzia, verso il grembo materno, alla riscoperta anche di noi stessi e dei nostri stessi vissuti, con un entusiasmo ed un interesse direi quasi collettivo.

Sono studi sicuramente destinati, nel tempo, a rivoluzionare i nostri criteri nella scelta delle esperienze e dei vissuti che circonderanno e nutriranno la creatura che vedrà la luce.

In un'epoca in cui ci preoccupiamo molto dei diritti dell'uomo e del bambino, non parrebbe logico pensare che il primo dei diritti di un essere umano è quello di essere desiderato e amato e quindi che gli siano proposti un concepimento, una gestazione ed una nascita in grado di offrirgli, sin dall'inizio del suo cammino, le migliori premesse e le condizioni più favorevoli per la sua crescita?

Ci sono circa 90 milioni di bambini che ogni anno nascono nel mondo. Sta finalmente approssimandosi il tempo in cui non si potranno più ignorare le straordinarie ed innate capacità di questi bambini, il potere indagante della loro mente, la loro sensibilità, le loro abilità, la loro intelligenza.

L'attivazione di aree di aggiornamento scientifico e di prevenzione, nelle Università, negli ospedali e nei consultori è sempre più sentito. Verrà sicuramente anche il tempo in cui si realizzerà quanto auspicato dal prof. P.F. Freyberg:

Al fine di poter compiere una scelta informata e senza stress, l'educazione alla pianificazione familiare dovrebbe iniziare molto prima del concepimento.

Essere genitori responsabili non è un dono concesso dalla natura o un talento facilmente acquisibile.

La capacità genitoriale spesso deve essere appresa.

Egli continua sostenendo che:

C'è bisogno di compiere ricerche sugli interventi socio-pedagogici all'interno della famiglia e nei sistemi educativi. È molto importante che i curricula universitari dei corsi di medicina e psicologia vengano integrati con gli studi prenatali e perinatali.

È necessario mettere a punto un nuovo sistema educativo in grado di preparare gli individui a diventare dei genitori coscienti.

Le esperienze che l'ANEP Italia[2] ha condotto in alcune scuole dal 2000 al 2005 con gli adolescenti delle classi superiori confermano che i giovani, che sono i futuri genitori e vivono già situazioni affettive che potrebbero, potenzialmente, avviare una gravidanza indesiderata, per lo più ignorano, o conoscono pochissimo e in modo molto approssimativo, le tematiche relative alla sessualità nella relazione di coppia, alla contraccezione, alla gravidanza, all'esperienza prenatale, al parto, al loro futuro ruolo genitoriale e ai bisogni del bambino sia durante la sua vita intrauterina che dopo la nascita.

Per contro, come risulta dai questionari compilati e dalla qualità di attenzione prestata durante gli incontri, essi hanno affermato che gli argomenti proposti erano estremamente utili e interessanti, tanto è vero che in alcune classi gli studenti hanno chiesto di poterli ulteriormente approfondire.

[2] L'ANEP Italia, Associazione Nazionale per l'Educazione Prenatale (membro dell'OMAEP, Organisation Mondiale des Associations pour l'Education Prénatale e dell'ISPPPM, International Society for Prenatal and Perinatal Psychology and Medicine), sin dal 1992 sta attivamente occupandosi di diffondere le informazioni, di formare gli operatori presso una sua Scuola Internazionale di aggiornamento professionale e di promuovere, in diverse città sul territorio, un adeguato accompagnamento dei genitori durante la gravidanza, in appositi corsi condotti da operatori ANEP specializzati.

Se un bambino
durante i primi nove mesi della sua esistenza intrauterina
non è stato voluto
perché è stato concepito irresponsabilmente...
durante la gravidanza ha subito il rifiuto e l'insofferenza materna
perché non era desiderato...
non è stato ascoltato
perché i suoi genitori hanno creduto che fosse incapace di comunicare...
non è stato capito
perché non è stato ascoltato...
non è stato accarezzato
perché hanno pensato che fosse insensibile...
non è stato accudito
perché non è stato desiderato, ascoltato, capito e coccolato ...
questo bambino, che non è mai stato accolto,
nascerà e crescerà pensando di valere poco,
non si rispetterà e non amerà se stesso,
perché non è mai stato rispettato e amato
sin dall'alba della sua esistenza,
quando per la prima volta si è affacciato alla vita
nel grembo di sua madre.

G.A. FERRARI

2. Educazione prenatale ieri e oggi

L'incontro con il bambino non nato
è l'inizio del cammino della vita umana
verso l'autorealizzazione.
In rispetto
a questo impulso vitale,
il compito chiave di tutti
è estendere la definizione standard
di ciclo della vita
all'esperienza prenatale,
poiché essa ne è un'indivisibile parte,
è quella che ci forma
e determina
chi siamo
e cosa diventeremo.

PETER FEDOR FREYBERG

Le emergenti conoscenze sul prenatale sono proprio un nuovo retaggio per l'uomo moderno? O non stiamo, invece, tentando di recuperare qualcosa che istintivamente ed intuitivamente faceva parte di un nostro bagaglio umano e culturale sin dai tempi antichi?

È certo che in epoche lontane della nostra storia, quando gli uomini vivevano in un contatto molto ravvicinato, talvolta addirittura simbiotico, con la natura e i suoi cicli, il senso del mistero e della sacralità della vita poteva probabilmente impregnare più facilmente i vari aspetti della loro esistenza (G. Ferrari, *Dalla Grande Madre al bambino*, Edizioni Mediterranee, Roma, 1982) e li induceva persino a ritualizzarli. Venivano compiuti rituali non solo per le nozze (alla luna piena, per esempio, con sacrifici, preghiere e a volte l'offerta dei capelli) ma anche per la nuova casa, il concepimento, la gestazione, il parto, la placenta...

Pur non potendo usufruire di strumenti tecnologici e delle attuali conoscenze scientifiche, diverse antiche civiltà riuscirono ad intuire sul concepimento, la gravidanza e la relazione prenatale molto di ciò che la Scienza confermò solo in epoche recentissime.

Ora riassumerò alcuni passi significativi che ho tratti da una ricerca condotta dal prof. Freyberg sull'Educazione Prenatale nella Grecia antica.

Pitagora, Plutarco, Platone ed Esiodo consideravano di estrema importanza una corretta preparazione al matrimonio, al concepimento e alla gestazione. Essi sostenevano che dai bambini che sarebbero nati dipendeva il futuro della società.

I Pitagorici attribuivano una grande importanza alla preparazione fisica e morale dei futuri genitori. Questi principi facevano parte della legislazione delle città greche anche in epoche precedenti Pitagora (VI sec. a.C.).

Nella *Vita di Pitagora* di Jamulichos, viene riportato un brano dove Pitagora sostiene che:

La causa maggiore del male degli uomini sta nel fatto che essi sono stati concepiti in modo bestiale e irragionevole.

Inoltre:

Chi intende procreare deve essere vissuto con saggezza e avere preservato la propria salute.

Ancora:

Se si concepisce in stato di ubriachezza, vengono prodotti semi miserabili e perversi.

Esiodo in *Opere e giorni* raccomanda di "[...] non seminare bambini tornando dai funerali o quando si è tristi" ma anzi di "[...] concepire dopo simposi a carattere spirituale o quando la coppia è in buona disposizione d'animo".

Nel suo *L'educazione dei bambini* Plutarco sostiene decisamente che l'educazione dei bambini deve iniziare prima della nascita e raccomanda ai mariti di non concepire in stato di ubriachezza per non far nascere "[...] bambini intorpiditi, pigri e mentalmente inferiori". Da notare che negli ultimi dieci anni sono stati pubblicati degli studi impressionanti riguardo ai nefasti effetti sul feto causati dal tabagismo materno e dall'assunzione da parte della madre di alcool e droghe.

Ma ancora di più, in un recente studio di criminologia si afferma:

Nel momento del concepimento possono verificarsi situazioni di notevole rilevanza crimino-genetica, inerenti ad anomalie biofisiologiche e comportamentali che possono costituire fattore predisponente al crimine, per esempio quando uno dei due genitori risulti intossicato da alcool o stupefacenti (sindrome del sabato sera) (Correra M.M., *Elementi di Criminologia*, Libreria Goliardica, Trieste).

Anche Platone, più in generale, raccomandava ai giovani sposi di non bere alcolici e fra i vari motivi addotti si legge:

[...] perché non si sa quando potrà avvenire il concepimento.

Aggiungeva anche che:

[...] gli sposi che vogliono concepire devono vivere da soli, concentrati sulla sposa (e il suo potere formatore) *e la creazione del bambino [...].*

Inoltre devono evitare atti ingiusti e violenti "[...] che s'infiltrano negli animi e nei corpi dei bambini che devono nascere".
In *Medea* Euripide fa dire alla sua protagonista:

Sono un'assassina non per volontà ma a causa di mia madre che, quando mi portava in grembo, aveva in animo solo male e odio.

Platone attribuiva una grande importanza all'educazione dei giovani, alla formazione delle coppie, al concepimento ed alla gravidanza per assicurare alla città la nascita di bambini "[...] belli e solidi nel corpo e nell'anima". Ne *La città* e *Le Leggi* descrive una società ideale e sostiene che:

[...] solo da matrimoni armoniosi possono nascere bambini armoniosi [...]. È importante scegliere il partner in base a qualità complementari (vedi l'intuizione relativa al capitale genetico) *[...] e la sposa in base alle virtù e non alla ricchezza [...].*

Egli consigliava alla gestante di camminare molto, per favorire un armonioso sviluppo del bambino, di vivere una vita tranquilla e centrata sul figlio che portava in grembo, di comportarsi con saggezza per trasmetterla al suo bambino, di evitare la violenza per non mettere al mondo un essere violento.
È fuori di dubbio che presso gli antichi Greci la donna, pur essendo assoggettata all'uomo, godeva di una grande considerazione specialmente per il suo ruolo procreativo.
Alla donna incinta venivano evitate tutte quelle situazioni che avrebbero potuto turbarla ed influire negativamente sulla formazione del carattere del bambino che portava in grembo. Si faceva in modo, anzi, che attorno a lei ci fossero dei fiori, che ascoltasse della buona musica e che potesse contemplare delle belle immagini, in modo da poter trasmettere al figlio solo ciò che era buono e bello.

I Cinesi avevano persino creato degli ambienti appositi ove radunavano le donne durante la gestazione, proteggendole dalla vita della comunità: là esse vivevano in contatto con la natura, la musica e diversi altri tipi di espressione artistica. Era tassativamente proibito alle donne in stato di gravidanza assistere agli incendi o a qualsiasi spettacolo violento.

Nell'India preariana e nei paesi lungo le coste del Mediterraneo, il senso della sacralità della vita che impregnava i vissuti degli uomini del periodo Paleolitico e Neolitico, faceva sì che la donna incinta fosse considerata sacra. In lei essi percepivano la manifestazione della potenza creatrice dell'aspetto materno e femminile di Dio.

Domanda: ha un senso, oggi come oggi, andare a riguardare al passato, riconsiderandolo alla luce dei nuovi studi sul prenatale?

A me sembra di sì.

È come se dal passato ci giungesse un segnale, che è anche un'esortazione a prendere in seria considerazione le ricerche, gli studi e le acquisizioni sulla vita intrauterina compiuti in tutto il mondo negli ultimi trent'anni.

Un argomento che l'umanità, in un'epoca lontana ma non certo meno evoluta della nostra storia, considerava con la massima attenzione. Anticamente gli uomini, vivendo in più stretto contatto con la natura ed i suoi ritmi, conoscevano e aderivano meglio di noi alle sue leggi: non avevano ancora disperso le loro facoltà interiori, legate alla percezione e all'intuizione, nei meandri della cultura di massa e negli eccessi della meccanicizzazione della vita.

Oggi la scienza ci mette a disposizione una quantità enorme d'informazioni avvalorate da studi sistematici e dalla ricerca scientifica: tutte quelle antiche intuizioni sono state più o meno confermate ma, soprattutto, sono state enormemente arricchite da nuove conoscenze. Ovviamente occorrerà del tempo per integrarle e renderle operative.

3. Promozione dell'attaccamento precoce e superamento di alcune problematiche

Ho ormai da molto tempo potuto costatare gli enormi benefici che porta, ai futuri genitori, l'inserimento delle tematiche sul prenatale nei corsi di preparazione al parto.

Ora siamo finalmente in grado di trasmettere ai genitori un'infinità di esaurienti informazioni sulla vita intrauterina che consentono loro di entrare immediatamente e spontaneamente in un'ottica di attenzione al bambino e di desiderio di relazione affettiva con lui, rispondendo così a quel suo bisogno di amore e di dialogo che costituisce il principale nutrimento per la sua crescita.

Ciò facilita enormemente il lavoro successivo che consiste nell'insegnare loro delle corrette modalità di comunicazione con il figlio e l'apprendimento di una buona qualità di ascolto, con conseguente migliore decodificazione dei suoi messaggi e successiva migliore coerenza nelle risposte da parte del genitore.

Infatti, quando le coppie sono messe in grado di rendersi conto che l'imprinting della personalità del nascituro prende a costruirsi a partire dal concepimento, che il bimbo è in grado di relazionarsi con loro, soprattutto con la madre, che è bisognoso di segni di riconoscimento della sua presenza, di accettazione della sua esistenza, di accudimento affettivo, la loro risposta positiva alle mie proposte di lavoro sulla comunicazione è immediata.

Gradualmente, ma anche abbastanza velocemente, si attiva il dialogo affettivo ed emozionale con il figlio, nasce l'attaccamento.

Quando il padre frequenta gli incontri, assisto spesso commossa al suo coinvolgimento anche fortemente emotivo e alla nascita della triade.

Mi capita spesso di essere invitata a condurre un incontro di qualche ora a gruppi di genitori che non avevo mai visto prima. Dopo un'indispensabile introduzione teorica sulle principali tematiche della vita prenatale, di solito chiedo alle coppie se qualcuno di loro desidera provare a entrare in contatto con il bambino. Propongo sempre degli approcci semplici, di solito dei cullamenti, singolarmente o in coppia.

Durante queste esperienze di contatto e di comunicazione succedono le cose più tenere e commoventi che ci si possa immaginare. I padri di solito non sanno che è possibile interagire concretamente con il loro piccolo figlio nel pancione.

Al termine di un cullamento da parte del padre, un bambino ha continuato a dondolarsi da solo nella mano di lui "*[...] non si è addormentato. Devo cullarlo ancora un po'?*". Quell'uomo, che non aveva mai toccato il corpo del figlio, in quel momento tremava e lì, sul tappeto, davanti a noi che stavamo con il fiato sospeso, ha veramente incominciato a sentirsi padre del suo bambino.

Quando nasce la triade, s'instaura da parte di entrambi i genitori un vero e proprio accompagnamento affettivo del bambino durante tutta la gestazione: sono pronti ed entusiasti al lavoro sulla relazione e al dialogo con il figlio proprio perché sono stati precedentemente forniti loro degli strumenti conoscitivi di quest'ultimo.

Tuttavia questo lavoro per la promozione dell'attaccamento deve procedere per gradi: dopo le informazioni sulla vita intrauterina, l'indispensabile passo successivo è l'impostazione di una buona qualità della relazione e della comunicazione con il bambino, fornendo ai genitori pochi e semplici principi di base di Pedagogia e Psicologia relativamente ai temi dell'ascolto attivo, dell'approccio al dialogo e alla comunicazione, dell'educazione dei bambini in generale. I genitori vengono poi invitati a partecipare a giochi di gruppo e in coppia per esercitarsi e confrontarsi nella coppia con le tematiche apprese.

Infine l'ultima tappa prevede che il genitore incominci a mettere in pratica tutto ciò con il bambino ed inizi concretamente a sintonizzarsi su di lui, ad ascoltare, avviare il dialogo, decodificare le sue risposte, ove possibile verificarne l'esattezza e infine rispondergli a sua volta.

In questa fase il lavoro dell'operatore referente è prezioso. Il suo ruolo è principalmente quello di aiutare la madre ad aprire i suoi canali psichici ed emozionali verso il figlio affinché possa sintonizzarsi sulla sua lunghezza d'onda emozionale e percepirlo, non solo fisicamente ma, soprattutto 'sentendo ciò che lui sente', cioè entrando nelle emozioni del bambino. Questo è il prerequisito per l'ascolto, la comprensione e la comunicazione.

Poi il referente aiuterà la madre in queste prime esperienze, ricordandole l'impostazione corretta per l'entrata in contatto, aiutandola anche nell'avvio del dialogo, dei giochi, degli accudimenti e della relazione in generale. In seguito lo stesso lavoro verrà fatto anche con il padre del bambino. La comunicazione psicotattile prenatale, quando è bene impostata, attualmente porta alla nascita precoce della triade e dell'attaccamento[3].

[3] Alcuni potrebbero chiedersi dove si può seguire un corso di Educazione Prenatale. Esistono almeno dieci sezioni ANEP in Italia dove si tengono corsi ai genitori. Però questo libro consente ai genitori che non possono frequentarli oppure non riescono a mettersi in contatto, nella loro città, con un operatore in grado di condurre questo tipo di lavoro sulla relazione e la comunicazione prenatale, di poterlo facilmente svolgere in modo autonomo. Moltissimi genitori lo hanno già fatto con successo, semplicemente leggendo e poi mettendo in pratica, passo dopo passo, gli esercizi proposti nei prossimi capitoli.

In passato le madri, che sono le principali artefici dell'accudimento prenatale, prive di adeguate informazioni e di strumenti conoscitivi del figlio, non si sentivano sicure del fatto che il bambino fosse in grado di ricevere i loro messaggi affettivi. Sovente faticavo non poco per portarle a preoccuparsi più di ciò che accadeva nel loro grembo piuttosto di ciò che aveva a che fare con il loro corpo, la sessualità, la prevenzione delle smagliature e delle ragadi, l'alimentazione, l'aumento ponderale... e il parto, l'ospedalizzazione, il clistere, la tricotomia, le posizioni corporee durante il travaglio, la respirazione, il rilassamento, l'episiotomia, la fase espulsiva etc.

Tutti argomenti importanti, ma oggi sappiamo che non possono prescindere da quelli relativi a una buona relazione madre-figlio, genitori-figlio, durante la gestazione, perché saranno soprattutto le caratteristiche di questa relazione che determineranno anche molte scelte e vissuti successivi quali, ad esempio, la qualità della vita in gravidanza, la scelta della struttura ospedaliera, del tipo di parto, un modo diverso di gestire il dolore, il travaglio, l'accoglienza... tutte le situazioni che via via si presenteranno e che saranno scelte e vissute in base all'attaccamento al figlio, alla consapevolezza della sua presenza partecipe durante tutta la gravidanza, dei suoi bisogni e, soprattutto, al desiderio di proteggerlo e di risparmiargli qualsiasi trauma.

Quindi, per riassumere, la costituzione precoce e positiva della triade, quando essa è impostata in un modo 'sufficientemente' buono dal punto di vista affettivo e relazionale e si è creato l'attaccamento, questo 'essere amorevolmente in tre', sin dall'inizio della gestazione, non influisce beneficamente soltanto sulla costruzione della personalità del bambino, la sua apertura verso il mondo, la sua tranquillità, la sua autostima, la sua gioia di esistere e le scelte e i vissuti dei genitori durante i nove mesi e il parto, ma produce anche dei vissuti migliori nella gravidanza stessa, nel travaglio, nel parto, nei primi momenti dell'esogestazione, nell'allattamento e, in generale, nella comunicazione circolare tra genitori e bambino dopo la nascita.

Si può anche affermare tranquillamente che dalla qualità della relazione intrauterina dipende in gran parte non solo il futuro della relazione madre-bambino, genitori-bambino, ma anche quello dell'uomo che sarà. Infatti, ci sembra lecito dedurre che sia molto attendibile l'ipotesi, peraltro già avanzata da numerosi studiosi, fra i quali mi è particolarmente caro citare Ammaniti, Bowlby, Dowling, Chamberlain, Freyberg, Mancia, Noia, Janus, Odent, Rélier, Raffai, Stern, Weldman e Verny, secondo i quali se si produrrà un miglioramento nel tessuto psicologico risalente alla relazione primaria con la madre, ci saranno minori problemi nell'età evolutiva e quindi un miglioramento nella qualità dell'uomo.

Tutto ciò potrebbe avere degli sviluppi molto interessanti per il futuro dell'umanità.

Ovviamente ciò non significa che dobbiamo delegarci ai figli per costruire un mondo migliore ma, al contrario, che dovremo lavorare maggiormente su noi stessi per acquisire maggiore consapevolezza aggiornando le nostre conoscenze sulle tematiche della gestazione e dell'educazione dei bambini, affinché tutto ciò possa essere trasmesso e, nel tempo, si possa quindi sperare di riuscire a promuovere un miglioramento considerevole nelle capacità genitoriali e educative delle nuove generazioni, a partire da prima del concepimento.

Non è mia intenzione inoltrarmi oltre in argomenti che potrebbero sembrare troppo avveniristici. Mi limiterò qui solo a riportare alcune osservazioni emerse dalla nostra esperienza.

Se da una parte la conoscenza precoce del figlio consente alle gestanti di cominciare a sviluppare una buona qualità di attaccamento nei confronti del bambino, dall'altro questo fatto è di un'importanza enorme per attenuare o eliminare le ambivalenze caratteristiche del primo trimestre, molto comuni ma potenzialmente pericolose.

Riguardo a queste ultime:

[...] occorre, infatti, considerare che nella donna, dal momento in cui si rende conto di essere incinta, prende il via un processo di trasformazione e di cambiamento a tutti i livelli, fisico, psicologico ed emozionale, che si rifletterà in tutti i settori della sua vita: nel suo rapporto con il proprio corpo e la sua sessualità, nella relazione di coppia, con la famiglia di origine, con gli amici, con i colleghi di lavoro e, più in generale, con i contesti del sociale da lei abitualmente frequentati.

Tutto ciò, anche nel migliore dei casi, comporta uno stress e una crisi d'identità che richiede un tempo soggettivo di adattamento (M. Ballardini, lezioni nell'ISPPE).

Di solito prende corpo, con intensità e modalità variabili, una vera e propria forma d'ambivalenza nei confronti della maternità e della gravidanza: se per un verso la donna vuole diventare madre e desidera l'esserino che sta crescendo dentro di lei, dall'altro può avere delle resistenze ad accettare questo suo nuovo ruolo e può vivere il bambino come un corpo estraneo che la invade e le complica la vita. Apro una breve parentesi: il contesto sociale, lavorativo e ambientale, in cui vive, e viviamo tutti, frenetico, caotico, così fondamentalmente innaturale, non sempre le concede sufficienti spazi di tranquillità e di silenzio per interiorizzarsi, spazi di cui lei ha bisogno per 'sentire' ed entrare in contatto empatico e affettivo con il figlio. Non tiene in alcun conto, e quindi non sostiene, il provvisorio processo di infantilizzazione che è in atto in lei sin dal primo trimestre della gestazione, processo che se da una parte è utile e positivo perché affina la sua sensibilità al fine di una migliore comprensione del suo bambino, dall'altra la penalizza rendendola emotivamente più fragile e meno adatta ad incarichi in cui deve impegnare molte risorse mentali.

Si tratta di un contesto socio-ambientale che, in generale e per molteplici motivi, nella concretezza dei fatti non appoggia sufficientemente la donna nel suo diventar madre.

Uno di questi motivi è legato alla carenza dell'informazione sull'importanza del periodo prenatale per la formazione della salute fisica e psicologica del nuovo essere che entrerà a far parte non solo della triade famigliare ma anche della collettività. Di conseguenza la gravidanza viene riconosciuta soltanto a parole, concettualmente, come uno spazio sociale, cioè uno spazio in cui la donna svolge un compito a favore della comunità. Ci si rende davvero pienamente conto che si tratta di uno spazio lungo ben nove mesi della vita di una persona, nove mesi in cui essa si rende disponibile al cambiamento di tutta se stessa, corpo, mente, psiche, emozioni, alimentazione, stile di vita... per la formazione di un nuovo essere umano e la nascita di un nuovo cittadino del mondo?

Nella realtà, ad eccezione degli spazi famigliari e da quelli previsti dalle ASL per l'assistenza sanitaria alla gravidanza (e anche qui ci sarebbe molto da dire! Per esempio, sull'inesistenza di adeguati e sufficienti spazi di dialogo, di ascolto e di elaborazione delle problematiche e delle emozioni della gestante e del padre; oppure sulla persistente mancanza di attenzione che viene data alla qualità della relazione in atto tra madre e bambino, genitori e bambino! Come se fosse di secondaria importanza!) la società poco sa e poco si preoccupa della trasformazione che sta avvenendo nella donna e quindi non riconosce e non risponde ai suoi nuovi bisogni: nell'ambito del lavoro, per esempio, le vengono quasi sempre richieste le medesime prestazioni e le si propongono i medesimi tempi lavorativi, concedendole di restare a casa, con lo stipendio pieno, solo un mese prima del parto.

Tutto ciò le pesa, a volte anche moltissimo, ed è per lei fonte di stress. La donna che sta diventando madre ha bisogno di rallentare i ritmi della sua vita, di impegnarsi di meno 'con la testa', di lavorare maggiormente con l'emisfero destro del cervello, legato alla sua vita emotiva, e di potere serenamente espandersi nel suo sentire profondo.

Tornando alla madre ed alla sua naturale ambivalenza caratteristica del primo trimestre: occorre aggiungere che può essere causata anche dalla difficoltà di far proprio il bambino, di sentirlo figlio, poiché essa lo vive ancora in modo troppo astratto per poterlo amare concretamente, così come avverrà dopo l'incontro e la conoscenza. Quindi la donna è sovente disorientata perché magari si aspettava di provare delle emozioni e dei sentimenti verso il bambino, emozioni e sentimenti che in realtà non riesce a sentire come vorrebbe. D'altronde, come è possibile relazionarsi affettivamente a chi non si conosce?

In questo contesto non sto facendo riferimento alle ambivalenze molto forti, quelle che comportano anche un rifiuto del bambino e che richiederebbero un vero e proprio intervento psicoterapico. Mi riferisco semplicemente alle normali ambivalenze comuni alla stragrande maggioranza delle donne in gestazione, soprattutto le primipare.

Da tutti questi fattori può nascere un vago senso di ansia e un primo senso di inadeguatezza, di frustrazione, un vero e proprio inizio di senso di colpa nei confronti del figlio al quale la gestante, più o meno inconsciamente, teme di non riuscire a dare nel tempo presente, e magari anche in futuro, tutto quell'amore al quale pensa egli abbia giustamente diritto e che essa sa, anche istintivamente, essere di basilare importanza per il suo benessere psicofisico.

Queste dinamiche, soprattutto quelle legate al rifiuto, se determinano uno stato di stress molto intenso e prolungato, fanno male alla madre e possono influire oltre che sull'impostazione della loro relazione anche, come abbiamo già evidenziato precedentemente, sulla vita psichica, emotiva e relazionale del bambino e sulla sua salute in generale.

Una corretta ed esauriente serie di informazioni sulla vita prenatale, sulle capacità intellettive e relazionali del feto, unita ad esperienze molto pratiche di contatto e di comunicazione con il figlio, sono in grado di relazionare affettivamente le madri al loro bambino e di instaurare quel Bonding Prenatale, quel legame precoce, che le fa entrare anche emotivamente, e non solo concettualmente, in un ruolo materno molto attivo.

Vengono così ad essere eliminati l'ansia, la frustrazione, e quel senso di inadeguatezza e di colpa connessi all'ambigua e nebulosa relazione con il figlio.

Le gestanti appaiono molto felici, finalmente serene, e prendono a sviluppare e vivere quelle qualità materne che di solito, nella migliore delle ipotesi, sono appannaggio dell'ultimo trimestre o, nella grande maggioranza dei casi, appartengono al periodo dell'esogestazione.

Per esempio, il senso della protezione nei confronti del feto è molto precoce in queste madri le quali, già dai primissimi mesi della gravidanza, si preoccupano di evitare ambienti rumorosi, affollati, fumosi o stressanti, scelgono con cura quello che mangiano, quello che leggono e i programmi televisivi.

Il cullamento, la presa di contatto con il corpo del nascituro, le carezze, il dialogo, il canto delle ninne nanne, avvengono già nel corso dei primi cinque mesi. La relazione che talvolta si instaura è tale che alcune madri affermano persino di avvertire gli spostamenti del piccolo già alla 12ª settimana di gestazione.

Questa relazione precoce si approfondisce ulteriormente nel corso della gravidanza. Molte madri praticano il cullamento la sera, quando esse stesse sono a letto, sdraiate sul fianco, e si preparano a dormire. Cullano per un po' il loro bambino e quando smettono, perché si stanno addormentando, riferiscono che il loro piccolo spesso continua a cullarsi da solo.

Una madre mi ha raccontato che anche la notte, mentre dorme, talvolta istintivamente e meccanicamente culla il bambino e poi si sveglia perché sente che il bambino, a sua volta, sta dondolando, segnalandole quindi che desidera essere ulteriormente cullato.

Queste sono davvero modalità comportamentali che, sino a poco tempo fa, erano abbinabili solo all'esogestazione. Non è forse vero?

Ogni sera quando andavo a letto mi voltavo sul fianco sinistro come mi era stato insegnato. Mettevo la mano sotto la pancia e dopo un po' sentivo che la bambina scendeva. Era molto bello. Me la sentivo proprio nella mano. Incominciavo a cullarla e mentre la dondolavo mi veniva sonno. Molte volte mi sono addormentata con lei e sapevo che anche lei era felice. A volte la notte mi svegliava perché incominciava a dondolarsi per farsi cullare da me. Provavo molta tenerezza, la cullavo per un po' e ci riaddormentavamo insieme (Sabrina).

Non è stupendo, ad esempio, che ora il corpo della donna, invece di essere vissuto come un contenitore, abbia la possibilità di essere agito come culla vivente del figlio sin dalla gravidanza, e non più solamente 'dopo'?

4. *Dimensione universale della comunicazione tra genitori e bambino*

A lungo fosti un sogno
nel sonno di tua madre,
poi si svegliò
per darti alla luce.

KAHLIL GIBRAN

Da un mio vecchio diario:

[...] e là, seduta sulla sabbia fredda in cima alle dune, mi sentii rapire dall'incanto della luna piena che, bassa sull'orizzonte del mare, dipingeva uno scintillante sentiero di luce sull'acqua liscia e calma che dondolava appena [...] le stelle lumeggiavano amorosamente attorno a me [...].

Ad un tratto provai una gioia immensa che mi si dilatò dentro in un'esplosione appassionata [...] come attirato da una forza irresistibile il mio sguardo percorse trepido il raggio di luce e poi si tuffò nella luna [...] mi sentii fondere in lei come in un abbraccio.

"Dammi un figlio", implorò il mio cuore ardente.

Mi sembrò che tutto il cielo stellato prendesse a vibrare e sentii distintamente un'onda d'amore ritornare a me sul raggio lunare [...].

Avevo venticinque anni. Poco tempo dopo mi accorsi di essere incinta. Era una bambina. Nacque di giorno, ma le contrazioni iniziarono durante la notte. C'era la luna piena.

La storia della relazione con mia figlia Paola iniziò quella notte, seduta sulle dune in riva al mare. Per altre donne l'inizio della relazione con il figlio può essere molto diverso, ma solo apparentemente.

Alcune potrebbero avere l'impressione che essa prenda il via da un accertamento fatto in laboratorio. Il test delle urine è positivo. Un tuffo al cuore!

L'interazione tra le energie psichiche materne e quelle del figlio prenderebbe dunque il via esclusivamente da quel momento fatidico? Quell'emozione, come un raggio laser, va comunque immediatamente a comunicarsi all'embrione attraverso misteriose vie energetiche ed ormonali ma non è tutto qui! Sono profondamente convinta che, sui temi relativi alla comunicazione tra genitori e bambino prima del concepimento ci sia ancora tanto da scoprire. (vedi il capitolo 7 sulla madre psicobiologica e il padre psicobiologico)

A questo punto, per trattare più a fondo il tema della comunicazione prenatale, potrebbe essere utile e opportuno esporre alcune ipotesi filosofiche e spirituali sulle tematiche dell'universo inteso come soggetto e spazio di comunicazione; questo non per accogliere in toto delle teorie o delle concezioni spirituali, peraltro nate presso culture tanto diverse dalla nostra, ma perché da esse potremo trarre spunti di riflessione, soprattutto alla luce di quanto è stato scoperto successivamente dalla scienza.

Mi riallaccerò quindi al concetto di Unità della Creazione così come lo intendono le filosofie orientali, un tema a me molto caro, a suo tempo esposto nel mio primo libro (*Dalla Grande Madre al bambino*).

Chi sentirà risuonare dentro di sé questi concetti, potrà facilmente dedurre non solo molte osservazioni relative al legame genitori-figlio, ma anche aprire nuovi spazi interiori per trovare risposte all'interrogativo emergente relativo al fatto che è più che probabile, anzi è addirittura logico, che la comunicazione inizi segretamente tra loro prima del concepimento.

Secondo gli Orientali, la risposta a questi argomenti è già implicita nei loro concetti di cosmicità della vita, e di universo inteso come unità bioenergetica e metafisica.

Nata migliaia di anni orsono, di quell'antica concezione dell'esistenza si sono nutrite successivamente per molti secoli, diverse correnti di pensiero sia in Oriente sia in Occidente: in pratica, non ha mai cessato di esistere, di affascinare per la sua logica rigorosa e la sua geniale poliedricità che ricopre tutti gli aspetti della vita, ed anche di catturare l'attenzione di quei ricercatori che ritengono che la Scienza, da sola, non sia in grado di spiegare i grandi misteri dell'esistenza.

In India, i sei principali sistemi filosofico-spirituali, quelli più antichi, si chiamano Saddarshana. Essi spiegano ed interpretano i Veda, cioè i testi sacri sui quali si fonda il Vedanta, vale a dire la filosofia vedica, dalla quale è nata la religione induista.

Il concetto di base comune a tutte queste correnti, è fondato sulla non dualità tra l'uomo e Dio, sull'onnipervadenza divina e sulla sostanziale unità della creazione.

Dai Saddarshana scaturirono le successive interpretazioni ed elaborazioni da parte di studiosi, filosofi e maestri spirituali, tanto in Oriente che in Occidente.

In America ed Europa esistono diverse correnti filosofico-spirituali, talune di matrice molto antica, secondo le quali non solo Dio sarebbe ovunque ma costituirebbe anche l'essenza di tutto ciò che esiste.

Attualmente possiamo cogliere la loro importanza attraverso le osservazioni e gli studi di filosofi, fisici, medici, psicologi, studiosi di diverse estrazioni culturali ed anche di personaggi, per lo più già scomparsi, ma che sono stati dei fari luminosissimi nel cielo della ricerca spirituale di milioni di persone.

Albert Einstein scrisse:

[...] vi è un terzo grado della vita religiosa, ed è quello della religiosità cosmica. Essa non può essere pienamente compresa da chi non la sente, perché non vi corrisponde alcuna idea di un Dio antropomorfo, di un Dio-uomo. La religiosità cosmica non conosce né dogmi né Dei concepiti secondo l'immagine dell'uomo. È perciò che uomini, penetrati in questa religiosità superiore, furono giudicati, oltre che atei od eretici, sovente anche santi.

In Occidente, con la nascita della psicologia transpersonale, questo concetto di Dio, inteso come essenza dell'universo, e quindi anche dell'uomo e di tutto ciò che esiste, si sviluppò ulteriormente estendendosi all'inconscio. Troviamo numerosi riferimenti che si allineano a queste ideologie riproponendo il concetto di coscienza cosmica e di Sé spirituale, specialmente negli studi di R. Assaggioli, G. Bateson e S. Grof.

Anche M. Eliade e A. Watts trattano il tema della costituzione spirituale dell'universo, inteso come unità divina, così come, del resto, numerosissimi altri studiosi e ricercatori tra i quali J. Hillman, Maslow e K. Wilber, tanto per citarne qualcuno.

C.G. Jung si era interessato di analizzare e interpretare simboli ricavati dall'arte sacra dell'India, ipotizzando già agli inizi del Novecento una correlazione tra la rappresentazione dell'albero della vita e l'esperienza inconscia della vita prenatale.

In tempi più recenti Terence Dowling, psicologo e psicoterapeuta irlandese, e il tedesco Ludwig Janus, medico e psicanalista junghiano, nel corso di un congresso organizzato a Heidelberg nel 2001 e di un seminario di aggiornamento svoltosi in Italia nel 2002, hanno presentato e illustrato in chiave psicoanalitica una loro ricerca presentando una serie impressionante di immagini tratte dall'arte sacra sia dei paesi orientali sia occidentali.

Dall'analisi delle rappresentazioni pittoriche, fra le quali alcune antichissime, appariva evidente come i diversi artisti avessero inconsciamente rappresentato in chiave simbolica le tappe più significative del loro percorso prenatale, inteso anche come esperienza sacra, poiché abbinata a immagini primordiali e archetipiche di Dio. Questo Dio-inconscio sarebbe quindi profondamente impresso nell'inconscio individuale e collettivo. Nell'espressione artistica, egli è rappresentato e ricollegato simbolicamente alle forme corporee della madre, alle immagini e alle funzioni dell'utero, della placenta e del cordone ombelicale.

Nel Tantra, sistema filosofico-spirituale i cui principi essenziali sono, secondo numerosi studiosi, anche precedenti ai Veda, l'universo sarebbe costituito da infinite particelle di energia ognuna delle quali sarebbe una manifestazione di Dio. La divinità tantrica ha la caratteristica della bipolarità: Shiva e Shakty sono i nomi che vengono attribuiti ai due aspetti, maschile e femminile, dell'energia divina. Dunque tutto sarebbe Dio e l'universo, in tutte le sue molteplici forme ed espressioni, nient'altro sarebbe che il corpo vivente di Dio.

Sarebbe, quindi, da considerarsi come un vero e proprio campo energetico costituito da un sistema in vibrazione, intelligente, cosciente, psichico e, inoltre, dotato di un movimento bipolare molto specifico. Infatti, quest'ultimo si esprimerebbe tra due poli opposti della contrazione e dell'espansione, oltre che ad essere caratterizzato da ritmo e ciclicità (vedi il capitolo 5 sul dolore del parto).

La Fisica dei quanti, per ciò che riguarda il tema dell'universo inteso come un'unità-comunicativa, sembrerebbe attualmente essere giunta a conclusioni molto simili: se due particelle hanno interagito per un certo tempo, risulterebbero per sempre legate al punto che ciò che viene effettuato su una di esse influenzerebbe istantaneamente l'altra, anche se quest'ultima si trovasse a milioni di chilometri di distanza.

Cosa potrebbe implicare questa scoperta nella relazione, ad esempio, di una madre che ha perso il suo bambino durante la gravidanza? Cosa potrebbe aprire nel campo di tutte le relazioni umane e di tutta la nostra vita?

In tutti i Saddarshana, così come anche nel Tantrismo, mutano i nomi e le denominazioni ma l'essenza dei concetti rimane sostanzialmente la stessa: l'universo è considerato come un'unica immensa unità energetica, sempre esistita e per sempre esistente, un qualcosa di difficilmente concepibile per la nostra mente, incasellata in esperienze legate ad un tempo ed uno spazio finiti.

Sorprendentemente allineati con la Fisica moderna, i Saddarshana sostengono che in questo eterno, infinito spazio vibrante, l'energia si aggregherebbe in vari modi per assumere forma solida, liquida o gassosa e si dipinge con i nomi che gli esseri umani hanno voluto dare a ciascuna sua manifestazione... i minerali, le piante, gli animali e i cinque elementi: la terra, l'acqua, il fuoco, l'aria e l'etere. Tuttavia il concetto relativo alla matrice metafisica e spirituale dell'energia universale, presente nei Saddarshana, non è preso nella medesima considerazione dalla nostra scienza.

I Cinesi quando definiscono gli elementi costitutivi del cosmo nominano anche il legno e il metallo, ma la sostanza concettuale del discorso non cambia: quando questi temi vengono trattati in un ambito spirituale, l'universo viene sempre descritto come un insieme interagente ed intercomunicante in qualsiasi istante ed in qualsiasi punto, a livello fisico, psichico, spirituale... energie che vanno dal sottile al denso e dal denso al sottile, in un gioco di interazione e comunicazione immenso.

Chissà se un giorno la meccanica quantistica riuscirà a dimostrarlo incontestabilmente! Recentemente è stato scoperto che esistono delle particelle ancora più piccole di quelle subatomiche e che esse sono in continua comunicazione fra loro a qualsiasi distanza si trovino le une dalle altre, nonostante non si siano mai incontrate e non ci sia mai stato contatto fra loro: un ulteriore passo avanti!

Il Samkhya è uno dei sistemi filosofici più interessanti ed organici, quello a cui i maestri spirituali indiani fanno maggiormente riferimento. Nel Samkhya, il Divino è chiamato Purusha Cosmico, esso costituisce e si esprime negli infiniti singoli purusha. Questi ultimi non sono separati tra loro perché sono parte del Purusha universale, come ogni onda è parte dell'oceano.

Molti grandi maestri indiani, quali Shankara, Ramakrishna, Vivekananda, Ramana Maharishi, Yogananda e Aurobindo, tanto per citarne qualcuno, hanno tutti affermato che noi non siamo né il corpo né la mente né l'attività psichica, bensì il Sé Universale, con ciò intendendo parlare della nostra Essenza Divina.

Essi affermano che ciò che fa deviare la nostra consapevolezza dalla corretta identificazione di noi quali esseri divini, è *avidya*, cioè l'ignoranza.

Penso che potrebbe essere utile per noi tutti, e per la qualità della nostra vita, il cercare di approfondire ed allargare il nostro panorama interiore anche a queste tematiche, e ciò vale in particolar modo per chi progetta di avere un figlio, oppure ne ha già uno in viaggio.

Quando, tanto tempo fa, mi resi conto che quella visione dell'esistenza, per me nuovissima, corrispondeva al mio sentire, l'accolsi profondamente in me e subito fui come folgorata da un pensiero: compresi che non era più vero ciò che mi era stato insegnato sulla mia esistenza individuale! Non corrispondeva più alla verità il dire, ad esempio, che io stavo vivendo la MIA VITA, cioè una vita che fosse in un qualche modo separata da tutto il resto e da quella degli altri.

Sentii che esiste un'unica, immensa Vita e che questa vita era sacra, così come sacro è il tempo in cui essa si esprime nella sua danza bipolare (vedi p. 63), un tempo infinito, la realtà temporale di Dio. È un tempo che non ha nulla a che fare con quello lineare che noi uomini abbiamo creato per comodità, frazionandolo in giorni, mesi, anni.

Mi resi anche conto che là dove a noi sembra che ci sia un problema nella comunicazione con gli altri, è solo perché abbiamo dei filtri mentali che ci impediscono di percepire la realtà. Finalmente mi si dischiudeva il significato profondo dell'assioma tantrico, molto citato da André Van Lysebeth:

Tutto ciò che è qui è anche ovunque, ciò che non è qui non è da nessuna altra parte.

Ad un certo punto del mio percorso con i gruppi dei genitori, nella mia mente e nella mia percezione si produsse un flash.

Pensai alla gravidanza ed a ciò che costituisce l'essenza della relazione madre-bambino.

Capii che essi costituiscono un'unità energetica, dinamica, creativa, in cui i due perennemente comunicano e interagiscono tra loro e questo non soltanto perché essi condividono il medesimo corpo.

Compresi che la medesima vita, con i suoi cicli bipolari e i suoi ritmi, si manifesta in entrambi ma anche, e contemporaneamente, in ogni madre e in ciascun figlio.

Allargai ulteriormente questi concetti fino a percepire che ciò che noi interpretiamo come singoli progetti di vita, singole gravidanze e singoli parti, in realtà non sono altro che un unico progetto-gravidanza, un unico progetto-parto: sostanzialmente un unico immenso progetto-vita che entrambi li comprende e che si esprime in mille concepimenti, gravidanze parti e nascite... un processo in cui la bipolarità si manifesta ovunque, in cui tutto comunica e si sostiene vicendevolmente per condurre a buon fine la progettualità globale in ogni singolo evento.

Sentii con assoluta certezza che questa immensa vita è sostanzialmente un'energia la cui essenza è l'amore, per il semplice motivo che essa lavora sempre e continuativamente in positivo per ricreare altra vita e per sostenerla.

La protegge con saggezza in ogni creatura, piante, animali, minerali e uomini, anche se a noi può sembrare che le sue prove siano talvolta troppo dure, insopportabili. In realtà essa ci fornisce sempre gli strumenti per il superamento. E là dove essa sembrerebbe fallire, dove c'è sofferenza psicologica, malattia, e morte innaturale, in realtà è perché l'uomo ha creato una disarmonia nella danza con lei, un'interruzione in qualche punto del flusso vitale, non si è adeguato al ritmo contrazione-espansione della sua musica e non ha utilizzato al meglio la fase involutiva della sofferenza.

Noi siamo in perenne interazione e comunicazione con tutto e con tutti e, se solo sapessimo usare le nostre facoltà naturali e innate, potremmo entrare in relazione comunicativa con ogni creatura vivente, a qualsiasi distanza essa si trovi, ed essere a conoscenza di tutto ciò che avviene in ogni punto dell'universo.

Mi rendo conto che quello che sto per dire sarà molto limitante e riduttivo, però, come immagine visiva, mi viene spontaneo di pensare all'universo come ad un immenso turbine di energia fatto di mille colori e mille suoni, una spirale che ruota lentamente sino a riassorbirsi in se stessa e poi il moto continua con una nuova lenta maestosa espansione in senso contrario. Una fantastica spirale che eternamente si contrae e si espande, respira e pulsa, impregnata di intelligenza, coscienza, psichismo, vibrante di amore. Essa si esprime all'interno di sé come in una musica corale, con innumerevoli forme cangianti e tra loro interagenti e comunicanti, esse stesse piccoli turbini energetici che ruotano dolcemente, si espandono e si contraggono allo stesso modo della grande spirale, loro matrice, ma con tempi diversi.

Integrarsi in quest'ottica della vita significa abbandonare per sempre ogni senso di solitudine. Colui che, prima comprende, e successivamente sente di essere parte integrante di questa immensa unità bioenergetica e spirituale, non può più sentirsi solo. Sa di non essere un individuo isolato, ma di vivere in contatto profondo con tutto, con tutti e, se possiede una fede, con Dio in primis.

Ma non solo questo. L'uomo che si sente inserito in un contesto cosmico dell'esistenza diventa più attento e percettivo perché vede aprirsi dinanzi a sé immensi spazi per la comunicazione e l'interazione.

Poco alla volta incomincia a comprendere, ed a rendersi conto, che i suoi pensieri, i suoi sentimenti e le sue azioni sono delle forme di energia che interagiscono con quelle degli altri e con il tutto. Si accorge di fare parte di un sistema in cui ogni cosa influisce sulle altre e nulla avviene accidentalmente.

Diventa una persona attenta a livelli di comunicazione ai quali prima non faceva granché caso e si responsabilizza nei confronti delle sue azioni e dei suoi pensieri, perché sa che si ripercuotono ovunque e sono ovunque percepiti.

Desiderare di avere un figlio significa mettere in moto delle energie pensiero, dare loro una forma e delle connotazioni anche emozionali che costituiranno il primo nido in cui nascerà il bambino.

Benché non possiamo rendercene conto nell'immediato, significa anche che tutto l'insieme energetico dell'universo ne sarà avvertito e altre energie, positive o negative si muoveranno in risposta. Esse non proverranno, quindi, soltanto da chi ci ama e ci sostiene.

Perciò occorre che quel primo nido, costruito dai pensieri dei genitori, sia forte e di buona qualità. Perché ciò abbia buone possibilità di realizzarsi è importante che all'interno della coppia ci sia una relazione amorosa ben costruita e che il figlio sia fortemente, amorevolmente desiderato ma, soprattutto, pensato come un arricchimento della loro unione.

Il bambino desiderato e amato riceve nel concepimento quest'energia d'amore che contribuirà a costruire il suo insieme energetico (quello che diventerà il suo corpo fisico e la sua sfera psichica-emozionale) e di cui si nutrirà per crescere.

Ciò che gli comunicheranno i genitori durante tutta la gravidanza sarà da lui ricevuto in ogni istante: se alla base di questa relazione con il bambino intrauterino ci saranno accoglienza e amore, la comunicazione, sia essa consapevole o non, sarà impregnata di queste qualità.

Nell'era moderna penso sia molto probabile che potrebbe essere proprio questo tipo di consapevolezza anche spirituale, unitamente all'integrazione delle informazioni sulla vita prenatale e ad adeguati supporti psicopedagogici, che potrebbe sollecitare le coppie che desiderano avere un figlio e i genitori durante la gravidanza, a fare un salto nella qualità dei loro vissuti nei confronti del concepimento, del nascituro e dell'educazione del bambino: un primo grande passo nella crescita personale per costruire un migliore substrato di base sul quale potrà impiantarsi l'essere umano, un passo di consapevolezza dal quale scaturirà un'umanità nuova, quella che difenderà la pace con i valori del rispetto e dell'amore.

Sono convinta che quando la madre-reale combacerà con la madre psicobiologica e spirituale, che si manifesta in lei sin dal concepimento, potremo sperare che questo sogno si realizzi.

Ancora sulla comunicazione in gravidanza. Ciò che gli studiosi del prenatale, pur non riuscendo tuttora a fornire una accertata spiegazione scientifica a questo fenomeno, definiscono "comunicazione empatica" o "psichica" tra madre e bambino durante la gestazione, potrebbe forse trovare la spiegazione ultima in quanto è stato esposto più sopra?

Io credo di sì.

Nel frattempo le ricerche sul DNA, anche se non sono ancora state ricollegate all'esperienza prenatale, sembrerebbero indicarci che gli studi stanno procedendo nella direzione giusta. Riporto una ricerca della dott.ssa Ballardini, psicologa, psicoterapeuta e sessuologa:

È uscito un libro in tedesco[4] *che riporta i risultati a cui sono giunti alcuni ricercatori russi che hanno esplorato il 90% del DNA considerato dai ricercatori occidentali 'DNA rottame'. Il 10% del DNA viene utilizzato per costruire proteine, il rimanente 90% è un mondo ancora silente. Il biofisico e biologo molecolare Pjotr Garjajev e i suoi colleghi hanno esplorato il comportamento vibratorio del DNA e hanno scoperto che può essere influenzato se viene usata la giusta frequenza. Sembra inoltre che il nostro DNA sia in grado di captare informazioni provenienti da aree completamente diverse dell'universo e di passarle alla nostra coscienza. Una specie di ricevitore-trasmettitore di onde capace, come la radio e la televisione, di ricodificarle in immagini e suoni.*

Questo processo di iperstimolazione sarebbe più efficace in stato di rilassamento. Lo stress e l'uso esasperato dell'intelletto iperattivo, distorcono l'informazione.

L'uomo moderno conosce l'ipercomunicazione solo a livello di 'intuizione' ma in natura molti animali che sono organizzati in colonie, vivono, lavorano e si muovono guidati dalla loro regina, anche se lontana, grazie proprio alla capacità dei membri della colonia di essere sintonizzati con i suoi 'piani di costruzione'. Se la regina muore, ovunque essa sia, nella colonia tutto il lavoro si ferma (api, formiche, termiti...).

Alla luce di quanto è stato scoperto dai ricercatori russi, nell'esperienza prenatale la possibilità dell'ipercomunicazione tra madre e feto sembrerebbe una realtà logica, che spiegherebbe la raffinata sintonia tra i due e la possibilità del feto di mettere in atto processi evoluti. Inoltre, poiché il DNA può essere influenzato se viene usata la giusta frequenza, e i linguisti russi hanno sottolineato che il codice genetico segue le stesse regole del linguaggio umano, a cui sembrerebbe sensibile, allora sorge spontanea la domanda: il corpo del feto può essere programmato dalla frequenza vibratoria delle parole, delle emozioni e dei pensieri della madre?

La comunicazione tra madre e figlio durante il periodo prenatale è una condizione naturale dell'esistenza e questo perché la nostra possibilità di comuni-

[4] Von Grazyna Fosar e F. Bludorf, *Vernetzte Inteligenz*. Sito internet www.fosar-bludorf.com

care e interagire con tutto ciò che esiste, dalle galassie all'atomo, è una dimensione della vita[5].

Se così non fosse, allora come mai il bambino in utero riesce non solo a sentire e a partecipare degli stati emotivi della madre ma, addirittura, anche a 'decodificare' i suoi pensieri? Cioè riesce a rispondere coerentemente al pensiero materno, ed anche paterno, come confermato dalle esperienze del dott. Jeno Raffai di Budapest e come rilevato anche nel corso dei miei incontri con le gestanti.

A riprova, riferisco una delle tante esperienze che ricordo con più gioia perché essa cambiò completamente i vissuti di una coppia a me assai cara.

Patrizia e Marco (nomi fittizi) non avevano desiderato il bambino. Quando arrivò nei miei corsi Patrizia era alla 18ª settimana di gestazione. Lavorava moltissimo. Era stata molto male nei primi 4 mesi soffrendo di nausee quasi continue ed ancora ne accusava sporadicamente. Era visibilmente preoccupata e infelice: non provava alcun sentimento d'amore nei confronti del figlio che definiva "un rompiscatole" e viveva come un elemento invasivo e pericoloso per la sua carriera. Venne al corso esclusivamente per prepararsi al parto. Frequentò una sola lezione di Educazione Prenatale in seguito alla quale dichiarò freddamente, di fronte al marito che l'ascoltava impietrito, di non credere assolutamente che il bambino potesse in alcun modo essere partecipe ed interagire con lei e che avrebbe di gran lunga preferito che quel bambino non ci fosse. Cessò di frequentare quegli incontri specifici, presentandosi soltanto a quelli relativi alla gestione del travaglio e del parto.

Trascorse del tempo.

A causa di un cambiamento di orario si trovò, per puro caso, a partecipare ad un incontro che non era previsto e in cui stavo aiutando i genitori ad entrare in contatto con il loro bambino. Credevo che se ne sarebbe andata, invece restò.

I bambini risposero tutti e i genitori erano molto emozionati. Lei osservava in silenzio. Alla fine dell'incontro, uscite tutte le coppie, si avvicinò. Era sconvolta. Con voce rotta disse che se tutto ciò a cui aveva assistito era vero, allora in tutti quei mesi, in cui aveva rifiutato e ignorato il figlio, gli aveva davvero fatto mancare tanto. Stava male. Le spiegai, riportandole anche i risultati di alcune ricerche, che la sua situazione era facilmente recuperabile e che l'amore materno era in grado di compensare quel trauma precoce, e tanto più se applicato tempestivamente.

Rispose che aveva bisogno di riflettere e se ne andò.

Dopo qualche giorno mi telefonò e ci incontrammo, assieme a Marco. Aveva un'aria incerta e disse subito che era triste e piena di dubbi. Spiegò che voleva

[5] Presso il dipartimento di Neuroscienze dell'Università di Parma è stata recentemente fatta una scoperta straordinaria, destinata ad aprire ulteriori prospettive di indagine e di comprensione per quanto riguarda la comunicazione empatica tra gli esseri umani. La ricerca del gruppo di Parma (Rizzolati, Ferrari, Fogassi, Rozzi, Chersi e Gensierich) ha dimostrato l'esistenza di una base neuronale innata che spiega l'"empatia" e la capacità di "leggere" la mente e prevedere le intenzioni altrui (pubblicato su *Science*, Maggio 2005, n° 308, p. 662-667).

provare ad entrare in contatto con il bambino e a comunicare con lui ma aveva paura che fosse arrabbiato, che non le avrebbe risposto: in pratica, aveva paura di essere rifiutata (un'eventualità che, in effetti, avrebbe facilmente potuto verificarsi. Tuttavia l'esperienza mi ha insegnato che con pazienza, amore e perseveranza è possibile sbloccare situazioni anche peggiori, persino dopo la nascita). Alla fine decise di tentare.

Patrizia era alla ventiduesima settimana.

In posizione semisdraiata, la pancia scoperta, il marito trepidante accanto a lei, chiuse gli occhi. Appoggiai la mano sul pancione e chiesi al bambino se voleva comunicare con noi. Seguì una pausa di silenzio abbastanza lunga durante la quale il bambino, come immaginavo, non rispose. Quando i bambini sono svegli, questa assenza di immediata risposta è caratteristica di quelli che non sono abituati a ricevere attenzioni da parte del genitore. Ricordo che lei rivolse uno sguardo eloquente al marito. Le spiegai che forse stava dormendo.

Stavo per riprovare, quando il piccolo batté spontaneamente un colpetto leggero proprio sotto la mia mano. Incominciai a parlargli e ad invitarlo a seguire la mia mano, che spostavo piano piano da sinistra, obliquamente verso il basso addome. Il bambino all'inizio non rispose a tutti i miei segnali, poi prese a comunicare, ma mi seguiva esitando e fermandosi spesso. Patrizia era concentratissima e teneva gli occhi chiusi.

"*Lo senti?*".
"*Sì, sento che segue la tua mano*".
"*Adesso lo senti ancora?*".
"*No, si è fermato*".
"*Ora cosa hai sentito?*".
"*Ho sentito che ha risposto con due colpetti al tuo segnale*".

Continuai ancora un po' per accertarmi che il bambino si fosse rassicurato e desiderasse continuare a partecipare, ma anche che Patrizia riuscisse a sentire bene i movimenti del figlio, ai quali non era abituata a fare attenzione.

Il bambino ora era proprio in basso. Tolsi la mano. Anche Patrizia, che aveva ancora gli occhi chiusi e teneva le braccia lungo i fianchi, non toccava la pancia.

A questo punto la invitai a chiedere mentalmente al bambino di spostarsi verso l'alto e di andare verso il suo cuore, dove lei lo avrebbe aspettato per abbracciarlo. Ci fu una lunga pausa in cui Marco ed io restammo commossi in silenzio, osservando sul suo viso l'affiorare lento di un dolcissimo sorriso. Poi Patrizia scoppiò in lacrime abbracciandosi l'addome.

"*Ma allora mi senti davvero...ma allora mi vuoi!*".

Il fatto che il piccolo, incontestabilmente, avesse risposto così coerentemente ad un suo pensiero fu determinante per lei e sciolse ogni suo dubbio; inoltre si sentì perdonata e accettata dal bambino: in quel momento Patrizia diventò mamma. Cambiò radicalmente atteggiamento nei confronti del figlio. Nella relazione con lui recuperò ampiamente il tempo perduto nel marasma del suo scontento precedente e fu finalmente felice che il bambino esistesse e crescesse in lei.

Ho riportato questo episodio, che è uno di quelli che ricordo meglio, per dimostrare fino a quali livelli profondi può giungere la comunicazione fra noi e il bambino in utero e quindi, più in generale, anche tra noi e gli altri.

Di casi simili a questo ne ho visti a centinaia nei miei corsi.

Ci sono anche casi particolari. Per esempio, ho notato che molte coppie nelle quali si presentava un bambino podalico avevano perso precedentemente il loro bambino durante la gestazione. Ascoltando i racconti dei genitori veniva fuori che all'inizio della gravidanza spesso le madri si erano rivolte mentalmente ai piccoli pregandoli di restare, di non muoversi, di non lasciarle. Questo comportamento è frequente anche in casi di minaccia di aborto. Così i bambini ubbidiscono, si siedono e non si muovono più.

Quei bambini seduti evidentemente sentono il timore materno di abortirli: infatti, si comportano come fossero a loro volta paralizzati dalla paura, al punto che, nei contatti iniziali che prendo con loro, rispondono solo ai segnali che non implichino un gioco in cui sia previsto uno spostamento. Restano assolutamente fermi nonostante ci sia spazio per muoversi e non ci siano situazioni obiettive che impediscono la rotazione.

Se sapeste quanti bambini, nel corso del mio lavoro con i genitori, hanno compiuto la rotazione soltanto parlando loro con amore, invitandoli a voltarsi a testa in giù, mostrando eventualmente loro il percorso da fare, senza forzarli e nel rispetto delle loro risposte! (vedi il capitolo 20 sul bambino podalico). Tutti, ad eccezione di un paio di casi, si sono girati.

Nei due casi in questione i padri si opponevano a quanto faceva ogni giorno la compagna per promuovere la rotazione: dicevano che era una perdita di tempo, che sarebbe stato inutile. Una delle due gestanti ubbidì al marito e smise di insegnare il percorso di rotazione al bambino invitandolo a voltarsi.

Invece l'altra continuò nonostante le critiche e l'opposizione. Durante sette giorni in cui il marito fu assente per lavoro, essa mi riferì che il bambino mandava dei chiari segnali in cui dimostrava di stare provando a girarsi. Controllai: era vero. Lei era felicissima. Quando il compagno tornò si arrabbiò molto con lei e disse, senza tanti complimenti, che voleva che suo figlio nascesse con il cesareo. Da quel momento il bimbo non si mosse più, nonostante la mamma abbia a lungo continuato gli 'esercizi' e il dialogo.

Questa esperienza conferma quanto sostenuto dal dott. Raffai nel corso di una sua relazione al Congresso dell'ANEP tenutosi a Milano nel 2001:

Il bambino prenatale sente l'influenza paterna. Ho potuto verificare, mediante esperienze condotte con 150 coppie di genitori, che quando il padre è forte il bambino ubbidisce più a lui che alla madre.

Il fatto che il bambino in gestazione comunichi anche con il padre non può in alcun modo stupire, se la questione viene presa in esame dal punto di vista dei concetti or ora esposti, quelli dove si afferma che la comunicazione è una dimensione naturale dell'esistenza.

Quando si parla di comunicazione psichica tra madre e bambino siamo generalmente più portati, se non proprio ad accettarla, perlomeno a prenderla in considerazione come possibile. Non siamo altrettanto disponibili quando si tratta del padre. I più pensano che lui sia troppo concretamente 'esterno' al bambino per potersi autonomamente relazionare a lui senza la mediazione della compagna.

Se ciò fosse completamente vero, allora come mai durante la gravidanza della compagna, in lui che non lo contiene fisicamente e, teoricamente, non sarebbe neppure in contatto con il figlio, potrebbero verificarsi delle variazioni ormonali che indicano come il processo della gestazione, nel senso della 'paternalizzazione' stia invece svolgendosi anche in lui, sia pure con modalità diverse, al punto da coinvolgerlo sia fisicamente sia psichicamente? (vedi il capitolo 7 sul padre psicobiologico).

Infatti già durante la gestazione, nell'uomo, che in fondo sembrerebbe avere terminato il suo ruolo nei confronti del bambino quando ha depositato il suo seme per contribuire a crearlo, se è positivamente coinvolto nella relazione con la compagna e con il figlio, od anche solo con quest'ultimo, può verificarsi un'estensione di questo suo ruolo e l'avvio di un processo che gradualmente lo trasformerà, fisicamente, psicologicamente ed emozionalmente da uomo-fecondatore a uomo-padre.

Ancora sulle tematiche della comunicazione: mi ha colpita la scoperta fatta dal ricercatore giapponese Masaru Emoto. Nel suo libro *La risposta dell'acqua* (Edizioni Mediterranee, Roma, 2004) egli presenta un'impressionante sequenza di fotografie, le quali mostrano le modificazioni che subiscono i cristalli dell'acqua da lui sottoposti ad un 'bombardamento' di pensieri e verbalizzazioni caricate emotivamente. Egli ha dimostrato che l'acqua è in grado di ricevere informazioni e i suoi cristalli si modificano secondo la qualità di ciò che viene loro trasmesso: si deteriorano venendo in contatto con messaggi negativi e diventano armoniosi e bellissimi se i messaggi sono positivi. Ove ciò, come sembra, fosse vero e potesse essere incontestabilmente dimostrato dalla scienza con ulteriori dati, cosa potrebbe comportare tutto ciò nell'interazione psichica madre-bambino se l'acqua fosse anche in grado di trasmettere le informazioni ricevute? Le emozioni e i moti psichici della madre e del padre potrebbero essere ricevuti dal bambino anche attraverso i liquidi corporei e il liquido amniotico, e viceversa, visto che l'essere umano è composto per il 75% d'acqua e il bambino prenatale, oltre ad essere immerso nei liquidi materni, nel periodo embrionale è composto esso stesso di acqua fino al 99%?

Per concludere sul tema della comunicazione e su come la vivono altre culture: gli indiani d'America hanno mantenuto i loro sensi esterni, ed interni, attenti al linguaggio di tutta la creazione. Essi vivono un rapporto quasi simbiotico con l'universo, di cui percepiscono l'essenza divina in ogni singola manifestazione ed espressione creativa. Comunicano con le piante, la terra, l'acqua, i minerali, il sole e le stelle.

Anche presso altri popoli, esistono tribù, magari anche poco conosciute, dove i temi del senso della sacralità, della continuità della vita sin dal suo sbocciare e dell'interazione tra l'universo e l'essere umano sono molto sentiti, al punto da essere talvolta ritualizzati con modalità davvero insolite.

Vi riporto questo brano tratto da *Il libro del cuore* di R. Carlson e B. Shield (Sperling & Kupfer):

Nel cuore di ciascuno di noi c'è una 'voce che sa', una canzone capace di ricordarci ciò che più apprezziamo e desideriamo, qualcosa che sapevamo fin dalla nostra infanzia.

In Africa orientale c'è una tribù che crede che questa canzone esista prima ancora della nascita. In quella tribù, la data di nascita di un bambino non è il giorno in cui viene al mondo e neppure il giorno del suo concepimento, come accade in altre tribù, ma l'attimo in cui nella mente della madre è nato il pensiero di quel bambino.

Conscia della propria intenzione di concepire un figlio con un certo uomo, la madre va nella boscaglia e si siede sotto un grande albero. Rimane seduta e ascolta attentamente fino a quando ode la canzone del bambino che spera di mettere al mondo. Dopo averla udita, torna al villaggio e la insegna a colui che sarà il padre, così potranno cantarla insieme mentre faranno l'amore, invitando il bambino a unirsi a loro.

Dopo il concepimento la donna canta la canzone al bimbo che porta in grembo, poi la insegna alle donne anziane che faranno da levatrici, così che durante il travaglio e nel momento miracoloso della nascita il bambino venga salutato con la sua canzone. Dopo ogni nascita, tutti gli abitanti del villaggio imparano la canzone del nuovo membro della tribù e gliela cantano quando cade o si fa male. La canzone viene cantata anche nei momenti di trionfo, durante i rituali e le iniziazioni. Quando il bambino diventa adulto la canzone entra a fare parte del cerimoniale del suo matrimonio, e alla fine della sua vita i suoi cari si raccolgono intorno a lui e gliela cantano per l'ultima volta.

Visto il rispetto che le viene tributato, anche noi desidereremmo profondamente udire quella canzone perché ci faccia da guida nella vita. Purtroppo, però, siamo stati distratti e trascinati sulla 'piazza del mercato'. Le nostre esistenze sono complicate, viviamo in un mondo dominato dal materialismo, dall'ambizione, orientato verso ciò che è esteriore, e non sappiamo più ascoltare. È difficile essere in contatto con il cuore quando si è troppo occupati.

Sull'albero cosmico dell'Unità
ci sono molti rami, foglie e frutti
che spesso si urtano fra loro,
tuttavia non possono far nulla
contro il fatto di avere il medesimo tronco
e le stesse radici,
e di doverne dipendere
per la loro sopravvivenza.

OMRAAM MIKHAËL AÏVANHOV

5. *Dimensione universale del travaglio e funzione del dolore. L'accoglienza alla nascita*

Ci sono dei momenti in cui la terra è sveglia
e dei momenti in cui dorme,
ma anche dei momenti in cui pensa,
si rattrista e si rallegra
e noi, a torto, non ci interessiamo di questi stati del nostro pianeta.
Noi che viviamo in continuo contatto con esso,
siamo influenzati da tutte le correnti che lo attraversano.

Omraam Mikhaël Aïvanhov

A riprova e per completare tutto quanto è stato detto nel capitolo precedente a proposito dell'universo inteso come un'unità bioenergetica e spirituale in cui tutto comunica e interagisce sinergicamente, vorrei cercare di approfondire questo tema introducendo ed applicando al concetto di energia, quelli di movimento bipolare e ciclicità, ricollegandoli maggiormente a noi ed accennando ad alcuni aspetti concreti della nostra vita, in particolare alle contrazioni del travaglio, al dolore fisiologico, al parto e all'incontro madre-bambino alla nascita.

La nostra esistenza, che è legata strettamente ed indissolubilmente a quella di tutto il cosmo, è scandita dal ritmo dei cicli che sono propri al movimento della sua struttura energetica: noi siamo immersi e viviamo quotidianamente nei ritmi dei cicli cosmici, che influenzano la nostra vita bio-fisica e biopsichica... ma non ce ne accorgiamo! O meglio, non ci soffermiamo più di un tanto a riflettere sul significato profondo di questa realtà e sulle ripercussioni che essa ha sulla nostra vita. Essi costituiscono anche dei potenti archetipi. Consideriamo, ad esempio, il movimento di rotazione della terra attorno al sole: esso crea le stagioni. Da un punto di vista simbolico, l'alternarsi delle stagioni rappresenta uno specifico macrociclo reale della nostra esistenza, quello collegato all'alternarsi delle stagioni della nostra vita, là dove la primavera e l'estate = espansione, sono simbolicamente ricollegabili all'infanzia e all'adolescenza mentre l'autunno e l'inverno, dove l'energia si contrae, rappresentano l'età adulta e la senescenza.

Da un punto di vista più concreto, questo alternarsi delle stagioni crea un macrociclo reale che influisce, oltre che sui nostri aspetti legati alla fisicità e alla salute del corpo, anche su tutta la nostra vita psicoemotiva.

In primavera e in estate avviene in noi un fenomeno di espansione della nostra sfera emozionale, di tendenziale regressione infantile e adolescenziale, in cui ci sentiamo più portati a vivere la sensorialità privilegiando i vissuti legati alle nostre emozioni rispetto a quelli connessi alla sfera razionale e di analisi del profondo. Ci sentiamo come in uno stato di grazia, di fibrillazione luminosa. È il momento in cui siamo maggiormente portati a sognare dei cambiamenti per la nostra vita, delle trasformazioni: c'è in noi la spinta vitale ed entusiasta del bambino che siamo stati. È tempo di rinnovamento, sentiamo il bisogno di lasciare i fardelli alle spalle, non li sopportiamo più. Incomincia l'impollinazione ed anche noi assieme alle piante ed agli animali ci ridestiamo nei nostri slanci vitali, mentre il calore del sole ci invita a liberarci da ogni pesantezza, anche da quella delle vesti.

In autunno e in inverno avviene il contrario: l'energia si contrae, siamo più portati a raccoglierci in noi stessi rivolgendoci verso le nostre radici. La neve ricopre la terra come un gelido abbraccio che le impedisce di muoversi e la tiene ferma nella sua morsa. Anche noi dobbiamo confrontarci con la durezza delle prove e non abbiamo molte possibilità di sfuggire alla stretta delle situazioni che esigono da noi uno sforzo quotidiano. Quando siamo nella stagione del nostro travaglio interiore, diventiamo però più sensibili e percettivi; in questa condizione privilegiata della nostra sensibilità di solito riusciamo a renderci conto più facilmente degli aiuti che riceviamo. Alcuni, talvolta, hanno quasi l'impressione di procedere attraverso le prove come fossero sorretti da un misterioso abbraccio.

È il tempo della messa a punto delle nuove idee nate nel sole della primavera e dell'estate, dell'elaborazione per la loro concretizzazione, del faticoso lavoro mentale e fisico per dare loro un corpo e una ridefinizione.

Nei paesi dove ci sono due stagioni, i passaggi da una stagione all'altra possono essere anche abbastanza bruschi, con tutto ciò che comporta per la vita emotiva delle persone il doversi rapidamente adattare a cambiamenti climatici talvolta anche violenti. È significativo notare come gli abitanti di quei paesi che possono beneficiare solo limitatamente della luce solare vantino altissime percentuali di sindromi depressive e di suicidi rispetto a paesi dove il sole è maggiormente presente.

Là dove esistono quattro stagioni, come da noi in Europa, i passaggi sono più lenti e fluidi. Mentre essi si dipanano nella nostra vita, c'è più tempo per l'osservazione della loro influenza sul nostro umore, sulle nostre emozioni, sui nostri slanci vitali.

Anche l'alternarsi del giorno e della notte, modulando l'attività del nostro sistema nervoso, è altrettanto importante per la nostra vita psico-fisica. Determina i nostri bioritmi e ci propone, durante il sonno notturno, una straordinaria opportunità di elaborazione e integrazione delle esperienze.

E ancora: nasciamo con un'inspirazione, espandendo i polmoni e la gabbia toracica, e moriamo con un'espirazione, in cui i polmoni si contraggono e la gabbia toracica si chiude fermandosi. All'interno di questo grande ciclo vitale primario del respiro si svolgono ad ogni istante i microcicli dei nostri atti respiratori in cui espansione e contrazione si alternano in continuazione.

La respirazione, tra l'altro, ci parla simbolicamente ed effettivamente anche dell'esistenza di un'interazione e di una forma di comunicazione molto concreta e continua tra noi e il cosmo: ad ogni inspirazione l'energia dell'universo, di cui l'aria è solo una componente, penetra in noi per rifornirci del nutrimento energetico indispensabile a tutti i nostri 'corpi', da quello denso (fisico) a quelli più sottili (psichico, mentale ed emozionale).

Per contro, ad ogni espirazione noi interagiamo con il cosmo restituendogli, sempre in termini di energia, gli elementi superflui affinché siano riciclati, cosa che egli fa puntualmente: come dire che noi contribuiamo anche con ogni nostro respiro, a costruire il patrimonio energetico dell'universo... lo stesso vale per la nostra energia pensiero!

Anche i movimenti del cuore, sistole e diastole, mostrano un continuo alternarsi del movimento di espansione e contrazione.

Costatiamo l'esistenza di questo movimento ciclico e bipolare dell'energia anche nel mondo animale, vegetale, minerale... in sintesi, i cicli in cui si manifesta questo fenomeno della bipolarità e della ciclicità sono innumerevoli, cioè sono tanti quante sono le forme in cui si manifesta l'energia primaria.

Ancora qualche osservazione, senza la pretesa di essere esaustiva sull'argomento ma solo per dargli un po' più di ampiezza: l'espansione dell'energia è abbinabile alla luce, al sole, al giorno, alla primavera, all'estate, al calore, all'estroversione, all'apertura, alla sintesi, alla sfera emozionale, al benessere, al piacere, all'amore, alla gioia, al senso di pienezza. È un movimento abbinabile anche alla crescita, alla diffusione, alla distribuzione, all'integrazione nel tutto... ma anche alla dispersione, alla superficialità etc.

Invece la contrazione dell'energia è riconducibile al buio, alla luna, alla notte, all'autunno, all'inverno, al freddo, all'introversione, alla concentrazione mentale, all'analisi, all'inconscio, al disagio, alla sofferenza, al senso di solitudine, al dolore, al senso di incertezza... è un movimento che porta anche al raccoglimento, all'assorbimento, all'integrazione profonda in noi stessi di quanto abbiamo vissuto ed elaborato.

In pratica, ciò che noi chiamiamo 'vita' nient'altro sarebbe se non questo dinamismo, questo movimento dell'energia, che si esprime tra i due poli opposti dell'espansione e della contrazione.

Volendo coniare una definizione che si avvicini maggiormente alla complessità della sua realtà, si potrebbe dire che: ciò che noi chiamiamo vita è una qualità sostanziale intrinseca dell'universo, inteso come un'unità bioenergetica; è un dinamismo che si esprime in un movimento perpetuo e bipolare dell'energia primordiale, in cui velocità e tempo sono caratterizzati da infinite variabili, tante quante sono le infinite forme che crea. È un'*'energia danzante'* che, esprimendosi tra i due poli dell'espansione e della contrazione, non solo crea trasforma ricrea, ma anche produce ritmicità e ciclicità in ogni sua singola manifestazione creativa.

Integrare questi concetti al patrimonio delle nostre conoscenze significa arricchirlo enormemente grazie ad un rinnovato senso profondo dell'unità e della sacralità della creazione.

Significa dischiuderci la visione di una vita davvero meravigliosa, tutta da amare: una vita in cui tutto comunica e interagisce e che è un invito a danzare con lei!

Questi due movimenti dell'energia primaria, espansione e contrazione, sono entrambi indispensabili e la loro alternanza è il motore stesso della vita. Da ciò si evince che il dolore è parte integrante della vita ed è indispensabile tanto quanto la gioia; anzi, è l'altra faccia della gioia e ne contiene già i semi in se stesso: è la contrazione che darà vita all'espansione e l'ha già potenzialmente in sé.

Quando il dolore è fisiologico e non è fine a se stesso, come ad esempio nel caso del dolore fisico legato ad una malattia terminale, esso è un'esperienza preziosa per la nostra crescita personale che non dovrebbe essere negata o repressa; al contrario, si dovrebbe cercare di capire ed accettare il dolore, di viverlo in tutti i suoi molteplici aspetti, integrandolo gradualmente al patrimonio d'esperienze della nostra esistenza.

Il travaglio fisiologico è un potente simbolo e un concentrato di insegnamenti. La contrazione ha un andamento che riproduce perfettamente il movimento bipolare dell'energia: partendo da una situazione di rilassamento, essa inizia da una leggera sensazione dolorifica che si espande e cresce diventando progressivamente più intensa, poi diminuisce, gradualmente si spegne... e si ritorna al punto iniziale di rilassamento e di benessere. Il tutto dura circa un minuto.

Il dolore del parto è come il mare: le onde salgono e poi si abbassano, diventano via via più alte e travolgenti ma ogni volta ritornano nell'oceano, al punto di partenza.

Cercare di eliminarlo, senza che le circostanze concretamente giustifichino un simile intervento invasivo, significa sostanzialmente interferire con il progetto-vita relativo alla riproduzione e danneggiarne il dinamismo.

Mi sembra già di sentire un coro di protesta:

Quindi sopprimere il dolore, significherebbe creare uno scompenso energetico non soltanto in quello specifico travaglio o in quel parto, ma anche a tutto il sistema energetico relativo alla riproduzione degli esseri umani, cui quel parto sarebbe indissolubilmente collegato? [...].

È troppo forte quest'ultimo concetto? Va bene, allora proviamo un approccio diverso. In considerazione del continuo aumento delle nascite con il cesareo, proviamo a chiederci cosa potrebbe succedere, nel tempo, alle capacità riproduttive di tutte quelle generazioni di donne che non hanno ricevuto e non riceveranno l'imprinting bioenergetico, psicofisico ed emozionale, legato alle sensazioni di contatto durante il passaggio nel canale del parto e al combattere per venire alla luce: proviamo a pensare a tutte quelle donne che sono nate, nascono e nasceranno improvvisamente e forzatamente estratte dal grembo della loro madre. Quale sarà il loro imprinting biofisico e biopsichico sulla loro stessa nascita? Quanto influirà nella loro capacità di affrontare prove impegnative e nelle loro scelte quando dovranno fare nascere il loro bambino?

Nell'ambito della psicanalisi esistono già diversi studi su quest'argomento, in cui emerge come le sicurezze della donna nei confronti del parto vengano ad essere particolarmente minate quando essa stessa è nata con un intervento chirurgico.

La richiesta delle donne di partorire con il cesareo o in epidurale è in aumento: cosa significa? A mio avviso questa è solo una conferma di quanto la mancanza di comprensione dei meccanismi della vita abbia influenzato anche la cultura sul parto e stia ora realmente minando l'intero processo legato alla riproduzione. Mi risulta che in un ospedale di Boston, per esempio, occorre fare una richiesta precisa per partorire naturalmente, altrimenti la prassi prevede il parto in epidurale.

Ribadisco che occorre cercare di decodificare il messaggio del dolore e capire la sua funzione: solo così è possibile una gestione consapevole del travaglio ed un'accettazione ed integrazione gioiosa di quella che è una delle esperienze più esaltanti della nostra vita, un'esperienza che ci mette in contatto con un'energia primordiale d'inaudita potenza ma ci fornisce, come vedremo, anche gli strumenti per affrontare e superare questa prova.

È fondamentale trasmettere alle gestanti il significato simbolico della contrazione, intesa come movimento bipolare dell'energia vitale e far loro comprendere come sia assolutamente logico, coerente e produttivo che esso sia assecondato: ciò dà una direzione alla loro percezione e le aiuta a sintonizzarsi sul movimento delle contrazioni, che saranno da loro più facilmente agite piuttosto che subite.

Ciò è tanto più importante per il fatto che, sino a poco tempo fa, non avevamo ancora compreso quest'aspetto del travaglio ed è stata diffusa una cultura, assorbita sia dalle donne sia dalle ostetriche per parecchie generazioni, in cui la partoriente era invitata a rilassarsi durante la contrazione. Io stessa l'ho assorbita e diffusa per molti anni.

Ora questo modo di procedere è superato perché abbiamo accresciuto le nostre conoscenze ed anche la nostra consapevolezza. Quindi è giusto che quando c'è espansione e la contrazione si dilata, la partoriente le vada incontro, sia attiva e... danzi la sua danza. Mentre è importante assecondare la fase decrescente diminuendo progressivamente l'attività per poi rilassarsi tra una contrazione e l'altra.

È molto utile far loro sapere che se durante la contrazione assumeranno nei suoi confronti un atteggiamento d'accoglienza attiva, lasciandosi andare verso vissuti istintivi ed emozionali, anche eventualmente aggressivi se lo desiderano, ciò aumenterà la produzione di *catecolamine* e di *ossitocina*.

Grazie all'aumento di questi ormoni, durante la pausa tra una contrazione e l'altra, pausa in cui si produrrà spontaneamente un rilassamento fisiologico, aumenterà proporzionalmente anche la produzione di *prostaglandine*, le quali promuovono la contrattilità dell'utero preparando la contrazione successiva, e di *endorfine*, che creano un'analgesia naturale e proteggono dal dolore anche il bambino.

Quindi si tratta di un tipo di dolore che contiene in sé anche gli strumenti per il suo superamento!

Le endorfine aumenteranno ulteriormente in entrambi se la madre, durante le pause, entrerà in contatto affettivo con il suo bambino risvegliando in se stessa quell'onda d'amore che caratterizzava il loro dialogo nei mesi della gestazione: come dire che l'amore protegge dal dolore!

Invece se la donna in travaglio mantiene attiva la sua parte razionale collegata alla neocorteccia, resiste, vuole mantenere il controllo, oppure cerca di rilassarsi durante la contrazione e non si lascia andare danzando la sua danza, allora il dolore non raggiunge i picchi e la partoriente entra in uno stato di stress acuto costante: aumenta l'adrenalina, le contrazioni sono ravvicinate e dolorose anche perché non tutelate da sufficienti quantità di endorfine, la dilatazione non procede o va a rilento per insufficiente produzione di prostaglandine... in pratica, la madre psicobiologica (vedi il capitolo 7) non riesce a compiere il suo sapiente lavoro.

Per quanto mi risulta, quando non ci sono patologie e il parto si presenta potenzialmente fisiologico, sono quindi principalmente due le cause delle problematiche che possono comprometterne il buon andamento: una gestione dell'assistenza che non tenga conto di ciò che occorre veramente alla partoriente (senso di sicurezza, silenzio, non sentirsi osservata, libertà di movimento, empatia e non invasività di chi l'assiste, ambiente famigliare caldo e confortevole etc.), e una donna che mantenga il controllo, non assecondi il movimento bipolare del travaglio e non si apra interiormente alla contrazione, interagendo attivamente ed istintivamente con lei. Molto spesso la seconda situazione è una conseguenza della prima.

Il dott. Odent sottolinea che anche un compagno troppo presente, troppo premuroso, può essere fonte di disturbo per la donna che partorisce: farle delle domande, rassicurare, suggerire e intervenire per aiutare quando non è lei a chiederlo... sono tutte situazioni che mantengono la donna nella sua neocorteccia, impedendole di accedere liberamente al suo cervello arcaico legato all'istintualità e alla sfera emotiva. A questo proposito e a riprova di quanto sopra, Odent riferisce che quando il marito si allontana dalla sala parto è molto frequente che la donna partorisca.

Egli aggiunge che nel corso della sua lunga pratica, ha notato che fra le coppie che hanno condiviso quest'esperienza forte e talvolta anche un po' 'selvaggia' in sala parto, esiste un alto numero di separazioni in cui i due, però, restano amici e accudiscono bene il bambino.

Interessante il suo commento finale a ciò:

Oggi tendiamo a sottovalutare l'importanza del mistero!

Per le donne è anche utile sapere che la contrazione apre il passaggio al figlio e che quest'ultimo sta faticando quanto loro per nascere. Esse allora accolgono la contrazione come elemento positivo, non solo per loro stesse, ma anche per il bambino: infatti, le madri che sin dalla gestazione si sono ben relazionate con il loro piccolo, e quindi in un certo senso lo conoscono già, lo amano e sono impazienti di abbracciarlo, non vogliono che rischi o si affatichi, desiderano che nasca e che nasca presto e bene.

È altresì importante fare comprendere alle gestanti, come il dolore, quando non è sedato da farmaci e il travaglio e il parto si svolgono in modo naturale, sia anche strumento di comunicazione e di relazione con il bambino subito dopo la nascita per la promozione, o il consolidamento, dell'attaccamento.

Esse allora sapranno e capiranno che, grazie al dolore, viene ad essere prodotto un cocktail ormonale importantissimo non solo per il buon andamento del travaglio e del parto, ma anche per il primo imprinting della loro relazione subito dopo la nascita! Infatti, nel momento tanto atteso dell'incontro 'fuori', quando finalmente madre e figlio si potranno guardare negli occhi, in entrambi l'*ossitocina*, un ormone presente anche nell'atto d'amore, le *endorfine*, legate all'emozione della gioia e l'*adrenalina*, che dà energia e amplifica l'impatto emozionale, raggiungono un picco eccezionalmente alto in modo da promuovere dei vissuti intensamente emotivi, sovente definiti come "Un'esperienza unica, indimenticabile", "Il momento più bello della mia vita".

Recentemente è stato rilevato in alcuni congressi, ed anche pubblicato (V. Schmid, M. Odent) che tutto ciò è previsto dalla natura per la promozione dell'attaccamento.

Sono sostanzialmente d'accordo con questa definizione; però, a mio avviso, dovrebbe essere completata con i dati raccolti sull'attaccamento precoce già instauratosi in quelle madri che avevano potuto relazionarsi affettivamente in modo molto profondo e concreto con il loro bambino prenatale e per le quali l'esperienza dell'incontro visivo può rappresentare un arricchimento della relazione preesistente.

Le madri fisicamente e psicologicamente sane, una volta che siano state adeguatamente informate sul ruolo e la funzione del dolore nella relazione alla nascita, di solito non mostrano desiderio per il parto in epidurale perché sanno che la soppressione del dolore interferirebbe con la produzione ormonale e, di conseguenza, con l'impatto emozionale nell'incontro con il figlio e con l'allattamento.

Desidero aggiungere, e sottolineare, che per queste madri, che hanno molto comunicato con il bambino durante la gestazione e hanno creato con lui un intenso legame affettivo, è di fondamentale importanza prevedere ed organizzare nel corso, a partire dalla 28ª, 30ª settimana, spazi privilegiati di dialogo ed esperienze psicocorporee per aiutarle ad avviare gradualmente in loro il processo indispensabile della separazione dal figlio intrauterino, dalla gravidanza e dal pancione, inteso come luogo di comunicazione e scambio affettivo.

Le madri che conoscono il loro bambino valutano attentamente la struttura in cui partoriranno e la scelta del tipo di assistenza perché sono determinate ad avere parti fisiologici: esse sanno quanto potrebbe essere traumatizzante per il figlio la nascita con il taglio cesareo, o in un ambiente che non si preoccupi di accoglierlo con dolcezza.

Durante tutto il travaglio, restano affettivamente vicine al bambino e da questo contatto traggono la forza e la pazienza sia per affrontare un possibile fattore tempo particolarmente lungo, sia le eventuali sensazioni dolorifiche particolarmente intense che potrebbero essere specificatamente connesse alle ultime contrazioni. Invece le madri che non sono ben relazionate con il figlio, o che non hanno contatti emotivi con lui, sono più portate a restare centrate su loro stesse e a mantenere un atteggiamento ansioso durante le contrazioni, il che non influisce positivamente sul buon andamento della dilatazione e del parto.

Quando ho iniziato il travaglio – ci ha raccontato Laura – *ero al settimo cielo! Finalmente avrei visto la mia bambina [...]. C'era una forza sconosciuta in me che mi spingeva a sopportare il dolore [...] dall'ostetrica sono stata definita una donna molto 'paziente' cosa che non è assolutamente vera, soprattutto quando si tratta di dolore fisico [...] il pensiero della mia bambina mi aiutava a superare la stanchezza e io cercavo di aiutare lei a trovare la via per venire alla luce.*

Durante il parto – ricorda Lucia R. – *mia figlia non si muoveva più perché anche lei lottava per la vita: eravamo tutte e due tese al raggiungimento dello stesso risultato e penso che questo ci abbia unite profondamente anche in quel momento difficile. Posso dire che collaboravamo ed io sentivo profondamente questa collaborazione traendone la forza per andare sino in fondo [...].*

Le madri che hanno ricevuto un'Educazione Prenatale non accettano supinamente degli interventi farmacologici o delle manovre ostetriche se non quando sono state assicurate essere assolutamente indispensabili: temono che possano danneggiare o spaventare il piccolo.

La loro partecipazione al travaglio e al parto è calma, ma attiva e molto vigilante nei confronti della sicurezza del bambino.

Dai dati emersi dai nostri questionari raccolti dopo il parto, risulta che i travagli siano in genere abbastanza veloci, definiti non molto dolorosi, parti senza complicazioni ma, soprattutto, anche colorati di connotazioni positive quali l'impazienza gioiosa di vedere il figlio, come risulta chiaramente dalle testimonianze di tutte le neo-mamme.

Invece, nelle madri in cui non si è creato un forte attaccamento con il bambino, che non hanno ricevuto un'adeguata Educazione Prenatale, con relative informazioni sulla vita intrauterina, sulla funzione del dolore e sulla dinamica del travaglio, le ultime fasi di quest'ultimo sono spesso caratterizzate quasi esclusivamente da grande stanchezza unitamente al desiderio della veloce risoluzione della situazione di sofferenza, anche al prezzo di un intervento operatorio. Per loro, in quei momenti di sfinimento, non sembra essere altrettanto importante ciò che può vivere il bambino nascendo con il cesareo. Di ciò mi hanno dato testimonianza molte ostetriche ospedaliere.

Insomma, una volta che si sia adeguatamente portata a risvegliarsi la tenerezza materna e si sia instaurata una buona relazione tra la madre e il bambino durante la gravidanza, essa sembra diventare come un ponte di luce sospeso su uno sconosciuto spazio vuoto, un ponte sul quale la madre ed il suo bambino camminano stringendosi insieme sino alla meta: il tanto atteso incontro degli sguardi.

Quest'ultimo momento risulta essere sempre altamente emotivo ma talvolta quasi senza grosse sorprese: ascoltando le loro storie risalta spesso l'elemento del riconoscimento immediato. Addirittura, molte madri riferiscono che il viso del loro bambino era esattamente come l'avevano immaginato. Qualcuna l'aveva persino sognato.

Molto interessanti sono anche i racconti dei padri che hanno partecipato ai corsi. Alcuni di loro hanno segnalato di avere avuto nei confronti del figlio, alla nascita, delle sensazioni simili a quelle della compagna.

Non mi stupisce, visto che, come abbiamo già detto, è stato recentemente scoperto che nei padri affettivamente ed emotivamente coinvolti nella relazione prenatale, si verificherebbero delle variazioni ormonali che, in un certo qual senso lo 'maternalizzano' favorendo ulteriormente il suo coinvolgimento psicofisico in tutto quanto sta accadendo alla compagna e al loro bambino.

Un altro dato emergente, e che potrebbe rivelarsi molto interessante, è quello che si riferisce alla depressione post partum che, in queste madri, risulta essere particolarmente leggera, talvolta quasi inavvertita.

Questa continuità della relazione, infine, facilita l'allattamento a richiesta, che avviene spontaneamente. Tutte le madri ben relazionate con il figlio hanno allattato senza grossi problemi per un anno e anche più.

Anche in casi di separazione forzata tra madre e figlio, qualora quest'ultimo abbia dovuto subire un ricovero per fare delle terapie, l'allattamento s'instaura più facilmente una volta che i due tornano a casa dopo l'ospedalizzazione.

In tutti i casi in cui la madre aveva creato un buon rapporto di comunicazione con il bambino durante la gestazione, il piccolo, superate le prime difficoltà, si è attaccato al seno nonostante a volte non l'avesse mai conosciuto e avesse succhiato per molti giorni solo il biberon. Come se la buona relazione instauratasi tra i due, quando la madre lo cullava nel pancione cantandogli le ninne nanne e lo pensava con affetto, si fosse trasformata in uno scudo protettivo per il bambino. Uno scudo che gli aveva consentito di attraversare anche circostanze avverse quali la separazione dalla madre, l'incubatrice, la solitudine.

Thomas Verny sostiene:

[...] un forte contatto intrauterino rappresenta il baluardo ultimo del bambino contro i pericoli e le incertezze del mondo esterno.

È come una fiammella che lo tiene in vita di cui riconosce la fonte non appena ritrova la madre, sente la sua voce ben nota e si tuffa, finalmente, tra i suoi seni: la relazione con la madre è stata così intensa che l'interruzione causata dal ricovero ospedaliero non ha potuto distruggerla.

Appena siamo tornate a casa – ha raccontato Silvia – *la bambina si è finalmente attaccata spontaneamente, senza sforzo [...] sono certa che tutto quello che avevamo vissuto insieme durante la gravidanza, il continuo cercare il contatto e la comunicazione, ci abbia aiutate ad andare oltre l'esperienza ospedaliera [...] e a cercare di ricreare tra noi il dialogo interrotto.*

Per altri bambini invece, meno relazionati con la madre, l'esperienza dell'allattamento e l'apprendimento del ritmo sonno-veglia dopo una lunga separazione, può presentare parecchie difficoltà.

I primi mesi di vita di quei bambini le cui madri avevano loro proposto un buon accompagnamento affettivo durante la gestazione sono caratterizzati da comportamenti in cui si evidenziano un normale alternarsi di sonno e veglia, pochi problemi relativi all'addormentamento e nessun problema riguardo l'alimentazione.

Nel tempo ho riscontrato che sono decisamente in maggioranza quelli che mostrano di avere poco bisogno di dormire durante il giorno, forse perché sentono di meno il desiderio di rifugiarsi nel sonno o perché dimostrano di essere comunque dei bambini molto curiosi e interattivi. Tuttavia, pur restando svegli, sono bimbi generalmente tranquilli... ma impegnativi, perché desiderano la presenza quasi costante del genitore.

Sono ancora molti i dati che si prevede potranno scaturire dall'esperienza prenatale. Forse non è lontano il giorno in cui essa ci porterà a riguardare, umili e trepidanti, al grembo materno come ad uno spazio dinamico, simbolico e sacro, attraversato il quale ci troveremo probabilmente dinanzi all'ultimo misterioso diaframma tra l'uomo e Dio.

Purtroppo, oggi come oggi, esiste ancora molto interventismo da parte della classe medica nei confronti del travaglio e del parto. La cesareizzazione è altissima e l'uso del forcipe non è ancora stato abolito completamente.

Per non parlare dell'uso dei farmaci! In America l'80% delle donne assume medicinali durante il travaglio. Tra gli studi che testimoniano i danni provocati al bambino dall'uso dei farmaci, ricordiamo quello del prof. Brackbile e del prof. Haire in cui si afferma che la maggior parte dei farmaci danneggiano il neonato sia a breve scadenza sia, soprattutto, nei casi di anestesia praticata alla madre durante il parto, anche sino a molti anni dopo la nascita (problemi respiratori, allergie, maggior lentezza nei movimenti e minore coordinamento motorio etc.).

Perché i genitori non vengono informati sulle conseguenze che essi possono provocare al nascituro?

Oltre a tutto ciò, esiste anche una potente fonte di stress, angoscia e insicurezza per il neonato. È quella legata all'innaturale separazione tra madre e bambino dopo la nascita, situazione comune alla stragrande maggioranza delle strutture pubbliche ospedaliere.

Thomas Verny riporta gli studi del prof. Bowlby. Quest'ultimo, dopo aver preso in considerazione diversi tipi d'esperienze riguardanti la nascita e la sua influenza sull'evoluzione intellettuale ed emotiva del bambino, sostiene che i bambini che hanno una migliore capacità d'apprendimento e sembrano essere più felici sono quelli che "[...] hanno in comune tre fattori: una nascita naturale, un ambiente tranquillo per nascere e un periodo trascorso con la madre dopo il parto".

Concludo questa breve esposizione riguardo agli effetti della relazione prenatale su alcuni aspetti del percorso nascita, aggiungendo che nei nostri corsi di preparazione al parto e di Educazione Prenatale dell'ANEP, interagiscono da 3 a 5, 6 operatori con qualifiche diverse. Essi trattano, da differenti punti di vista, i medesimi temi relativi alla vita intrauterina e tutti lavorano nel senso della promozione della relazione genitori-bambino.

I risultati di questo lavoro sinergico di gruppo sono bellissimi ed esaltanti.

Riporto qui di seguito alcune testimonianze, più eloquenti di qualsiasi discorso.

Le informazioni che gli insegnanti ci hanno trasmesse mi hanno dato la possibilità di percepire sempre più intensamente un filo di comunicazione e quindi un legame via via più profondo con la mia creatura... ho parlato molto con lei, le ho cantato le ninne nanne, l'ho pensata, a volte le ho perfino chiesto di aiutarmi nei momenti difficili, ho cercato insomma di rendere sempre più forte il legame tra noi... è stata un'esperienza bellissima (Silvia).

Sentivo crescere dentro di me la consapevolezza di mia figlia [...] ho potuto conoscere Cristina ancora prima che nascesse (Lucia R.).

Prima ancora di avvertire i movimenti e di avere, quindi, un contatto 'fisico', tangibile, una dimostrazione concreta della sua presenza in me, ho avuto la possibilità di 'dialogare' con il mio bambino, ricevendo addirittura da lui conforto e rassicurazione (Roberta).

Fin dai primi mesi della gravidanza ho parlato con lei, ho giocato con lei, ho ascoltato musica con lei; questo mi ha permesso, poco alla volta, di imparare a conoscerla, di scoprire che tipo di musica preferiva, di capire quando era stanca e voleva fare un sonnellino e quando, invece, aveva voglia di giocare [...] durante tutti i mesi della gravidanza non mi sono mai sentita sola: era come se Lisa fosse già nata [...] questo stupendo rapporto mi ha dato la sicurezza che avrei avuto una bimba sana e che il parto sarebbe andato per il meglio (Simona).

Quando Chiara è uscita ha pianto subito, ma poi sentendo la voce di mamma e papà che la chiamavano per nome, quelle voci che conosceva perché già tante volte l'avevamo chiamata, si è subito tranquillizzata e ha girato la testa spalan-

cando i suoi occhioni e prestando attenzione solo alle nostre voci, nonostante in sala parto tutti, ostetrica, ginecologo e infermiere parlassero (Carla).

Ancora poche spinte... ecco la testa, la vedo e anche tutto il corpicino sguscia fuori come un pesciolino.

Me la danno subito sulla pancia e urla come una dannata. Hanno dovuto tagliare il cordone quando lei era uscita solo con la testa, perché era corto e girato due volte attorno al collo. Le luci sono state abbassate. L'atmosfera si fa quasi sacra, come quando entri in una chiesa silenziosa e senti solo lo scricchiolio dei tuoi passi.

"Ciao Alice, sono la mamma". Un musetto simpaticissimo, proprio come me l'ero immaginato, si volta, mi guarda e smette di urlare... Grazie di cuore a tutti voi per essere riusciti a farmi amare questa creatura ancor prima che nascesse (Cristina).

Accarezzandomi piano piano la pancia, ripetevo al mio bambino per tranquillizzarlo: "Non ti preoccupare, tu sei al sicuro, la bufera passerà"... Il corso di Educazione Prenatale mi è stato utilissimo anche per mantenere la serenità nei momenti più critici del travaglio (Ilaria).

Nel travaglio e nel parto la madre psicobiologica si manifesta in tutta la sua travolgente potenza. Le contrazioni sono un simbolo. Il dolore prelude alla gioia e viceversa. È ben vero che la vita è una danza che si muove tra i poli opposti della gioia e del dolore, ma nel nostro quotidiano non è facile accettare e vivere serenamente questo concetto. Credo però che la comprensione silenziosa di tutto sia un passo che ha comunque un grande valore nel nostro cammino.

6. *Verso la sorgente del femminile*

Madre ricorda la danzatrice che porto,
la suonatrice di flauto e di violino.
Madre ricorda che sono stata così sacra e così integra,
ti prego di ricordarmelo
e non permettermi di dimenticare.
Aiutami a ricomporre questi luoghi sacri
dove le donne possono finalmente trovare se stesse
e utilizzare la loro magica guarigione,
la loro magica appartenenza.
Madre, ti prego di ricordarmi,
quando cadranno le stelle dal cielo
e il sole diventerà una grande ruota magica,
che io sono sacra, sono immortale, sono la Dea.

AUTORE SCONOSCIUTO

Non credo di essere la sola a pensare che possa essere più realistico, oltre che costruttivo, cercare di vivere l'universo in cui esistiamo in un modo più allineato con la sua intrinseca realtà biofisica e bioenergetica, ad esempio come un immenso oceano di energia da cui possiamo attingere a volontà tutto ciò di cui abbiamo bisogno, piuttosto che percepirlo come un vasto spazio estraneo.

Un altro esempio: il percepirlo, come un'immensa madre, una Madre Divina, con il grembo pieno di frutti a nostra disposizione, purché noi sappiamo chiederli nel modo giusto e ci sintonizziamo positivamente con lei, ci mette sicuramente nella condizione ottimale per poter beneficiare delle sue immense risorse energetiche ed attivare migliori risorse anche in noi stessi.

Nella nostra società, a struttura patriarcale, l'immagine di Dio è stata proposta con un sesso maschile per oltre tre millenni. Vale a dire che per più di tremila anni l'Occidente si è rivolto a Dio come ad un Padre che, sia pure infinitamente buono, si colorava inevitabilmente delle proiezioni soggettive legate ai vari contesti religiosi ed alla storia che ciascuno aveva, o aveva avuto con il proprio stesso padre.

Chi desidera accogliere in se stesso la concezione di universo come sostanza ed espressione divina, non può limitarsi ed inscatolarsi in una cultura di parte.

Per accedere ad una più ampia percezione di Dio, per potere vivere pienamente la relazione con Lui in ogni aspetto della creazione, occorre liberarci da ogni squilibrio culturale. È indispensabile, anche se può comportare fatica e sofferenza, infrangere quelle barriere ed eliminare quei diaframmi che impediscono l'accesso alla comprensione e alla relazione totale con Lui, nei suoi aspetti paterno e materno.

È necessario fare un percorso di revisione all'interno di tutto ciò che ci è stato insegnato, aiutandoci anche mediante lo studio dei temi che riguardano la nascita delle grandi civiltà e delle religioni.

Piano piano, senza forzare i tempi e rispettando di volta in volta i nostri limiti, bisogna continuare a procedere cercando di superarli.

In poche parole, occorre andare alle radici anche culturali del problema e recuperare in noi stessi, uomini e donne, la nostra componente femminile, incatenata da oltre tremila anni.

Arricchendo la nostra dimensione spirituale con l'apporto dell'aspetto femminile del divino ed allargandoci nella percezione della Sua presenza materna in ogni aspetto della creazione, potremo accedere più facilmente, liberamente e con fiducia, alle forze cosmiche ed alle nostre risorse energetiche profonde per potere vivere con più amore e più consapevolezza la relazione con il nostro corpo, con il partner e, nel caso specifico, con maggiore sicurezza la gravidanza, il travaglio, il parto, l'allattamento, l'educazione dei figli... la vita in tutti i suoi aspetti.

Avevo già trattato queste tematiche nel mio precedente libro (*Dalla Grande Madre al bambino*). Non è male però ricordare che la nostra concezione del Divino è pesantemente influenzata dal ruolo che la cultura ed il nostro stesso genitore hanno giocato nella nostra vita.

Parlando in termini più specifici e volendo ulteriormente allargare quest'ultimo argomento, occorre tenere presente che esiste una reale e sostanziale differenza qualitativa tra l'amore femminile-materno e quello maschile-paterno, così come sostiene e spiega, con molta intuizione e sensibilità, Erich Fromm nel suo *L'arte di amare*.

Infatti, l'amore materno, corrispondente e nutriente, è qualcosa che, come il latte, fluisce ininterrottamente, generosamente e gratuitamente dalla madre al figlio. Ciò avviene anche quando quest'ultimo non si comporta come il genitore vorrebbe. La madre soffre per un comportamento errato del figlio, ma non per questo gli nega il suo amore e cessa di aiutarlo. Quando ciò, innaturalmente, non si verifica è perché esistono delle patologie nella relazione.

Fromm sostiene, con qualche ragione, che l'amore paterno, complementare e fecondante, invece è qualcosa che il figlio sente di dovere in un certo senso guadagnarsi e meritare e che, ad un suo comportamento inaccettabile o riprovevole, il padre è più portato ad anteporre il giudizio, le sanzioni correttive, i principi inalienabili etc. all'amore incondizionato. E comunque il figlio sente che deve rispondere a determinate aspettative, e/o possedere precisi requisiti, un po' come dire che deve superare delle prove per ottenere il consenso paterno.

Invece la madre, quando la relazione è sana, concede il suo consenso affettivo al figlio indipendentemente da qualsiasi circostanza: lo ama per se stesso, lo ama perché è suo figlio.

Lo ama perché non può fare a meno di amarlo: il figlio è stato e sarà sempre parte di lei. L'ha contenuto, l'ha partorito, l'ha allattato, si è fusa ed impastata con lui nella carne, nei sentimenti, nelle emozioni. Lo ama visceralmente.

Il padre non ha avuto gli stessi vissuti. Inoltre l'alchimia psicologica dell'uomo è, per sua natura, diversa da quella della donna. Nell'uomo la razionalità e le energie mentali prevalgono sui vissuti profondi legati all'intuizione, alla percettività, ai sentimenti, alle emozioni.

Il padre e la madre, quando c'è amore tra di loro, sono ugualmente importanti per il figlio. Il bambino sente quando c'è armonia tra i suoi genitori e li vive come un'unità.

Ma nell'epoca attuale, un'epoca ancora di conflitto e di prevaricazione tra l'uomo e la donna, molto spesso quest'armonia non esiste nel contesto affettivo che proponiamo al figlio.

Attraverso la percezione dell'armonia che esiste tra i suoi due genitori, il bambino recupera un concetto più giusto ed equilibrato del divino, nei suoi aspetti maschile e femminile, paterno e materno.

Tutti noi abbiamo ricevuto gratuitamente l'amore materno. Al di là delle situazioni conflittuali che possiamo avere eventualmente vissuto con lei, è importante recuperare in noi stessi la certezza che nostra madre ci ha amati, non fosse che per averci offerto il suo corpo permettendo, così, la nostra venuta nel mondo.

È importante sapere che siamo stati amati e pensare che nostra madre, nelle pieghe più profonde del suo essere, ha comunque detto sì alla nostra esistenza (vedi il capitolo 7 sulla madre psicobiologica). Questo pensiero ci aiuterà a superare eventuali conflitti con lei consentendoci, eventualmente, di imparare a vivere ed amare Dio anche nel Suo aspetto materno.

Pensare positivamente, con desiderio e amore, al figlio prima del concepimento significa mettersi in contatto con l'energia dell'universo nel suo aspetto femminile creativo, quello della Grande Madre Cosmica.

Significa richiamare in noi delle forze affini, le Sue immense energie d'amore, che andranno a costruire, attorno alla piccola anima del bambino, uno scudo protettivo (vedi p. 125) e a portare forza ed equilibrio nella costruzione del suo corpo fisico e nella sua nascente sfera psichica ed emozionale.

Questo è davvero il primo modo di relazionarsi, comunicare ed accudire il proprio figlio, il primo gesto d'amore che possiamo fare nei suoi confronti.

Il figlio desiderato nasce da un pensiero che echeggia nell'Universo.

Dalla qualità dei nostri pensieri e delle nostre emozioni nei suoi confronti prima e dopo il concepimento, dipendono in gran parte la salute fisica e psicologica del bambino.

Sotto molti punti di vista viviamo in un'epoca di rinascita e di consapevolezza. Quante idee e concezioni sembravano, sino a poco tempo fa, il frutto dei vaneggiamenti di un folle!

Per esempio, sino a non molto tempo addietro nessuno pensava che il parto potesse essere un evento altamente traumatico per il bambino. Nessuno si preoccupava delle conseguenze psicologiche sul suo futuro quando gli imponevano dei vissuti innaturali, come prenderlo per i piedi voltandolo a testa in giù, battendolo per farlo respirare, o separarlo immediatamente dalla madre, oppure insegnare a quest'ultima ad allattarlo in orari prefissati, senza tenere conto delle reali esigenze del bambino etc.

Solo da poco tempo l'importanza del periodo prenatale e perinatale per la costruzione della personalità del bambino è balzata clamorosamente alla ribalta del sapere scientifico. In realtà, solamente pochi anni fa, si riteneva che il carattere del bambino prendesse a formarsi dopo la nascita, in un contesto di sperimentazione e d'interazione con le persone e le situazioni ambientali. Freud riteneva, addirittura, che la personalità incominciasse a formarsi verso i tre anni.

Ora abbiamo consapevolezze diverse, abbiamo dovuto rivedere queste, così come altre posizioni sino ad allora ritenute valide ed incontestabili.

Chi, leggendo e riflettendo su questi concetti, avvertirà in se stesso la percezione, la sensazione profonda di trovarsi di fronte a qualcosa di vero, di autentico, non deve permettere che questa intuizione sia sommersa e cancellata dal solito lavoro distruttivo che la mente razionale si affretta a compiere quando le nostre componenti intuitive e/o 'irrazionali' prendono a funzionare.

Negli ultimi cento anni l'emisfero sinistro del nostro cervello, quello legato all'attività logica e razionale della nostra mente ed ai nostri aspetti maschili, ha lavorato sin troppo: eccoci, infatti, giunti fatalmente sull'orlo dell'autoannientamento! Guerre, sfruttamento dei bambini e di grandi masse di persone, inquinamento, catastrofi ecologiche, e il pericolo costante del nucleare, ci parlano drammaticamente di quanto danno abbia fatto, in questa società che ha abusato del potere, la mancanza di un adeguato apporto dei valori femminili e, in genere, dei valori umani nella gestione del sociale.

In questa nuova epoca storica, alla donna spettano e spetteranno compiti importantissimi, uno dei quali sarà sicuramente legato al modo diverso in cui deciderà di vivere, assieme al suo compagno, il concepimento, la gravidanza e tutta la vita prenatale del suo bambino, per fare di lui un essere umano più equilibrato ed armonioso.

L'emisfero destro del cervello è la sede della vita analogica ed emotiva, dell'intuizione e della sensibilità artistica. Occorre dare opportunità di crescita e spazi d'ascolto a queste parti di noi, a questi nostri aspetti femminili che, in proporzioni diverse, sono presenti tanto nella donna quanto nell'uomo.

Invece in questo secolo, e nei precedenti, la donna poco alla volta ha permesso che in lei la ragione prevalesse sui suoi aspetti più profondi. La donna, in Occidente, si è avviata verso una sua progressiva mascolinizzazione, abilmente mascherata da un look esterno che sembrerebbe volere invece sottolinearne la femminilità.

Ma è proprio quando le situazioni sono ostentate ed enfatizzate che nasce spontaneo il sospetto che si tratti di sovrastrutture compensative.

La donna indiana, per esempio, è e si sente molto femminile all'interno di se stessa, non ha bisogno di esagerare od esasperare nulla del suo aspetto esterno. Essa, pur avendo subìto, e subendo tuttora pesantemente, il contesto culturale in cui è cresciuta, tuttavia ha avuto l'opportunità di professare l'Induismo, religione monoteista. Quest'ultima, pur con tutte le sue contraddizioni ed i suoi limiti, ha avuto il merito di proporre il divino anche in molteplici aspetti femminili, oltreché maschili.

Ciò ha impedito che la donna indiana perdesse il contatto con la dignità delle sue parti femminili più profonde. Quanto detto sopra vale per le donne di molti altri paesi ed etnie del mondo, ovunque un potere ed una cultura di parte non abbiano spazzato via le loro radici e quelle del loro popolo.

Questa lunga serie di riflessioni potrebbe essere interpretata come una premessa alla parte pratica di questo libro, ma non è solo questo.

Vorrei che fosse anche considerata come un invito ai genitori: un invito a prendervi per mano e fare insieme un percorso verso il vostro bambino, un percorso nel quale vi chiedo di inoltrarvi con un cuore aperto, una mente libera da pregiudizi e lasciandovi guidare principalmente dalla vostra intuizione e dalle vostre emozioni.

Come potrete elevarvi oltre i giorni e le notti
se non spezzando le catene
che all'alba della vostra conoscenza
hanno imprigionato l'ora del meriggio?
Quella che voi chiamate libertà
è la più resistente di queste catene,
benché i suoi anelli vi abbaglino scintillando nel sole.

Kahlil Gibran

7. *La comunicazione segreta in gravidanza: madre psicobiologica, padre psicobiologico*

Tu sei il solo sostegno del mondo,
perché tu hai la forma della terra.
Da te che esisti in forma di acqua,
l'intero universo è pervaso [...].

[...] mai più soffriranno i dolori nel grembo materno
coloro che, degni di lode, in Te sono assorbiti [...].

ANTICHI INNI ALLA MADRE DIVINA, TRATTI DAI PURANA (3000 A.C.)

In ogni donna che porti nel suo grembo un nuovo essere umano, prima ancora che essa sappia di avere avviato una gravidanza, si attiva un'energia materna, una madre segreta che per tutti i nove mesi ed oltre, silenziosamente li protegge e sostiene entrambi, nel loro interesse ed in quello del Progetto Vita.

Non è qualcuno o qualcosa di estraneo alla madre reale, che s'insinua in lei: è ancora lei, o meglio, è un aspetto profondo di lei che si attiva misteriosamente, più collegato, nelle sue conseguenze, alla sua psiche che al suo io razionale, ma non è veramente né l'una né l'altra cosa.

È quell'aspetto bioenergetico e spirituale di lei ricollegabile all'universo inteso come unità bioenergetica. È una frazione di quest'unità, di cui la madre reale è parte integrante e costitutiva, come del resto tutto ciò che esiste: essa si risveglia nella donna, la fa crescere, la forgia e la sostiene nella sua trasformazione da donna a donna madre, provvede alla crescita e alla protezione del bambino, promuove la comunicazione e la relazione tra i due.

Questa madre segreta, che amo chiamare 'madre psicobiologica' (è una definizione riduttiva, ma in parte rende l'idea) è una madre forte e sapiente, che aiuta la madre reale a fare le scelte più giuste per lei e per il suo piccolo, o sceglie essa stessa in sua vece per il bene di entrambi.

È accogliente, amorevole, contenitiva, previdente, premurosa, nutriente, protettiva, saggia.

È sì un'energia, ma anche una risorsa ed una forza immensa che si perpetua in tutte le donne dalle origini della creazione. È l'energia femminile procreativa e materna profonda della donna.

È ciò che di più ricollegabile esiste con l'aspetto femminile creatore, contenitivo e nutriente di Dio: la Madre Divina, la divinità nella sua essenza più sublime.

A causa e grazie al mio interesse e al mio amore per gli studi delle antiche civiltà matriarcali, non ho potuto fare a meno di constatare, con stupore ed emozione, l'analogia con i concetti e le credenze sottese al culto della Dea Madre, che era concepita come un'energia divina di matrice femminile con funzioni procreative-materne, a quei tempi adorata in quanto controparte dell'aspetto energetico maschile-paterno del divino.

Al di là delle ambivalenze o dell'eventuale rifiuto del bambino da parte della madre reale, quell'aspetto spirituale e bioenergetico del femminile adorato dagli antichi, mi sembra essere sorprendentemente e meravigliosamente identificabile nel sapiente movimento degli ormoni che esso attiva nella gestante dall'inizio della gravidanza, promuovendo un commovente dialogo segreto tra madre e figlio, gradualmente rendendo lei più sensibile, protettiva e nutriente, adatta all'accudimento di un bambino.

Anche nell'uomo la controparte energetica maschile della divinità, creativa, contenitiva e protettiva, al pari di quella di lei si risveglia e si esprime, ma con tempi e modalità diverse poiché il compito del padre, durante la gravidanza, non è quello di contenere fisicamente il bambino ma di contenere psicologicamente la compagna e proteggere entrambi, madre e nascituro, come un secondo utero che li abbraccia. Quindi il lavoro che quest'energia svolgerà in lui sarà finalizzato ad affinare prevalentemente le sue componenti femminili legate all'affettività, alla sua sensibilità, alla sua intuizione e alla sua capacità di entrare in contatto empatico con la compagna e con il figlio.

Gli studi sulle modificazioni ormonali del padre durante la gestazione attualmente riferiscono che nei padri affettivamente ed emozionalmente coinvolti con la compagna in modo caldo e positivo, aumenterebbe il livello di ossitocina[6] e diminuirebbe quello del testosterone. Se ne deduce che tutto ciò sia ancora più va-

[6] Ossitocina: ormone la cui produzione è indotta da comportamenti sociali positivi, affettivi e collegati al contatto. "*Il contatto fisico comporta, per esempio, la carezza, il calore e fattori olfattivi. Come descritto più sopra, questi stimoli sono in grado di produrre ossitocina*" (Kerstin Uvnas-Mauberg, "Antistress Patterns induced by oxytocin", 1998) ed altri riconducibili al rilassamento e alla meditazione. Inversamente l'ossitocina induce calma, comportamenti sociali positivi e di accudimento affettivo.

lido ed efficace nel caso essi si relazionino allo stesso modo anche con il bambino. Cosa significa tutto ciò per gli uomini durante i nove mesi?

[...] l'ossitocina li ammorbidisce e rende più sensibili e amorevoli, generando paure interiori. Spesso gli uomini hanno paura di essere diventati deboli, [...] hanno bisogno di piangere più facilmente, si sentono più femminili e insicuri. Il testosterone diminuisce. Questi fattori hanno un impatto sulla sessualità: l'aggressività virile dipende dal testosterone e dallo stress [...] perciò per un verso l'uomo diventa davvero meno forte in certe attività [...] però egli può essere anche molto più contento se riesce ad accettare questo cambiamento [...] (H. Alberti, *Educazione Prenatale*).

La mia esperienza con i genitori mi conferma che i padri che dimostrano di avere una buona relazione affettiva con la compagna e con il figlio intrauterino, ma soprattutto quelli che frequentano attivamente gli incontri sulla comunicazione psicotattile con il bambino, sono più sensibili, emotivi ed empatici nei loro rapporti con lei oltre che accudenti e protettivi nei confronti di entrambi, rispetto a quelli che hanno una relazione più conflittuale e vengono solo agli incontri relativi al parto: una ragione in più che riconferma l'importanza dell'Educazione Prenatale ai genitori e tutto il lavoro che essa prevede per la promozione del bonding con il bambino.

Se è vero che l'affettività e il contatto positivo aumentano il livello di ossitocina, vale anche l'inverso: l'ossitocina, detto anche "ormone dell'amore", presente anche nell'atto sessuale e quindi nel concepimento, promuove comportamenti amorevoli e donativi.

In pratica, da tutto ciò potremmo lecitamente dedurre che fondamentalmente la Vita avrebbe previsto per noi che nascessimo e crescessimo all'interno di un nido costruito dall'amore di entrambi i genitori e ha predisposto minuziosamente tutto perché ciò possa avvenire fin dal concepimento. Purtroppo non è sempre così!

Inoltre, nei padri, aumenterebbe anche il livello di *prolattina*, ormone che "[...] induce istinti di nidificazione, comportamenti materni e legati all'accudimento" e riduce la libido, oltre che nella donna, anche nei maschi (M. Jowit)[7].

L'aumento della prolattina e la diminuzione di testosterone, collegati alla libido sessuale, hanno anche un'altra conseguenza: nella coppia l'uomo riesce più facilmente a concentrare le sue energie sull'affettività, il che è precisamente ciò di cui ha maggiormente bisogno la sua compagna!

La ricercatrice tedesca Helga Blazy afferma che nel padre si verifica anche un aumento dell'*estradiolo*, perciò ipotizza che si ricrei in lui lo stesso clima ormonale che i maschi hanno nell'utero della loro madre e ciò favorirebbe la sua comunicazione con il bambino prenatale in quanto, inconsciamente, avverrebbe in lui un processo di regressione intrauterina[8].

[7] *Childbirth unmasked*, a cura di Peter Woller, 1993.

[8] *The International Journal of Prenatal and Perinatal Psychology and Medicine*, Mattes Verlag, Heidelberg, 2003.

In pratica, da tutto ciò che si è detto, anche in lui, in parte grazie all'amore e in parte forse anche autonomamente dal padre reale, si produce una trasformazione che lo rende gradualmente più morbido, più emotivo e sensibile, più adatto ai suoi nuovi ruoli di accudimento della compagna e del bambino.

Attualmente l'interesse della ricerca scientifica in questo campo si sta intensificando e sicuramente il prossimo decennio fornirà delle risposte più precise e dettagliate agli interrogativi che ancora circondano queste tematiche.

Nella gestante: incredibilmente allineata, come vedremo nel prossimo capitolo, con i principi della Psicologia e della Pedagogia sull'ascolto e la comunicazione interpersonale, quella sublime e spirituale madre psicobiologica, è perfettamente sintonizzata sia sulla madre reale sia sul bambino, dei quali registra ogni variazione fisica, psichica ed emozionale, rispondendo loro sempre coerentemente e adeguatamente.

Volendo in questo contesto privilegiare l'osservazione della sua interazione con il bambino, è sorprendente notare come essa utilizzi una vera e propria forma d'ascolto attivo, cioè dimostri di sentire quello che lui sente e proprio per questo sia in grado di rispondergli coerentemente e quindi di farlo sentire voluto, ascoltato, capito, accolto e amato. Riesce a rispondere amorevolmente e coerentemente al bambino perché è silenziosamente centrata su di lui e sa ascoltarlo: una lezione di vita! (vedi il capitolo 8 sull'ascolto attivo).

Non solo questo: molto prima che a livello cosciente si attivino nella gestante dei pensieri e dei comportamenti materni, lei, che già era stata attiva nelle dinamiche della fecondazione, dal concepimento in poi premurosamente si preoccupa di offrire al bambino tutto ciò di cui ha bisogno, sovente prima ancora che vengano fatte delle richieste.

Infatti, è così sapiente che è in grado di prevenirle: lei sa già in anticipo di cosa necessiterà lungo il percorso gestazionale, durante il parto e dopo la nascita, quindi, con la previdenza amorevole di una vera mamma, predispone nella madre reale la graduale attivazione di una complessa e raffinata alchimia ormonale, in modo tale che nel presente, e nelle diverse tappe del suo cammino futuro il piccolo sia sempre provvisto di tutto ciò che gli occorre: desiderio di lui, accoglienza, contenimento affettivo, benessere, protezione dal dolore durante il parto, gioia nell'incontro visivo con la madre reale, cibo pronto alla nascita, difesa dalle malattie.

Vediamo una ad una tutte queste situazioni di accudimento.

Iniziamo a parlare del bisogno del bambino di essere desiderato dai genitori.

Al di là del desiderio reale, pensato ed espresso, di avere un figlio da parte di una coppia, quando si mette concretamente in moto il desiderio di paternità e di maternità nell'essere umano? Qual è il primo elementare segno biofisico di desiderio della sua esistenza che, a livello bioenergetico, verrà ricevuto dal figlio?

Penso sia molto importante il cercare di approfondire quest'argomento perché molti di noi credono di non avere proprio mai ricevuto desiderio, accettazione e amore dai propri genitori. È necessario riflettere sul fatto che, anche solo perché esistiamo, siamo stati desiderati: nei nostri genitori ci sono state parti più profonde e vere di quelle razionali, meno strutturate mentalmente e meno condizionate dalla loro storia personale, che ci hanno intensamente voluti, ci hanno accolto e si sono prese cura di noi all'alba della nostra vita.

Per l'equilibrio psicologico di molte persone potrebbe essere di grande aiuto il recuperare almeno un poco di quell'amore non ricevuto durante la loro relazione con i genitori.

Osservando le immagini del concepimento riprese con una sonda elettronica si nota che gli spermatozoi corrono tutti spasmodicamente nella stessa direzione, cioè verso l'ovulo, urtandosi nella fretta ma anche sorprendentemente solidali fra loro.

Non ci sono conflitti, tutti faticano ugualmente per far giungere a destinazione la loro parte di capitale genetico, racchiuso nella testa. Nessuno cerca di sopraffare o uccidere l'altro. Eppure solo uno di loro sopravviverà, quello che riuscirà a penetrare la membrana dell'ovulo e a fecondarlo. Gli altri periranno tutti entro poche ore.

È evidente che in questo movimento di sforzo così 'maschile' (mirato, concentrato, diretto) dello sperma dell'uomo non appare importante la vita del singolo ma l'obiettivo, cioè la sopravvivenza della specie, il progetto-vita: è uno sforzo generoso, sublime, esemplare, di una parte profonda dell'uomo. È anche un gesto fondamentalmente riqualificante e simbolico di ciò che lui davvero è nella sua essenza, in cui lui dimostra di essere sostanzialmente diverso da come si presenta in quest'attuale epoca storica di disfacimento dei valori e di non rispetto della vita; in questo gesto egli, per un bene più grande, va oltre il proprio egoismo fino al sacrificio di sé.

Tuttavia di questo movimento biofisico del suo sperma, così proteso verso il concepimento dell'ovulo, mi sento di sostenere anche una seconda chiave di lettura, pur non escludendo la prima. La scienza non sarà probabilmente mai in grado di dimostrarlo, ma io ritengo molto probabile che, sempre a livello profondo, le energie paterne dell'uomo inizino ad attivarsi proprio in quel fatidico momento: quando cioè i suoi spermatozoi corrono verso l'ovulo per portare una parte di se stesso, affinché dall'incontro possa perpetuarsi la specie... però in un'altra singola creatura.

È quest'ultimo concetto quello che fa la differenza e che mi ha fatto riflettere. Personalmente ritengo che non sia lontano dalla verità interpretare tutto ciò come un primo istintivo e inconscio desiderio di paternità, un segnale profondo del suo desiderio di prole, una prima sottile manifestazione di desiderio di un figlio. Il fatto che sia 'sottile', cioè poco visibile, non significa che non sia forte: la foga e la tensione di quella corsa ci comunicano un messaggio tutt'altro che debole!

Sono convinta che quando nelle tematiche relative alla gravidanza la figura del padre cesserà di essere considerata di minor rilievo rispetto a quella della madre e saranno maggiormente divulgati e approfonditi gli studi già compiuti su di lui, essa sarà rivalorizzata nei suoi ruoli e nelle sue funzioni relative al percorso che va dal preconcepimento alla nascita del bambino; allora emergerà in tutta la sua importanza anche quest'aspetto della paternità inconscia risalente alla fase preconcezionale e ci si accorgerà che essa gioca un ruolo imprescindibile nella comprensione dell'uomo e dell'uomo-padre, con conseguente promozione di una migliore relazione padri-figli.

Parlando di lui potremo, con più naturalezza di quanto facciamo ora, fare riferimento al padre psicobiologico e spirituale che esiste in lui e che sacralizza il suo ruolo in modo paritario a quello della donna.

Invece l'istante in cui l'ovulo materno "... con un movimento bioenergetico tutto femminile, accoglie uno spermatozoo, simbolicamente riproduce il desiderio del figlio da parte della madre, mentre la fusione dei due rappresenta l'amore dei genitori uniti nel progetto della creazione del figlio" (M. Ballardini, lezioni nell'ISPPE).

Esso rappresenta un primo passo di preaccoglienza ma anche la nascita di una terza persona. In quel momento nasce la prima cellula che, in termini di patrimonio genetico contiene, in pari quantità, le differenti risorse di entrambi: come dire che i genitori non solo danno corpo al loro desiderio ma anche mettono insieme ciò che sono e ciò che possiedono per creare il figlio.

Il primo trimestre della gestazione è quello che possiamo definire come un periodo di adattamento, caratterizzato dalle ambivalenze e dai malesseri della madre reale.

È proprio in questi primi tre mesi che, a livelli profondi, avviene l'accoglienza e l'accettazione del bambino, iniziano il dialogo, la relazione, si pongono le basi dell'attaccamento e prendono il via quei processi di trasformazione e maturazione che aiuteranno la coppia ad entrare psicologicamente ed emozionalmente nel loro ruolo genitoriale.

Già dopo un giorno dalla fecondazione il dialogo tra la madre segreta, quella psicobiologica, e il figlio diventa diretto. Il bambino-pre-embrione invia numerosi segnali endocrini alla sua mamma per avvisarla della sua presenza, come per dirle:

"*Mamma, sono qui, aiutami!*".

Già dopo un giorno dalla fecondazione l'ovaio della madre, in risposta, produce l'*EPF* (Early Pregnancy Factor), che ha proprietà immunosoppressive. Ma non solo questo, l'EPF è anche associato alla crescita e alla proliferazione cellulare, quindi la madre già mette a punto alcune condizioni favorevoli per aiutare il suo bambino a crescere.

Il bambino contribuisce al lavoro della sua mamma: anche lui vuole vivere, anche lui vuole crescere! Quindi produce il *PAF* (Platelets Activating Factor) che favorisce ulteriormente la produzione dell'EPF materno che, come abbiamo visto, lo protegge e lo aiuta a diventare grande[9].

Non è tutto: il piccolino sa quello che vuole! E la madre psicobiologica lo aiuta a realizzare i suoi desideri. Il bimbo pre-embrione, già tre giorni dopo la fe-

[9] Edj E., *Dh A Estrogen and Human Implantation*, Human Reproduction, 1995.

condazione, è in grado di produrre l'*HCG* (gonadotropina corionica) che stimola le ovaie materne a produrre maggiori quantità di *progesterone* e di *estrogeni.*

Cosa vuol dire? In pratica, e viene anche da sorridere, significa che il bambino vuole una culla sicura e confortevole... e se la prepara. Manda il messaggio alla sua mamma e non la lascia in pace finché non gli dà quello che vuole: allora lei, la madre segreta e amorevole, risponde prontamente facendo diventare la madre reale sicura, e soffice come vuole lui. Infatti, il progesterone tra i tanti suoi effetti, che vedremo più avanti, ha anche quello di inibire la contrattilità uterina, cioè di mantenere l'utero al sicuro da contrazioni inopportune e indesiderabili; invece gli estrogeni fanno diventare la mamma morbida, elastica... comoda!

Contemporaneamente la madre profonda induce la madre reale a ricoprire gli anticorpi del bambino con i suoi propri anticorpi, cosa che essa fa prontamente, in modo che il sistema immunitario non si attivi riconoscendo il piccolo come un corpo estraneo e lo elimini![10].

Pensate! Aiuta la madre reale a nascondere e difendere il bambino, a renderlo... 'invisibile', cioè a renderlo irriconoscibile al suo proprio sistema immunitario! Non è incredibile?

Questo momento rappresenta la prima vera accoglienza e il primo accudimento della mamma al suo bambino.

Il piccino percorre tutta la tuba per raggiungere l'utero e annidarvisi. Quando giunge in quello che sarà per nove mesi il suo ambiente di vita il bimbo-blastocisti ha esaurito le sue energie. Deve riuscire a radicarsi nell'endometrio altrimenti morirà. Sarà espulso nel corso della prossima mestruazione: quella donna non saprà mai di avere avuto un figlio dentro di lei, sia pure per pochissimi giorni.

La madre psicobiologica ha già provveduto: l'endometrio si è vascolarizzato, si è ammorbidito, sono stati creati anche degli accorgimenti affinché il piccolino non si stacchi... Cioè non cada dal nido! Così la piccola morula-figlio può annidarsi tra i suoi veli, la sua prima culla, e continuare a crescere.

Questo momento, invece, rappresenta il consenso formale e amorevole della mamma all'esistenza del figlio, ma anche l'offerta di sé.

La madre non solo gli offre il suo corpo-culla ma gli prepara immediatamente cibo buono, nutriente e adatto a ridargli energia: grazie all'aumento di cortisolo, più evidente dopo la 12ª settimana di gestazione, aumenta, infatti, anche la glicemia, quindi aumentano gli zuccheri.

Al di là delle eventuali ambivalenze o del rifiuto della gravidanza da parte della madre reale, il bambino, a livelli di interazione profondi ha ricevuto da lei accoglienza, cibo, accudimenti e amore.

[10] Schonauer S., Laureataci G., *Immunobiologia della gravidanza*, CIC Ed. Intern., Roma, 1985. Merialdi A., Melpignano M., *Problemi immunologici in gravidanza, in Ginecologia e Ostetricia*, Monduzzi, Bologna, 1987.

Redman C.W.G., Sargent I.L., Starkey P.M., *The human placenta, a guide for clinicians scientists*, Blackwell Sci. Publ., Oxford, 1993.

Tutti noi che siamo nati e popoliamo la terra, abbiamo ricevuto da parti profonde di nostra madre un grande sì alla nostra esistenza, siamo stati desiderati, voluti, accolti ed amati al di là delle ambivalenze della madre reale, del suo eventuale rifiuto e di ciò che in seguito possa essere avvenuto nella relazione con lei.

Non dimentichiamoci mai che anche nostro padre, tanto quanto nostra madre, ci ha desiderati e ha voluto che noi esistessimo. Lui pure ci ha contenuti e accuditi durante tutta la gestazione, ma in un modo diverso.

Ci fa solo del bene sapere e tenere sempre presente che all'inizio della nostra vita abbiamo ricevuto tanto amore!

La gestazione va avanti. Essa sapientemente e gradualmente prende a trasformare entrambi i genitori sin dalle prime settimane di gestazione e prosegue il suo lavoro nel corso del secondo trimestre, previsto per essere caratterizzato dal benessere, così come negli ultimi tre mesi, dove inizieranno i processi preparatori alla separazione. Lei però, come abbiamo già visto nel capitolo 5, sarà presente e attiva anche nel travaglio, nel parto e alla nascita.

Il piccolo ha bisogno di accudimenti e di entrare in contatto con la sua mamma e lei, la madre profonda, lo sa.

Risponde a quest'implicita richiesta predisponendo le basi della comunicazione tra il figlio e la madre reale: il *progesterone* aumenta inducendo quest'ultima a rallentare i ritmi delle sue attività quotidiane e a cercare spazi di silenzio e d'interiorizzazione, spesso in contatto con la natura. Può così essere facilitata in lei l'attivazione di quel processo d'introversione che la porterà a calarsi sempre più profondamente in se stessa per entrare in contatto con il suo bambino.

Lei prevedeva che il suo bimbo avrebbe dovuto avere un miglior nutrimento ed un ambiente più favorevole: il progesterone, rallentando la muscolatura intestinale, induce anche un miglior assorbimento delle sostanze nutritizie e, nello stesso tempo, agisce sul centro nervoso del respiro, per cui c'è il 20% in più d'ossigeno.

Ma ancora di più: esso favorisce lo sviluppo della ghiandola mammaria. Questo significa che questa madre amorevole incomincia già a preparare con forte anticipo le condizioni migliori perché anche in futuro, alla nascita, il bambino trovi cibo pronto. Se lo assicura ulteriormente facendo previdentemente aumentare il livello della *prolattina* sin dalla 4ª, 5ª settimana di gestazione, in modo da preparare per l'allattamento al seno le mammelle della madre reale. Inoltre la prolattina è anche un ormone che induce un comportamento materno e quindi rinforza il lavoro dell'ossitocina, l'ormone dell'amore.

È ben vero che il progesterone crea una base per la comunicazione tra madre e bambino, ma non basta. La madre psicobiologica sa che il bambino prenatale è un concentrato d'emozioni allo stato puro, che ha bisogno di sentirsi capito, accolto ed amato, che gli occorrono concrete conferme affettive ancora più concrete e dirette da parte della sua mamma e del suo papà.

Essa saggiamente affina la sensibilità e la percettività della madre reale alzando il livello degli *estrogeni* i quali, oltre a renderla fisicamente 'morbida', contenitiva, elastica, la sospingono verso la sua sfera emozionale, in modo che possa sentire, interpretare e rispondere adeguatamente ai messaggi che le giungono dalla sfera emozionale del suo bambino.

Essa aumenta anche la produzione delle *endorfine*, in modo da favorire ulteriormente gli scambi emotivi, soprattutto favorendone il collegamento con la gioia, per iniziare a promuovere l'attaccamento.

Gli estrogeni, assieme alle endorfine, migliorano la capacità d'ascolto materna e l'interazione empatica e affettiva con il bambino.

Inoltre le endorfine proteggeranno mamma e bambino dal dolore e dal trauma del parto.

Infine esse, unitamente all'ossitocina e all'adrenalina, faranno sì che il momento dell'incontro dopo la nascita sia connotato da fortissime emozioni, in modo tale da far proseguire ed aumentare l'attaccamento già iniziato nella vita prenatale.

È come dire che la madre psicobiologica predispone, con molto anticipo, la situazione ideale, per la madre reale, affinché si realizzi al meglio il parto (vedi il capitolo 5) e il suo incontro d'amore con il figlio.

L'*ossitocina*, ormone presente nell'atto d'amore e nell'orgasmo, sarà altissima in entrambi, la prolattina pure!

Le *endorfine*, ormoni della felicità, saranno esse pure a livelli eccezionali!

Il bambino spalancherà gli occhi, grazie alla carica energetica che gli dà l'*adrenalina*, e guarderà la madre.

Anche nella madre l'energia dell'adrenalina amplificherà ciò che sente.

Gli sguardi s'incontrano, le emozioni sono a mille: è amore a prima vista[11]!

Ma non basta. Prima della separazione segnata dalla nascita, la madre profonda, aveva da tempo creato le condizioni affinché il distacco non fosse troppo doloroso. Infatti, nel corso della gestazione si era preoccupata di continuare a fare aumentare l'*ossitocina*, la quale è necessaria per il parto ma ha anche altri effetti, specialmente sull'umore: da un lato rende la madre reale irritabile e insonne promuovendo in lei, specialmente nell'ultimo mese, il desiderio di uscire dalla simbiosi con il figlio facendolo nascere, e dall'altro inizia ad attivare le prime contrazioni che la faranno entrare nell'ottica del parto dandole il tempo di prepararsi per l'imminente separazione.

Tutto questo e molto altro ancora avviene nella triade genitori-bambino durante i nove mesi. Stupefacente? Sconvolgente? Commovente?

Domanda: chi, o cosa, ha predisposto tutto ciò?

[11] Vi ricordo che nel parto in epidurale il dolore viene sedato e quindi non ha la possibilità di raggiungere quei picchi che faranno aumentare la produzione ormonale, perciò le emozioni dell'incontro saranno di intensità minore e il bambino risulterà essere anch'esso meno interattivo con la madre. Con il cesareo la situazione, ovviamente, è ancora più compromessa. In entrambi i casi, così come per i bambini nati con forcipe o ventosa, sono necessari moltissimi accudimenti affettivi per potere compensare il trauma subito.

Qualsiasi risposta riferita alle dinamiche biofisiche che si producano in gestazione sarebbe semplicistica e riduttiva.

Riformulo la domanda: chi, o cosa, ha creato e promosso questo progetto che fa muovere gli ormoni in modo così amorevole?

Chi, o cosa, suscita movimento in ciò che è latente e potenziale?

TAVOLE RIASSUNTIVE
IL DIALOGO SEGRETO TRA MADRE PROFONDA E BAMBINO DURANTE LA PRIMA SETTIMANA DI GESTAZIONE

Periodo	Soggetto	Produzione	Proprietà	Spiegazione
Un giorno dopo la fecondazione	Madre Profonda	EPF (Early Pregnancy Factor)	Immunosoppressive e associato alla crescita e alla proliferazione cellulare	La MP pone le basi per accogliere il bambino proteggerlo ed aiutarlo a crescere
	Bambino	PAF (Platelets Activating Factor)	Favorisce l'ulteriore produzione di EPF dell'ovaio materno	Feedback del bambino che dimostra di volere vivere e quindi sollecita la MP a proteggerlo e aiutarlo a crescere
	Madre Profonda	Ricopre gli anticorpi del bambino coi propri anticorpi	Gli anticorpi impediscono al sistema immunitario di eliminare i corpi estranei	Feedback della MP che nasconde il bambino, lo protegge rendendolo "invisibile" al proprio sistema immunitario e facendo sì che non venga eliminato
Tre giorni dopo la fecondazione	Bambino	HCG (gonadotropina corionica)	Stimola le ovaie materne a produrre maggiori quantità di PROGESTERONE che impedisce la contrattilità uterina ed ESTROGENI che rendono la madre fisicamente "soffice", contenitiva ed elastica	Feedback del bambino che dimostra di volere restare nell'utero materno e vuole che la sua mamma gli prepari un ambiente confortevole per annidarsi dentro di lei

Dopo una settimana dal concepimento avviene l'annidamento dell'endometrio

L'annidamento è il momento del consenso formale e amorevole della madre all'esistenza del suo bambino.

Ciò avviene fondamentalmente su tre livelli:

- La madre acconsente al bambino-morula di impiantarsi nell'endometrio: gli offre il proprio corpo-culla, soffice e sicuro
- Essa prepara degli accorgimenti che impediscano al piccolo di staccarsi
- Gli prepara cibo nutriente (fa aumentare la glicemia)

Nelle settimane successive, e per tutta la gravidanza, la madre profonda produrrà principalmente due ormoni che esplicheranno i loro effetti sia sul piano fisico, che sul piano psichico ed emozionale della madre reale

IL PROGESTERONE E GLI ESTROGENI

Il PROGESTERONE:
Dal punto di vista psichico:

- Predispone all'INTROVERSIONE: cioè la Madre Profonda induce la donna a rallentare il ritmo della sua vita affinché possa avere più tempo per dedicarsi al bambino e al processo di trasformazione che sta avvenendo in lei.

Dal punto di vista fisico:

- Impedisce la contrattilità uterina = la MP continua a proteggere la vita del bambino, anche grazie al *cortisolo*
- Rallenta i movimenti della muscolatura intestinale = la MP favorisce un migliore assorbimento delle sostanze nutritive
- Favorisce lo sviluppo della glandola mammaria = la MP inizia a preparare il cibo anche per il futuro, quando il bambino sarà nato
- Fa produrre il 20% in più di ossigeno = la MP prepara un ambiente che aiuta a metabolizzare meglio le sostanze nutritive

Gli ESTROGENI:
Dal punto di vista psichico:

- Predispongono alla REGRESSIONE: cioè la Madre Profonda conduce la donna verso la sua sfera emozionale, rendendola sensibile al bambino; ciò si riflette anche nei suoi tessuti che diventano "teneri", avvolgenti ed elastici

Dal punto di vista fisico:

- Aumentano il trofismo dei tessuti (aumenta il volume plasmatico di circa 1,5 litri, la gittata cardiaca e l'attività delle glandole endocrine)
- Aumentano la quantità di liquidi nei tessuti, nel collo dell'utero, nella vagina e nei genitali e le riserve di proteine e zuccheri
- Favoriscono lo sviluppo delle mammelle
- In abbinamento con la *relaxina* rendono la madre elastica a livello di cartilagini, articolazioni e pelvi
- In abbinamento con le *ENDORFINE* migliorano la capacità di ascolto materna e l'interazione empatica e affettiva con il bambino

APPROSSIMANDOSI AL PARTO LA MADRE PROFONDA PREPARA:

1. IL SENO (prolattina, estrogeni e progesterone)
2. LA SEPARAZIONE (ossitocina)
3. LA PROTEZIONE DAL DOLORE (endorfine)
4. LA GIOIA DELL'INCONTRO ALLA NASCITA (ossitocina, adrenalina ed endorfine)

8. *L'ascolto attivo nella comunicazione prenatale*

Il bambino comunica se si sente amato.
Si sente amato quando si sente accettato.
Si sente accettato quando si sente capito.
Si sente capito quando si sente ascoltato.
Si sente ascoltato
quando la sua mamma sente quello che lui sente
e glielo dimostra.
Se il bambino si sentirà ascoltato, capito, e accettato,
allora si sentirà anche amato
e accetterà di comunicare.

G.A. FERRARI

Molti hanno scritto sull'ascolto. In questo contesto mi rifarò principalmente a Thomas Gordon perché anche se non si è mai riferito alla relazione prenatale, il modo con cui tratta questa tematica e quelle relative all'educazione dei bambini è semplice e di facile integrazione ed applicazione per i genitori.

Nell'esposizione che segue, partendo dagli studi e dalle classificazioni di Gordon, ho trasposto nella relazione tra madre e bambino, genitori e bambino, durante la gestazione quanto egli dice in generale sull'ascolto e la comunicazione.

Nei corsi di preparazione al parto ho iniziato, dapprima molto timidamente e con poche coppie, a proporre questo tipo di lavoro negli incontri dedicati alla promozione del dialogo e della comunicazione psicotattile tra madre e bambino, genitori e bambino: il riscontro che ho ricevuto è stato così positivo che ho continuato inserendo una Pedagogista nel team dei docenti, dove già mi aiuta parecchio anche una Psicologa, e perfezionando quindi ulteriormente questo lavoro. Mi sono così resa conto che, come la Psicologia, anche la Pedagogia poteva trovare molte utili e significative applicazioni nell'ambito del Prenatale.

Ho potuto aiutare i genitori ad impostare ed avviare da subito una buona qualità di comunicazione con il loro bambino, promuovendo la nascita di una relazione già discretamente bene allineata con quanto fino ad oggi è stato scoperto in questi campi: una relazione già bene impostata anche per il futuro, quando essi dovranno cimentarsi nella comunicazione con il figlio che cresce e interagisce sempre di più con loro.

Il tipo di relazione che essi creeranno con lui durante la gestazione sarà basilarmente il medesimo che manterranno in seguito. Se avranno lungamente sperimentato e imparato, attraverso le esperienze prenatali di contatto con lui, come ascoltare e rispondere al loro bambino e quali atteggiamenti impediscono la comunicazione e non lo fanno sentire capito, non lo dimenticheranno mai più.

In queste esperienze e nel lavoro di gruppo viene dato molto rilievo al concetto di 'rispetto del bambino' in quanto persona avente anche diritti, il primo dei quali è quello d'essere se stesso e di essere ascoltato, capito, accettato per se stesso ed amato così com'è, ricevendo adeguati feed-back ai suoi segnali, positivo apprezzamento nelle sue iniziative, senza forzarlo per fare meglio o di più, e fiducia nelle sue potenzialità, che il genitore deve semplicemente aiutare ad emergere e sostenere nel corso della sua vita sin dal periodo prenatale. Viene sottolineata, ad esempio, l'importanza di gratificare il bambino, lodandolo e incoraggiandolo dopo e durante i vari giochi di spostamento nell'utero; di assecondarlo se decide di fare un percorso o un gioco diverso da quello proposto; di usare un approccio alla comunicazione propositivo e non invasivo, molto semplice e sicuramente alla sua portata, graduale in termini di quantità di tempo in cui s'impegnerà se si tratta di un gioco, attento alle sue prime risposte di gradimento o di rifiuto e rispettoso delle reali capacità di interazione che il bambino dimostra, cioè senza avere aspettative o spingere perché s'impegni maggiormente... etc.

Anche se fino ad ora nessuno, che io sappia, ne ha mai parlato o ha provato ad applicarla concretamente alla relazione prenatale, ritengo che in questo periodo la Pedagogia s'innesti in modo assolutamente naturale nella vita della triade genitori-bambino. Questo innesto ha il vantaggio di possedere le caratteristiche della circolarità: infatti, essa, inserendosi in un rapporto triunivoco, è formatrice anche dei genitori, migliorando la qualità della loro comunicazione e della loro stessa relazione, apportando benefici non solo al bambino ma anche al clima famigliare.

Non c'è comunicazione senza ascolto. Per la comprensione profonda di ciò che sente l'altro occorre fare in noi stessi un preliminare silenzio mentale e, subito dopo, sintonizzarsi sul filo delle sue emozioni e portarle in noi stessi, farle risuonare dentro di noi.

Questo tipo di ascolto emotivo è precisamente quello che occorre attivare quando si desidera capire cosa sta succedendo in chi è di fronte a noi, sia esso un adulto o un bambino, non fa differenza.

Però, mentre dall'adulto e dal bambino in grado di verbalizzare, possiamo ricevere degli aiuti alla comprensione attraverso il dialogo verbale e l'osservazione degli atteggiamenti corporei, nel caso specifico del bambino intrauterino, che è nascosto, non sa verbalizzare ed è un concentrato di emozioni e di sensazioni allo stato puro, questo tipo di ascolto emotivo è praticamente il solo strumento di comprensione e di comunicazione che abbiamo.

Ciò che impedisce a molte persone di riuscire ad attivare questa modalità d'ascolto per comprendere l'altro, e quindi per comunicare con lui, è la paura, in generale, di vivere delle emozioni, oppure il timore di non riuscire a cogliere, far proprie ed interpretare correttamente l'emozione e il sentire dell'altro.

Tutto ciò che si ricollega alla paura chiude e contrae. L'atteggiamento d'ascolto, al contrario, è invece identico a quello di apertura e abbandono che si produce tra due innamorati. Infatti, nell'innamoramento l'ascolto avviene quando si aprono reciprocamente le vie del cuore, la neocorteccia è come disattivata, l'attività emotiva prevale su quella razionale che si spegne, la mente tace ed avviene un'espansione di accoglienza incondizionata dell'altro.

La regressione infantile, di cui beneficia la donna-madre in gravidanza, amplificando la sua sensibilità emotiva, la pone nella condizione privilegiata e ideale per attivare facilmente in se stessa l'ascolto attivo-emotivo del suo bambino.

Come abbiamo già visto dei cambiamenti nella sensibilità emotiva avvengono, con modalità diverse, anche nel padre affettivamente coinvolto avviando in lui quel processo di 'maternalizzazione' che gli faciliterà l'entrata in contatto e la comunicazione con il figlio nel pancione. Ho visto moltissimi uomini emozionarsi fino alle lacrime mentre rispondevano ai segnali del loro bambino e diventare, per il rimanente tempo della gestazione, ed anche in seguito, padri sensibilissimi ed empatici con il figlio.

Penso che la gestazione sia un momento privilegiato della nostra vita che occorre utilizzare al meglio cercando di capire, accogliere, assecondare ed integrare tutti i suoi processi. Se vissuta in tutta la ricchezza delle sue sfumature e delle opportunità di sperimentazione e di cambiamento che essa offre, sarà un'esperienza di apprendimento, di grande crescita per entrambi i genitori e di arricchimento per la coppia.

La comunicazione e il dialogo prenatale sono una componente naturale della gestazione, però molti non lo sanno e non se ne occupano. Perdono così una delle più belle e importanti occasioni della loro vita per far fare un giro di boa alla loro vita emotiva e relazionale.

Vi esporrò qui di seguito alcuni concetti preliminari di base per la promozione della comunicazione prenatale.

C'è comunicazione fra le persone quando esse interagiscono con empatia dagli stessi piani:

a) Ad un messaggio tattile del bambino, occorre rispondere con un messaggio tattile (accompagnato o non da una verbalizzazione), seguito dall'ascolto emotivo
b) Ad un messaggio psichico del bambino la madre può, se vuole, mantenere un silenzio verbale e non attivare messaggi tattili, però occorre che risponda internamente al bambino: in assenza di un messaggio psicoemozionale materno, il bambino non si sentirà ascoltato e interpreterà come 'silenzio' il comportamento materno

Gordon descrive quattro diversi modi di ascoltare:

1) *L'ascolto passivo* è una modalità di ascolto che già presenta molte problematiche fra gli adulti, figuriamoci con un bambino! L'assenza di messaggi tattili, verbali e psicoemozionali, il silenzio, viene interpretato dal bambino prenatale come mancanza di ascolto da parte della madre.
2) *Cenni di attenzione*, verbali o non verbali. Il bambino prenatale è in grado di ricevere queste risposte ai suoi messaggi: si tratta di segnali con il tocco della mano, oppure carezze o anche l'abbraccio. Oppure ancora di brevi verbalizzazioni: "*Sì, ti sto ascoltando*", "*Ti ho sentito*" etc. sempre però accompagnate dal tocco.
3) *Espressioni verbali facilitanti* che, con il bambino prenatale, debbono anch'esse venire accompagnate dal tocco della mano: "*Sono molto interessata a ciò che mi stai comunicando*", "*Vorresti dirmi qualcosa di più?*", "*Sono molto attenta a tutto quello che dici*" etc.
4) *L'ascolto attivo*, che consiste nell'attivazione di un atteggiamento di percezione di ciò che l'altro sente; un ascolto che si produce sintonizzandosi psichicamente ed emotivamente sui sentimenti e sulle emozioni dell'altro, eseguendo poi una verifica interpretativa dell'emozione raccolta e infine inviando un adeguato feedback, in cui l'emozione e il sentimento 'ascoltato' viene rimandato al trasmittente.

Come vedremo, nella relazione prenatale all'ascolto dei messaggi del bambino segue spesso un'azione della madre risolutiva dell'eventuale disagio trasmesso (quando, per esempio, un bimbo dimostra agitazione nei confronti di una situazione la madre è giusto che elimini quella fonte di disturbo) oppure enfatizzante del piacere dimostrato (se un bambino, ad esempio, manda segnali di riconoscimento gioioso del padre quando rientra a casa, la madre può aumentare la sua gioia segnalando ciò al compagno e invitandolo ad accarezzare il pancione parlando al bambino).

Come funziona nella pratica l'ascolto attivo nella relazione prenatale?

Quando l'iniziativa alla comunicazione è presa dal bambino

Il bambino è in grado di inviare messaggi psichici o fisici alla madre. In questo contesto accennerò, per ora, solo a quest'ultimo aspetto. Il bambino, secondo la sua età gestazionale, e delle sue dimensioni corporee rispetto all'ambiente uterino, compie diversi tipi di movimenti, ma la madre di solito percepisce più chiaramente quelli degli arti inferiori (calcetti, allungamenti, stiramenti), i dondolamenti, gli spostamenti e i sussulti del singhiozzo.

Ammettiamo che la madre avverta dei movimenti scoordinati, che sembrerebbero esprimere agitazione.

Per prima cosa essa, ponendosi in un atteggiamento di silenzio mentale, si sintonizzerà sulla sfera emozionale del bambino ascoltandolo con l'udito del cuore, per potere sentire ciò che lui sente (per l'attivazione dei canali psichici dell'ascolto vedi a p. 101).

Poi proverà ad interpretare l'emozione che sta dietro il segnale: agitazione? Insofferenza? Impazienza? Ansia? Paura?

Invierà un primo feed-back di verifica al bambino accarezzandolo: "*Mi sembri agitato*".

Si chiederà quale sia la causa dell'agitazione: forse è l'ambiente rumoroso in cui si trovano entrambi. La madre verificherà la correttezza della sua interpretazione spostandosi in un luogo più tranquillo. Se il bambino si calmerà, significa che era veramente insofferente a quei rumori. Starà meglio e si sentirà capito da sua madre.

Può essere, invece, che il bambino mantenga attivo il segnale di agitazione: "*Sei ancora agitato*". Ci può essere un'altra causa che poco alla volta la madre potrebbe trovare, procedendo per tentativi. Forse a quell'ora essa lo portava a fare una passeggiata e il bambino dà segni d'impazienza. Forse il bambino ha avuto paura o è insofferente di qualche cosa che la madre ignora...

Quando non si riesce a trovare la soluzione all'irrequietezza di un bambino prenatale, la madre dovrebbe analizzare i suoi contenuti mentali e le sue emozioni.

In ogni caso, rassicurarlo accarezzandolo e cullandolo è sempre un buon deterrente per tutti gli stati emotivi del piccolo.

Il dialogo e la comunicazione prenatale partono proprio da queste prime esperienze di ascolto attivo tra madre e bambino.

Ben presto la gestante imparerà a distinguere tra movimenti ripetitivi da singhiozzo o da auto-dondolamento e manifestazioni d'agitazione o di contentezza, tra segnali che indicano bisogno d'attenzione e di coccole o espressioni d'interesse, di simpatia, di riconoscimento, così come, altre d'antipatia e d'insofferenza.

Quando l'iniziativa alla comunicazione è presa dal genitore

L'approccio per l'avvio del dialogo dovrebbe essere propositivo ("*Hai voglia di giocare un po' con me?*", "*Ti va di farci le coccole?*") mai invasivo ("*Su, svegliati, giochiamo insieme*", "*Adesso ci facciamo tante coccole*"), soprattutto rispettoso delle risposte del bambino. Se, per esempio, non risponde all'invito occorre ritirarsi e riprovare più tardi.

Quando il bambino è sveglio e risponde muovendosi in risposta al vostro segnale di invito, allora potete proseguire il dialogo proponendogli le esperienze che sono indicate in questo libro, od altre che potrete scegliere di volta in volta, anche in base a ciò che state vivendo e che vi circonda.

Se per esempio vi trovate al mare, vicino ad un fiume, un ruscello, un lago, non perdete questa bella occasione per fargli ascoltare il suono delle onde e, più in generale, quello dell'acqua, muovendola con i piedi, con un bastone, tirando un sasso etc. Parlate quotidianamente con lui, raccontategli cosa state facendo o dove state andando. Fatelo partecipe degli eventi famigliari.

Le barriere alla comunicazione

Elenco qui di seguito, solo a titolo d'esempio, alcune barriere alla comunicazione e al dialogo prenatale. Per quanto incredibile possa sembrare ad alcuni di voi, le frasi riportate più sotto sono state da me registrate nel corso di alcuni incontri con i genitori, *prima* che fossero loro forniti strumenti di Pedagogia e Psicologia della comunicazione. Da esse potrete trarre molte utili informazioni su come non ci si deve comportare con un bambino.

- ORDINARE, COMANDARE, ESIGERE:
  "*Smetti di agitarti*".
  "*Rispondi al papà*".
  "*Su, coraggio, segui la mia mano... dai, cosa aspetti?*".
  "*Ho già tutto programmato: niente tetta alla notte altrimenti passo al bibe*" (la bottiglia).

- MINACCIARE:
  "*Se non mi rispondi non ti parlo più*".
  "*È cocciuta! Mi sa che faremo dei bracci di ferro noi due!*".

- RIMPROVERARE, FARE LA PREDICA:
  "*Sono già al sesto mese: dovrebbe essere più comunicativo...*".
  "*Svegliati, non va bene che tu dorma così tanto, dopo mi dai i calcetti la notte e mi svegli...*" (il bambino non rispondeva).

– CONSIGLIARE, SUGGERIRE, DARE SOLUZIONI:
"*Lo tengo sveglio di giorno così dorme di notte*" (mamma al nono mese: il bambino si muoveva di notte e la svegliava. Durante il giorno lei lo iperstimolava per tenerlo sveglio).
"*È più bello se sali su*" (il bambino non si voleva spostare dal fondo dell'addome e la madre insisteva perché salisse verso il suo cuore).

– FARE ARGOMENTAZIONI LOGICHE AMMONENDO:
"*Questa musica mi piace, è bellissima... non ha senso che lui si agiti ogni volta che la sente*".

– CRITICARE, UMILIARE, INCOLPARE:
"*Si agita troppo*".
"*È pigro*" (non si muoveva).
"*È lui che mi ha fatto star male per tre mesi...*".
"*...ma come è incerto!...*" (il bambino si spostava esitando).

– DEFINIRE, PARAGONARE, ETICHETTARE:
"*Sei ansioso come me*".
"*È un bambino agitato come il suo fratellino*".
"*Sono fortunata, sento che è un bambino pacifico: tutto suo padre!*".
"*È un gran dormiglione... chissà da chi ha preso?*".

– ANALIZZARE, DIAGNOSTICARE:
"*Vuole farmi i dispetti*" (il bambino aveva interagito con lei ma non rispondeva al padre).
"*Di notte non vuole farmi dormire*" (una mamma alla trentaduesima settimana).
"*Io faccio solo bimbi calmi*" (si tratta di una madre di tre figli).

– METTERE IN DUBBIO, CONTESTARE:
"*Non è giusto che questa qui non si volti! Io ho paura del cesareo!*" (mamma di bambina podalica).

– FARE DEL SARCASMO, DELLO SPIRITO, RIDICOLIZZARE:
"*Ma sentitelo, come vuole farsi notare*".
"*Hai il singhiozzo perché non hai niente di meglio da fare tutto il giorno*".

– PASSARE DA UN TIPO DI COMUNICAZIONE AD UN ALTRO INTERROMPENDO QUELLA IN ATTO, cioè iniziare un gioco o una verbalizzazione e interromperla passando ad altro.

Entrare nell'ottica di servirsi dell'ascolto attivo con il proprio bambino utilizzandolo come una mera tecnica che si possa comunque applicare non è corretto.

Chi vuole riuscire a sentire le emozioni dell'altro deve avere prima imparato a sentire le proprie, a riconoscerle, a dare loro un nome, ad esprimerle e a rispettarle. Le madri sono molto facilitate in ciò grazie alla loro accresciuta sensibilità emotiva e alle loro capacità intuitive, ma queste abilità, che consentono loro di entrare in empatia con il figlio, non sono sufficienti: occorre anche impostare la relazione, che è lo spazio in cui si muove la comunicazione tra i due.

Questo è il grande lavoro e il nuovissimo compito della Psicologia e della Pedagogia: la formazione dei genitori in gestazione e il sostegno nella promozione di una relazione 'sufficientemente' buona con il loro bambino prenatale, in modo da creare una piattaforma di base sulla quale si muoverà e si articolerà, dopo la nascita, la relazione futura.

Propongo qui di seguito alcuni *pensieri costruttivi* che le mamme possono verbalizzare o inviare mentalmente al loro bambino mentre lo cullano o comunicano con lui:

"*Tu sei unico... nessuno è, o sarà mai, uguale a te... io amo questa tua unicità... amo e accetto la tua diversità... ti amo totalmente come sei e come sceglierai di essere...*".

"*Non ho progetti su di te... non ho aspettative... ti accolgo e ti amo perché sei il mio bambino...*".

"*Il mio compito è quello di aiutarti ad essere ciò che sei nel profondo di te... ad essere te stesso...*".

"*So che in te c'è un mondo di potenzialità che hanno bisogno di esprimersi... io ti sosterrò nelle tue iniziative per fare uscire tutte le cose meravigliose che sono in te...*".

"*Hai il diritto di avere le tue idee, diverse dalle mie... anche se in futuro non riuscissi a condividerle, le rispetterò*".

"*Tu sei un grande meraviglioso bambino... e io sento che in te c'è in potenza una grande meravigliosa persona...*".

"*Sono felice che tu esista*".

9. Basi per l'ascolto attivo e il dialogo prenatale

In ogni istante, mamma, il tuo cuore mi parla
ed anche la tua voce soave spesso ascolto.
Il tuo cuore... il tuo cuore... lui batte assieme al mio,
di te tutto mi dice, nulla di te mi sfugge.
Mi incanta la sua onda quando papà è con noi,
la sua voce profonda mi infonde sicurezza.
Da lontano mi giunge perché l'amore io espanda
e quando sarò nato io sappia ritrovare
quell'Infinito Cuore che col mio parlerà.

EDI MIGLIORINI

Dal concepimento sino al quarto, quinto mese della gestazione, la comunicazione tra madre e figlio è prevalentemente interiore e avviene attraverso i canali psichici di entrambi.

Il bambino, però, possiede già delle capacità di movimenti reattivi, misurabili, a partire dalla 9ª, 10ª settimana, come rilevato da diversi studi tra i quali quello del dott. Ernesto Tajani Responsabile del Reparto di Medicina Perinatale presso l'Ospedale di Terlizzi e dai prof. René Van Der Carr e Mark Leher della Prenatal University di Harward. Molti studi ci confermano che le capacità uditive fetali gli consentono di reagire agli stimoli sonori a partire dalla 20ª, 21ª settimana.

Generalmente la madre è in grado di percepire i movimenti fetali solo dalla 20ª settimana all'incirca.

Quindi a partire dal quinto mese le trasmissioni psichiche e le stimolazioni verbali e tattili materne si arricchiranno delle risposte avvertibili anche fisicamente dalla madre la quale, gradualmente, può imparare a decodificarle. A sua volta essa potrà inviargli altri segnali in risposta, avviando così un dialogo tattile e verbale che, assieme a quello psichico, potrà proseguire sino al termine della gestazione, articolandosi in molti modi e arricchendosi di tante scoperte.

I momenti più favorevoli alla comunicazione sono quelli in cui il bambino è in stato di veglia e attivo. Van Der Carr riferisce che l'attività fetale è più vivace nell'arco di tempo che inizia da un'ora a due ore dopo il pasto materno, quando, cioè, il tasso degli zuccheri si alza nel sangue. Allora la madre potrà incominciare ad avvertire più chiaramente i calcetti e le spinte del suo bambino, che le sta evidentemente segnalando di essere sveglio. Questo è il momento più adatto per avviare il dialogo e ricercare la comunicazione con lui.

Il linguaggio infantile è caratterizzato da suoni monosillabici e ripetitivi. La madre, tenendo fra le braccia il suo piccolo di pochi mesi, sovente adotta un linguaggio regressivo che la fa parlare come lui, e fa sì che essi si capiscano.

Allo stesso modo, durante la gestazione, la madre, se si sente di farlo, può iniziare a servirsi della parlata infantile, oppure coniare dei suoni semplici, del tipo monosillabico e ripetitivo di cui si diceva poco sopra, abbinandoli a circostanze specifiche.

Il fatto, ad esempio, che ad un calcetto la mamma risponda invariabilmente con un colpetto e a due calcetti con due colpetti, è un segnale che per il bambino diventa, poco alla volta, un segno di riconoscimento della sua presenza, di attenzione, di disponibilità e di ascolto da parte della madre. Van Der Carr sostiene che abbinando questi segnali ad altrettanti suoni monosillabici, parlando molto al bambino eventualmente cantandogli una ninna nanna o una filastrocca, esso si approprierà più facilmente del linguaggio infantile dopo la nascita.

A proposito della parlata infantile. Attualmente ci sono scuole che raccomandano di non adoperarla ma, al contrario, di usare con il bambino il linguaggio normale da subito: secondo queste scuole egli riuscirebbe ad esprimersi verbalmente più tardi, ma il suo vocabolario sarà più ricco e maggiore sarà anche la sua capacità di costruire frasi bene articolate e con un senso compiuto. Personalmente ritengo che quando si tratta di applicare delle regole a ciò che è legato ai palpiti del cuore, s'incorra nel rischio di interferire con il fluire delle sue emozioni. Quindi, poiché sono portata ad avere fiducia nell'intuito materno, ritengo che per quanto concerne il tema del tipo di linguaggio da usare con il bambino, ogni madre riuscirà a trovare la risposta più adatta alla sua intima relazione con il figlio.

In ogni caso penso sia molto importante evitare di cadere nella tentazione di avviare a tutti i costi un programma di stimolazioni finalizzate ad affrettare il suo processo d'apprendimento. Il bambino è una persona ed ha il diritto che siano rispettati i suoi tempi psicobiologici, senza che si accampino delle pretese su di lui e si accendano ambiziose aspettative, da parte del genitore, sulle sue prestazioni.

Infatti, Van Der Carr propone di dedicare al massimo 10 minuti due volte al giorno a questo tipo di comunicazione basato su colpetti, tamburellamenti, carezze etc., abbinati a suoni monosillabici od altra stimolazione verbale o sonora.

Personalmente non mi sento di imporre restrizioni alla sensibilità materna: le madri sanno intuitivamente come parlare al loro bambino e quanto tempo dedicare alle coccole.

Ricordo che, durante le mie gravidanze, talvolta trascorrevo molto tempo a chiacchierare con i miei bambini accarezzandomi il pancione, o a cantare loro delle ninne nanne. Sentivo istintivamente quando era ora di smettere. Rammento anche che, del tutto spontaneamente, verbalizzavo PUM PUM, battendo due colpetti, ogni volta che sentivo i loro calcetti. Spesso, subito dopo questo segnale e comprendendo che erano svegli, cantavo loro l'intramontabile "Giro giro tondo". Verso la fine, quando arrivavo alla fatidica frase "Tutti giù per terra!", accennavo il gesto improvviso di accovacciarmi. Ad uno dei miei figli questo gioco piaceva in modo particolare perché, poco dopo, mi inviava un altro segnale. Sovente erano due bei calcetti decisi, ai quali rispondevo con il solito PUM PUM. Ma a volte non bastava perché i calcetti continuavano e allora capivo che desiderava che gli cantassi ancora la canzoncina perché gli piaceva soprattutto la parte finale.

Sono convinta che i miei figli fossero molto felici di giocare ed anch'io mi divertivo ed ero contenta! Sentivo che stavamo comunicando, cioè avevamo scelto di fare insieme un'esperienza e la stavamo portando avanti in due, condividendone le emozioni ed ascoltandoci reciprocamente.

Con l'ultimo nato capitava una cosa molto buffa. Verso la fine della gravidanza, quando mi sedevo su una poltrona piuttosto bassa, la pancia veniva spinta un po' verso l'alto. Evidentemente il bambino si sentiva scomodo perché immediatamente incominciava a spingere con i piedi ed a stirarsi. Vedevo chiaramente sulla parte superiore sinistra dell'addome, spuntare un rigonfiamento sotto il quale c'era il suo piedino che spingeva. Battevo con la mano su quel piccolo piede che protestava dicendogli scherzosamente "GIÙ! GIÙ! GIÙ!". Il piedino spariva per un momento e poi rispuntava spingendo con più forza. Continuavo il gioco ancora una volta o due ma poi ero costretta a cambiare posizione, allungando le gambe o alzandomi. Il piede si ritirava.

Il mio figlio minore ancora oggi dimostra di essere una persona che non si arrende facilmente ed è molto insistente nelle sue richieste.

Ricordo anche che tutti e tre i miei bimbi avevano spesso il singhiozzo. Istintivamente mi coricavo sul fianco sinistro e cominciavo a dondolarmi cullandoli e cantando loro la ninna nanna che la mamma mi cantava quando ero piccola: "Stella, stellina...". Una canzoncina che poi li accompagnò per tutta l'infanzia e che li faceva sempre addormentare. A volte il singhiozzo passava, a volte continuava. Io, però, sentivo che per loro poteva essere importante che mi fossi accorta che avevano un piccolo problema e che cercassi di aiutarli. Occuparmi di loro mi dava molta gioia e, in un qualche modo, riuscivo a sentire che ricevevano il mio amore.

Penso che debba essere questo lo spirito con il quale il genitore può avviare il dialogo e la comunicazione con il proprio figlio. Non per insegnargli a parlare prima di altri o per cercare di farne un bambino superdotato, ma solamente per farlo felice ed essere felice assieme a lui, per mandargli quei segnali di riconoscimento, di attenzione e di accoglienza della sua persona di cui ha estremo bisogno.

È ben vero che le madri intuitivamente sanno tutto questo, però se saranno incoraggiate ed aiutate, se verranno fornite loro le informazioni corrette sulla vita prenatale, allora accoglieranno la proposta dell'apprendimento di ulteriori modalità comunicative con il figlio con grande semplicità e serenità, perché fa già parte del loro sentire e dell'unità psicobiologica che vivono con lui.

Prima di inoltrarmi ulteriormente negli aspetti più 'pratici' di questo testo, riassumerò brevemente e amplierò alcuni principi di base per avviare l'ascolto attivo-emotivo che dischiude il dialogo con il bambino nel pancione.

Schema per l'ascolto attivo emotivo prenatale:

SILENZIO MENTALE
=
disattivazione dei circuiti razionali
|
SINTONIZZAZIONE SULLE EMOZIONI DEL BAMBINO
|
ACCOGLIENZA
|
ASCOLTO CON L'UDITO DEL CUORE
=
sentire ciò che lui sente
|
FEED-BACK DI VERIFICA RINVIANDO L'EMOZIONE
=
assicurarsi di avere interpretato correttamente il suo messaggio emotivo
|
CONFERMA
=
la madre compie un'azione concreta

Nell'ambito della comunicazione interpersonale sono molti gli autori che hanno approfondito questi studi e queste tematiche le quali, attualmente, sono oggetto del più grande interesse da parte della Psicologia. Eric Berne e Thomas Gordon, per esempio, hanno scritto sul tema della comunicazione pagine così illuminanti, che chiunque le abbia lette penso non possa aver fatto a meno di desiderare di conoscere persone tanto speciali nella loro attenzione e sensibilità verso gli altri.

Entrambi sostengono come il silenzio mentale, la sintonizzazione sulle emozioni di chi ci prepariamo ad ascoltare e un incondizionato atteggiamento interiore d'accoglienza siano indispensabili condizioni preliminari per l'ascolto e l'avvio di qualsiasi tipo di comunicazione interpersonale.

L'accettazione è come il terreno fertile che permette ad un debole seme di svilupparsi nel fiore che è contenuto in lui (T. Gordon).

Nell'accoglienza è implicito anche un atteggiamento costruttivo di rispetto della diversità: è necessario abbattere il muro della sfiducia e della diffidenza. Bisogna aprirsi ed accettare l'altro senza riserve, amarlo prima ancora di conoscerlo nella sua alterità.

Là dove non c'è vera accettazione non c'è nemmeno vera comunicazione.

Anche con il bambino in utero, come con ogni altra persona, per creare una qualsiasi possibilità di reale e profonda comunicazione vale il medesimo discorso.

Non è possibile avviare consapevolmente alcun tipo di comunicazione né praticare con successo gli 'esercizi' del Bonding Prenatale, se vengono a mancare questi pre-requisiti essenziali che costituiscono i fondamenti della comunicazione.

Per ascoltare veramente il bambino prenatale occorre dedicargli tutta la nostra attenzione, quindi concentrarci su di lui escludendo ogni altra cosa...creare uno spazio silenzioso, e accogliente in cui l'altro possa entrare ed esprimere le sue emozioni, mentre noi ci sintonizziamo su di lui per riceverle e farle nostre.

Accarezzandolo, rinviargli la sua emozione sotto forma di domanda o di affermazione, è altrettanto indispensabile prima di effettuare la verifica.

Ecco alcuni esempi di possibili risposte materne, con l'utilizzo dell'ascolto attivo emotivo, a messaggi tattili o psichici del bambino prenatale:

"*Sei stanco?*", "*Sei felice*", "*Ti è piaciuto*", "*Ti sento contento*", "*Vorresti farlo ancora*", "*Ti dà fastidio*", "*Ti innervosisce*", "*Sei allegro e hai voglia di giocare*", "*Ti senti solo*", "*Hai paura*", "*Hai bisogno di coccole?*" etc.

Subito dopo la madre metterà in opera un comportamento adeguato con l'intento di verificare se la sua interpretazione dell'emozione segnalatale dal bambino era corretta.

Per esempio, smetterà il gioco che stava facendo con lui se il segnale interpretato era di noia o di stanchezza; enfatizzerà o prolungherà la situazione che le sembrava gli desse gioia; continuerà il gioco o il cullamento se il piccolo dimostrava di volere ripetere l'esperienza; eliminerà quelle che presume siano le cause del nervosismo o della paura segnalata precedentemente; accarezzerà, cullerà, canterà se pensa abbia bisogno di coccole o di addormentarsi etc.

Contemporaneamente a questo processo di verifica, la mamma starà attenta alle risposte del bambino.

A volte il messaggio potrebbe essere stato interpretato in modo sbagliato: per esempio, un bambino che si agita non sempre ha paura, anzi, a volte la sorpresa e l'interesse per nuovi stimoli creano eccitazione e curiosità nel piccolo, al punto che i suoi movimenti scoordinati possono dare luogo ad interpretazioni errate.

È normale non riuscire sempre a rispondere adeguatamente al figlio: si tratta solo di correggere il tiro e di riprovare.

Mediante la graduale attivazione di questo tipo di comunicazione che parte dall'ascolto, nel tempo la madre imparerà a conoscere sempre meglio il suo bambino, a diventare sempre più esperta nel decodificare le emozioni racchiuse nei suoi messaggi e sarà in grado di dargli delle risposte che lo facciano sentire capito e lo aprano alla fiducia verso di lei.

Comunicare significa anche mettere in comune, vale a dire mettere in atto delle modalità relazionali che consentano lo scambio. Ciascuno mette se stesso in comune con l'altro. All'interno di quello spazio di silenzio, di accoglienza e di ascolto, ciascuno deve donare e poter ricevere.

La comunicazione, infine, si fonda anche sull'accettazione delle risposte e delle scelte dell'altro, senza formulare giudizi.

Così come quando ci si apre e si accoglie, anche quando desideriamo entrare nell'altro occorre molta sensibilità: si deve chiedere il permesso ed attendere che l'altro acconsenta aprendo a sua volta dinanzi a noi uno spazio silenzioso, accogliente, in cui ci ascolta e ci si apre al dialogo.

Con il bambino prenatale tutto ciò avviene quasi esclusivamente sui piani sottili.

Finché i nostri spazi interiori rimarranno aperti, anche le comunicazioni verbali e tattili risulteranno valide. Nel momento in cui si dovesse verificare una chiusura a livello interno, anche le comunicazioni esterne cesseranno di funzionare, e a maggior ragione quelle psichiche.

All'inizio degli esercizi di comunicazione con il bambino presentati in questo testo, e che costituiscono e costruiscono il Bonding Prenatale, troverete sempre un invito al silenzio ed all'accoglienza che, come abbiamo visto, sono le condizioni preliminari indispensabili per entrare in contatto profondo e positivo con il figlio.

Queste, unitamente all'attivazione della vista interiore, sono abilità che fanno parte del nostro corredo di esseri umani.

Si tratta, talvolta, di togliere solo un po' di polvere che vi si è posata sopra per mancanza d'uso ed esse torneranno a funzionare[12].

[12] Il semplicissimo esercizio di concentrazione sulla fiamma di una candela, che troverete nel testo, costituisce il primo passo, fondamentale, verso l'eventuale recupero di queste nostre capacità naturali.

La creatività non nasce dal fare, ma dalla capacità di ascoltare.
La mano del pittore non fa che seguire ciò che vede la sua vista interiore.
Il musicista segue ciò che il suo orecchio interiore ascolta.
Spesso gli artisti, dopo vari tentativi che li hanno portati all'essenza,
esprimono sentimenti provati molti anni prima e che solo in un determinato momento
sanno riascoltare nella loro purezza.

EDI MIGLIORINI

10. *Il lavoro di gruppo: ruolo fondamentale dell'operatore e gestione delle visualizzazioni*

Esercizi: Concentrazione sulla fiamma di una candela

Il segreto perché le cose vadano in un certo modo nella tua vita è, prima di tutto, il profondo desiderio di farle andare in quel modo, poi la fede e la convinzione che vadano così; quindi mantenere quella visione chiara e determinata nella propria consapevolezza.

Eileen Caddy

In un corso di preparazione al parto ci sono dei problemi che sono notoriamente comuni alla grande maggioranza delle gravide. Le paure più frequenti sono quelle legate al timore di perdere il bambino, di non avere un figlio sano, di essere brutte e goffe, del dolore, del parto, di non essere capaci di gestirlo con serenità, di stare perdendo la carica sessuale nei confronti del compagno, di non riuscire ad allattare, di perdere la propria identità fisica e psicologica etc.

Esistono poi i sensi di colpa, uno dei quali assai frequente è legato al fatto di non riuscire a provare, nei confronti del feto, quei sentimenti e quelle emozioni che erano convinte fossero aspetti automaticamente attinenti allo stato di gravidanza.

Per quanto concerne una gestione di gruppo di tutte queste problematiche, ed altre ancora, è indispensabile cercare di comprendere l'importanza fondamentale che il ruolo dell'operatore referente di un corso potrebbe potenzialmente o concretamente ricoprire all'interno del gruppo stesso. Per accedere a questa comprensione occorre tenere presenti alcuni aspetti psicologici comuni alla grande maggioranza delle gravide. In questo contesto, ci limiteremo a parlare di quelle in attesa del primo figlio.

Quando giungono per la prima volta al corso, sono generalmente molto focalizzate su loro stesse e non su quello che sta accadendo al loro bambino. Ciò avviene perché, molto spesso, si tratta di donne giovani che si trovano in una fase psicologica della loro evoluzione in cui stanno ancora elaborando le problematiche legate al processo di differenziazione dal modello materno, e all'individuazione della loro identità, con tutto ciò che comporta per quanto riguarda l'autostima e la fiducia in se stesse.

Queste giovani mamme si trovano, più o meno inconsciamente, a doversi confrontare con la figura materna e la storia di un percorso che quest'ultima ha già portato a termine. Sulle loro spalle grava spesso il peso dei dubbi e delle insicurezze che sono tipici di quelle figlie che non hanno ancora risolto, profondamente, emozionalmente, e quindi positivamente, il legame con la loro stessa madre: si tratta di donne che non sono ancora riuscite a svincolarsi correttamente dal cordone ombelicale conquistando una loro stabile autonomia psicologica.

Si trovano a dovere procedere in un percorso ignoto, le cui tappe obbligate evocano nella loro mente un susseguirsi di immagini fantasmatiche, caricate emozionalmente dai messaggi ricevuti, a volte sin dall'infanzia, nel loro contesto familiare e ambientale.

Quindi, tutto ciò che ha a che fare con la gravidanza, il travaglio, il parto, l'allattamento, la metamorfosi corporea e, talvolta, anche la sessualità, è giunto sino a loro inquinato dalle mezze frasi e dai racconti raccolti nel corso della loro vita ascoltando la madre ed altre donne.

In più, inoltrandosi nella gravidanza, esse si rendono conto di essere coinvolte in tutta la loro persona, sia fisicamente che psicologicamente, in un processo di metamorfosi dal quale temono di essere travolte.

A tutto ciò aggiungasi la graduale tipica regressione infantile che caratterizza la donna durante la gestazione, rendendola più sensibile e fragile, ed è facile comprendere come il loro enorme bisogno di rassicurazione le faccia sovente incanalare nuovamente verso la dipendenza materna, o di altra figura che ricopra per loro un ruolo genitoriale tranquillizzante.

La figura dell'educatore prenatale, con la quale entrano in contatto nei corsi di preparazione alla nascita, è in grado, se proposta in modo appropriato, di ricoprire quel rassicurante ruolo genitoriale di cui esse hanno tanto bisogno, mantenendolo, tuttavia, solo per il periodo della frequenza al corso. In questo modo, nella gestante si effettua una salutare, necessaria e positiva pausa nella dipendenza dalla madre ed una simbolica sostituzione della sua figura.

La provvisoria dipendenza che si crea nel legame con l'operatore, considerata la brevità e l'unicità della circostanza relazionale specifica, non crea situazioni conflittuali, o il protrarsi della dipendenza: essa, se ben gestita, si conclude serenamente al termine delle lezioni, o durante gli incontri del dopo parto.

La situazione evolve positivamente a patto che l'operatore fornisca alla gestante gli strumenti che le necessitano per la sua crescita e la sua indipendenza, strumenti concreti che le consentano di affrontare con consapevolezza le tappe che l'attendono nel percorso-nascita, così come fa un buon genitore quando attiva un metodo educativo che indirizzi il figlio verso una sua autonomia.

Quando un operatore possiede la sensibilità e la competenza che gli consentono di portare avanti positivamente questa dinamica, esso accede al ruolo di educatore e gioca una parte molto importante nell'evoluzione psicologica della gestante.

Questo processo è facilitato dalle circostanze perché avviene in un momento chiave della vita di quest'ultima, un momento irripetibile ed unico per l'essere umano: quello in cui essa torna ad essere bambina e, contemporaneamente, diventa genitore.

Quindi, se questa circostanza è gestita correttamente da parte dell'operatore referente all'interno del corso, esistono le condizioni ideali perché la gravidanza si trasformi in un momento privilegiato nella vita non solo della donna-madre ma anche della donna-figlia.

La gestazione rappresenterà davvero un momento speciale in cui essa, nello sbocciare della sua affettività verso il figlio che ha in grembo, potrà scoprire la sua unicità di donna e di madre e, nell'unicità del suo bambino, la sua stessa unicità di figlia, riconfermandosi in una sua nuova identità diversa da quella della madre, e da quella di chiunque altro.

In questo modo essa porrà le basi per il distacco o addirittura uscirà dalla simbiosi materna entrando in quella con il suo piccolo: incomincerà a rinascere in se stessa, autonomamente da qualsiasi modello di riferimento.

Perciò, se da un lato la figura simbolica e positiva dell'educatore è importante nel percorso di crescita della gestante-figlia, dall'altro è fondamentale che quest'ultimo la sostenga nel suo diventare madre favorendo in lei la nascita del nuovo legame e dell'attaccamento non soltanto fornendole un'esauriente serie di informazioni preliminari sulle realtà del figlio intrauterino, ma anche proponendole un'analisi del bonding e adeguati strumenti pratici per potere concretamente aiutarla ad entrare in un corretto contatto affettivo e comunicativo con il suo bambino sin dalla gestazione.

Nel momento in cui la giovane donna inizierà il processo di distacco psicologico dalla dipendenza materna ed accetterà il suo ruolo di madre, essa incomincerà a spostare la sua attenzione da sé e dalle sue problematiche per concentrarsi sul bambino. Grazie alle informazioni ricevute e agli strumenti forniti, inizierà gradualmente a relazionarsi con lui e a farlo suo dischiudendosi anche alla consapevolezza della grandiosità dell'evento che sta vivendo: in pratica, aprendosi alla consapevolezza di essersi resa disponibile al passaggio della Vita per accompagnare nel mondo un nuovo essere umano.

Quando si realizzano queste circostanze e nasce l'attaccamento, ho potuto constatare che molte problematiche si attenuano considerevolmente, o comunque non risultano essere più così sofferte e tormentose come in precedenza: le giovani mamme cessano di sentirsi travolte ed incominciano a sentirsi coinvolte.

Nel peggiore dei casi le ambivalenze riferite alla gravidanza ed al figlio raggiungono comunque dimensioni accettabili per la mamma e non comportano più rischi per il bambino.

L'uso di visualizzazioni per l'individuazione e la risoluzione di molte problematiche, oltre che per l'attivazione della percezione e del dialogo con il bambino, si è rivelato di grande utilità.

Quando molti anni or sono entrai per la prima volta in contatto con lo Yoga, fui molto colpita non soltanto dalla vastità della disciplina, la quale s'inoltra e spazia in tutti i piani dell'essere – quello fisico, mentale, psichico e spirituale – ma anche dalla conoscenza che gli antichi saggi dell'Oriente dimostravano di avere con l'inconscio, laddove in Occidente esso venne clamorosamente alla ribalta soltanto agli inizi del secolo con Freud.

E non è tutto: essi mostravano di possedere una dimestichezza a dir poco sorprendente con tutto ciò che concerne le interazioni tra corpo, mente e psiche.

Una vasta sezione di quest'antica disciplina, chiamata Raja Yoga, si occupa specificatamente dell'uso delle visualizzazioni e lo fa in modo assolutamente sistematico, codificando il tutto ordinatamente ed incasellandolo, come vedremo, all'interno di una serie di regole e corollari che stupiscono per la loro rigorosità. Occorre tenere presente che lo Yoga è una disciplina la cui origine si perde nella notte dei tempi. In epoche della nostra storia così lontane dalla possibilità di sperimentazioni scientifiche e studi comparati, appare evidente come tutto quanto, all'epoca, fu scoperto dall'uomo egli ha potuto trovarlo solo in se stesso, nelle pieghe più profonde del suo essere, là dove il suo inconscio era più vicino e in stretto contatto comunicativo con la sua parte divina e onnisciente (anima, sé, purusha, atman etc. quale che sia il nome attribuitole dalle varie culture). Gli yogi, mediante tecniche specifiche, potevano avere libero accesso all'inconscio, che filtrava per loro i messaggi dell'anima: è così che essi hanno acquisito le loro conoscenze.

Essi parlano direttamente all'intelligenza del corpo quando, ad esempio, vogliono guarire delle malattie e, nel corso di questo dialogo, che ovviamente non può che essere interiore, si servono anche di immagini mentali.

Le immagini mentali, o visualizzazioni che dir si voglia, vengono adoperate anche per curare quegli squilibri della sfera inconscia che possono disturbare la sfera mentale e quindi la vita emotiva, affettiva e relazionale in genere.

Nello Yoga le visualizzazioni sono altresì adoperate per eliminare delle cattive abitudini.

Nel corso della mia esperienza come educatrice prenatale, ho scoperto che può esistere un ulteriore uso delle immagini mentali: quello atto a promuovere la relazione ed il dialogo tra madre e bambino durante la gestazione.

Svariato è quindi l'impiego delle immagini mentali, secondo l'obiettivo che si prefiggono; così come diverse sono le modalità di utilizzo che, tra l'altro, non prevedono si debba ogni volta creare una condizione di rilassamento particolarmente profondo, né che si debba assumere la classica posizione supina.

Inoltre, nello Yoga, è previsto che ciascuno possa applicare questa metodica su se stesso, autonomamente da un operatore esterno.

Ma prima di addentrarmi negli aspetti pratici, e quindi nelle applicazioni, di questo meraviglioso strumento di contatto con il profondo, mi sembra sia opportuno illustrare brevemente quanto dice lo Yoga riguardo le leggi che regolamentano l'uso delle visualizzazioni.

Mi rifarò, per questa breve esposizione, al belga André Van Lysebeth, che per oltre quarant'anni è stato considerato un'autorità in materia di Yoga ed i cui libri sono stati tradotti in tutte le lingue.

Nei suoi corsi di formazione per insegnanti, gli argomenti del suo seminario di base, indispensabile per potere accedere ai corsi successivi, vertono tutti sull'uso e le applicazioni delle immagini mentali.

Personalmente sono sempre stata così consapevole dei rischi che la manipolazione di questo strumento comporta che, prima di azzardarmi a creare ex-novo qualsiasi immagine che non mi fosse stata trasmessa dai maestri, ho lasciato trascorrere parecchi anni di personale sperimentazione. Ancora oggi, dopo oltre trent'anni, continuo a farmene problema e ad esaminarle attentamente prima dell'applicazione.

Le immagini mentali sono vere e proprie forze dinamiche. Esse si realizzano sempre, in un modo inconscio e malgrado l'opposizione della volontà.

In Occidente Jung fu tra i primi a sottolineare la potenza realizzatrice delle immagini profonde aprendo nuovi spazi alla psicologia e trattando questo stesso tema riferito agli archetipi, veri e propri elementi propulsori che attivano e strutturano la psiche umana.

Secondo lo Yoga, il dinamismo dell'immagine mentale è tanto più forte ed operativo quanto più grande è il grado di *concentrazione*, quanto più profondo è lo stato di *rilassamento* e quanto più lungo è il *tempo* in cui essa viene trattenuta in noi.

In pratica, la sua realizzazione è tanto più potente quanto più siamo concentrati, rilassati e per lungo tempo in contatto con essa.

Le immagini mentali sono dei dinamismi che possono essere creatori o distruttori. Da qui si deduce la pericolosità delle immagini mentali negative e, nelle applicazioni pratiche, l'importanza dell'accurata scelta di ogni dettaglio che le costituisce: parole, colori, odori, suoni, archetipi etc.

L'immagine mentale estende il suo potere nel corpo anche là dove la volontà cosciente non ha alcuna voce in capitolo e cioè sull'automatismo organico e su tutta la vita vegetativa. Infatti, l'immagine mentale può agire sul tubo digerente, sul sistema vascolare, sulle ghiandole etc., ma si tratta anche di un'impronta in grado di condizionare il comportamento della persona.

Nello Yoga viene particolarmente raccomandato di diffidare dalle immagini mentali negative accompagnate dall'ansietà e dalla paura (timore delle malattie, paura di avere un bambino malformato, un parto brutto etc.).

Anche nel contesto delle tecniche occidentali di dinamica mentale, là dove viene trattato il tema delle visualizzazioni, si fanno le medesime raccomandazioni. Il francese Desoielle e Klaus Thomas hanno fatto scuola su questo argomento che, peraltro, ritroviamo pure negli Esercizi Superiori di Shultz e presso altri autori.

Il cercare di rimuovere le immagini mentali negative non è di alcuna utilità. Al contrario: una volta scacciate nell'inconscio esse continuano a vivere e ad agire in modo incontrollabile, gettando radici profonde, e ciò le rende tanto più pericolose.

Lo Yoga sostiene che la sola tattica davvero valida è quella di *operare delle sostituzioni*, vale a dire creare delle immagini mentali positive opposte.

Nel caso, ad esempio, di paura angosciosa di contrarre delle malattie occorre sostituire queste immagini negative con immagini positive di salute, forza, coraggio: per esempio immaginare il proprio corpo splendente e sano, inattaccabile dalle malattie.

Quando si lavora con le immagini mentali bisogna tenere sempre presente che l'immagine mentale va considerata come un progetto che viene proposto all'inconscio affinché esso lo esegua. Occorre, quindi, che il progetto non solo sia architettato con cura, che sia chiaro e dettagliato, ma anche che esso venga regolarmente ripresentato all'inconscio finché quest'ultimo non abbia terminato di realizzarlo. Perciò non bisogna necessariamente aspettarsi un risultato immediato: talvolta occorre del tempo per sostituire, ad esempio, delle immagini mentali negative che abbiano affondato delle radici molto profonde.

Inoltre, nel caso non si operi su se stessi ma su altri, è necessario tenere conto dell'insieme psicologico della persona e della sua storia.

Nell'impossibilità di elaborare un progetto personalizzato, quando ad esempio si opera con un gruppo, occorrerà elaborare un progetto genericamente positivo e valido per tutti, senza azzardarsi troppo verso problematiche che potrebbero riguardare specificatamente solo qualche persona e potrebbero, al contrario, sollecitare la nascita di un problema in chi non ne ha. Infatti, nei corsi di preparazione alla nascita emergono talvolta dei problemi molto specifici legati alla particolare storia di qualche madre: in questi casi noi preferiamo che esse accettino di sottoporsi ad un lavoro individuale.

Da tutto quanto si è detto si può facilmente intuire come nel Raja Yoga le leggi e le tecniche, che regolamentano il lavoro con le immagini mentali, sono poche ma molto rigorose:

1) La legge dello sforzo invertito, da cui dipende il successo o l'insuccesso del lavoro che si compie con le visualizzazioni, dice testualmente che tutti gli sforzi coscienti per annullare un'immagine mentale negativa la rinforzano.
2) La legge dell'emozione e della fede sostiene che le convinzioni proprie all'ambiente culturale e psicologico di una persona possono giocare un ruolo importante. Ad esempio esistono delle credenze popolari che sono in grado di creare delle potenti suggestioni negative, con conseguenti disastri psicologici alle gravide.

Talvolta le suggestioni negative vengono fornite dalla madre stessa alla figlia: di solito si fondano su un passato di trasmissioni negative tra le donne della famiglia: "*Speriamo che tu non abbia il parto brutto che abbiamo avuto io e tua nonna*", "*Io non ho potuto allattare. Chissà se tu avrai latte?*" etc.

Altre suggestioni negative vengono trasmesse, più o meno subdolamente, sin dall'infanzia. Alla figlia in pianto per una sbucciatura al ginocchio la madre, o un parente, talvolta dicono: "*Se piangi così tanto ora, per così poco, come farai quando dovrai avere un bambino?*" etc.

In tutte quelle situazioni legate alle paure assorbite e trasmesse dai modelli parentali, occorre operare mediante la sostituzione di immagini mentali positive ad hoc.

Questa legge sostiene anche che avere fede nella potenza delle immagini mentali positive di sostituzione non è né strettamente indispensabile né determinante. Meno male!

Determinanti sono invece le *modalità* che si usano affinché le immagini mentali si realizzino. Le riassumo in breve completandole ulteriormente.

1) È importante lo stato di rilassamento. Una volta scelta una determinata visualizzazione positiva, occorre ripeterla ogni sera quando cioè ci si trova in uno stato di coscienza limitrofo a quello del sonno.
2) Le immagini devono essere chiare, nitide, dettagliate.
3) Una volta creata l'immagine mentale occorre guardarla attentamente con un'attenzione senza tensione.
4) Se l'immagine mentale susciterà un'emozione positiva, essa sarà tanto più efficace.
5) A questo punto è necessario ripetere una breve frase ritmandola sulla respirazione, un breve slogan coniato in precedenza. Questa frase è molto importante perché contiene l'essenza del pensiero positivo e la suggestione dell'emozione corrispondente. Essa non deve contenere alcuna implicazione negativa e tutti i verbi devono essere usati al tempo presente e non al futuro.

La respirazione, che è un processo fisiologico che può essere governato sia dalla nostra volontà che dall'intelligenza autonoma del nostro corpo, fa da ponte di collegamento tra l'io cosciente e le parti più profonde dell'essere umano.

Via respirazione ci si pone in contatto con queste parti profonde che si aprono a ricevere il messaggio e la suggestione positiva.

Quel piccolo slogan, ritmato sul respiro, è come un seme gettato nell'inconscio che, piano piano, metterà radici, crescerà, ed infine sboccerà sostituendo l'immagine mentale negativa precostituita.

Ribadisco che le immagini mentali costituiscono un potente strumento a nostra disposizione, ma occorre conoscerne l'uso corretto e maneggiarle con molta precauzione.

L'uso delle visualizzazioni in gestazione, da proporsi durante il rilassamento, può essere di grande utilità per affrontare con decisione tutte le problematiche ad essa relative e scalzarle dal terreno psichico profondo in cui si sono radicate.

Tuttavia, l'esperienza mi ha insegnato che i risultati sono migliori quando l'approccio terapeutico è sinergico, cioè si avvale di più strumenti che si integrino tra loro in modo tale da creare un'unica forza operante sulla persona con modalità diverse, ma con un medesimo obiettivo.

Nei nostri corsi, tenuto conto delle attuali situazioni di stress e delle problematiche delle donne del nostro tempo, l'abbinamento informazione/analisi della relazione/lavoro pratico per la promozione del bonding/visualizzazioni/rilassamento e molto dialogo, è risultato essere un metodo positivo e funzionale per aiutare le giovani mamme a superare i problemi legati alla circostanza nuovissima che stanno vivendo. Ovviamente i casi più complessi e sofferti necessitano di interventi psicoterapici individuali.

La distribuzione alle partecipanti al corso, all'atto dell'iscrizione, di un breve questionario contenente delle domande, formulate in modo tale da non risultare troppo indagatrici e invasive, può essere limitatamente utile all'educatore prenatale e solo a titolo indicativo.

Le risposte ad un questionario non potranno mai sostituire adeguatamente l'efficacia di un colloquio diretto e sincero. Né potranno essere così esaurienti come quando, in un lavoro di gruppo, si riesce a creare quel clima di fiducia e di complicità che favorisce, stimola e facilita l'esposizione franca e spontanea di un problema o di una situazione.

Talvolta mi capita di leggere dei questionari e di farmi una prima opinione riguardo alla persona che lo ha scritto. In seguito, conoscendola meglio durante il corso, debbo completamente rivedere quell'impressione iniziale ed impostare il mio lavoro con lei diversamente da come avevo previsto. Sapendo ciò sono diventata molto più prudente.

L'inserimento nel questionario di domande quali "*Desideri il bambino?*", oppure "*Cosa hai provato quando hai saputo di essere incinta?*", o anche "*Com'è il tuo rapporto con il padre del bambino?*", rappresentano un approccio troppo diretto e invasivo se fatte all'inizio del corso. Le mamme scrivono le risposte, ma non sempre esse corrispondono completamente ai loro vissuti reali.

Al contrario, le medesime domande possono tranquillamente essere proposte verso la metà del corso, quando si è creato un simpatico clima di fiducia e di collaborazione, e le risposte giungono puntualmente ricche di dettagli significativi e colorate delle loro emozioni.

All'inizio, invece, è preferibile riassumerle in una domanda più generica quale, ad esempio "*Pensi che questa gravidanza si sia presentata in un momento giusto della tua vita?*". La formulazione in questi termini lascia libere le persone di rispondere in molti modi, quelli che riterranno più opportuni.

Nello stesso tempo il tipo di risposta, diretta o evasiva, fornirà un'indicazione in base alla quale valutare la possibilità di creare, durante lo svolgimento delle lezioni, delle occasioni di approfondimento. Comunque, le loro risposte scritte sono, di solito, abbastanza scarne.

Tutto sommato, la distribuzione all'inizio del corso di un questionario come strumento di indagine conoscitiva è risultata essere di scarsa utilità. Mentre, invece, proposto alla fine del corso, allo scopo di avere un riscontro tangibile sulla qualità della loro partecipazione e sull'eventuale cambiamento avvenuto in loro in seguito alla frequenza, risulta molto utile per gli operatori, specialmente per il referente, perché le risposte ora sono aperte e ricche di interessanti informazioni. Di esse si potrà fare tesoro durante le ultime lezioni e per la programmazione del corso successivo.

Sarà possibile proporre un lavoro retrospettivo e di confronto tra il 'prima' e il 'dopo-corso' chiedendo, ad esempio "*Quando hai iniziato il corso, che cosa provavi nei confronti della gravidanza e del bambino*?", "*Cosa provi adesso?*", "*È cambiato qualcosa nella relazione col tuo compagno?*" etc.

Mi si consenta un'ulteriore osservazione: molte ansie delle gestanti sono legate ai problemi inerenti le attuali modalità assistenziali nelle strutture pubbliche ospedaliere che, dai dati emersi, non sembrano corrispondere pienamente a ciò che propongono le leggi sull'umanizzazione del parto e a quanto raccomanda l'Organizzazione della Sanità.

Non potendo cambiare le circostanze esterne, quello che possiamo fare è un lavoro per attivare un *empowerment* del nostro ambiente interno, che è comunque un percorso naturale che occorre fare nel momento in cui inizia una gravidanza.

Tuttavia un parallelo positivo miglioramento nell'attuale modo di nascere nelle strutture ospedaliere credo che continui ad essere un elemento portante, di fondamentale importanza sia per la qualità dell'esperienza durante il parto che per la qualità della vita futura del nuovo essere umano e la relazione genitori-bambino.

Ancora sull'uso delle visualizzazioni in gravidanza: se è vero che è possibile lavorare su tutte le problematiche descritte, è altrettanto vero che per ottenere dei risultati positivi occorre che il programma sia appositamente strutturato e adattato a quello specifico gruppo di gestanti e sia, inoltre, portato avanti in modo settoriale.

Se, per esempio, un gruppo sta lavorando sulla relazione, le immagini mentali mirate alla sostituzione di un vissuto negativo saranno tanto più efficaci se verranno inserite in un contesto di visualizzazioni ed esercizi finalizzati a relazionare positivamente la madre al suo bambino ma, soprattutto, se saranno personalizzate alla relazione che ogni singola mamma ha con il proprio figlio.

Prima di passare ad alcuni esempi pratici e specifici, che troverete negli ultimi tre capitoli del testo, vi propongo un esercizio preliminare molto gradito e applicabile a tutte le mamme. Nei nostri corsi di Educazione Prenatale esso, di solito, dà inizio a quella parte del programma specialmente dedicata alla comunicazione con il bambino in utero.

È particolarmente utile perché allena all'interiorizzazione ed insegna alle madri a guardare le immagini interne, rassicurandole su quella parte del lavoro successivo in cui verranno invitate ad utilizzare le visualizzazioni.

Oltre ad essere una pratica molto piacevole e suggestiva, induce molta serenità e tranquillità affinando il potere di concentrazione.

Tuttavia, l'aspetto forse più importante di questo esercizio è da riferirsi ad un ulteriore effetto sulla mente: essa diventa calma e silenziosa cessando di inquisire, disquisire e desiderare.

È precisamente quando si produce un silenzio mentale che è possibile instaurare quell'atteggiamento interiore di accoglienza che prelude alla pratica dell'ascolto attivo e del dialogo con il bambino: *è soltanto, ed esclusivamente, quando la mente tace, che possono aprirsi i canali di comunicazione con lui.*

Esercizio di concentrazione sulla fiamma di una candela (si può registrare ed eseguire al riascolto)

Questo esercizio deve essere praticato al buio.

Siedi comodamente davanti ad un tavolo sul quale avrai posto una candela accesa, ad un metro e mezzo di distanza e circa venti centimetri al di sotto dell'altezza degli occhi. Durante la prima parte dell'esercizio dovrai fissare lo sguardo sulla fiamma della candela e ciò, di solito, provoca una naturale lacrimazione. È normale.

Appoggia i palmi sulle cosce. Chiudi gli occhi.

Esegui alcune lente respirazioni sospirando l'espirazione e lasciando ricadere il petto con abbandono.

Ogni volta ripeti, mentalmente, sull'inspirazione:

"*Nel mio io profondo...*".

E sospirando l'espirazione:

"*...mi calmo e mi rilasso*".

Calati dolcemente all'interno di te, immergendoti nelle tue sensazioni... senti la globalità del tuo corpo ed accetta tutto quello che incontri... senza cercare di modificare nulla... espanditi nelle sensazioni sentendo l'insieme del tuo spazio interno...

Prima parte

♫ Ora inizierai a fissare la punta della fiamma, senza battere le palpebre, per alcuni minuti...

Se senti affiorare le lacrime, lasciale scorrere sulle guance senza asciugarle, e cerca, ove possibile, di continuare a mantenere gli occhi aperti, le palpebre ferme, e lo sguardo puntato sulla fiamma...

♫ Essa si muove dolcemente... poco per volta, pur mantenendo la fissazione dello sguardo, lascia che la tua visione si espanda includendo anche l'alone luminoso attorno a lei...

♫ Osserva l'insieme della fiamma e dell'alone... sono un solo palpito luminoso che si stempera fiocamente nell'oscurità...

♫ La tua mente è calma...
Un silenzio sereno e tranquillo si effonde in te... un silenzio pieno di pace...
Resta in contemplazione della fiamma per alcuni minuti...

Seconda parte

♫ Ora chiudi gli occhi e sfrega con forza i palmi delle mani uno contro l'altro finché non diventeranno molto caldi...

♫ Ponili, a coppa, sugli occhi in modo tale da creare una completa oscurità, stando attenta a non toccare le palpebre...

♫ Concentrati sull'oscurità interiore finché non vedrai ricomparire l'immagine della fiamma...
È luminosissima ma di colore differente... dopo poco scomparirà ma tu, concentrandoti, la farai riapparire... sarà sempre diversa e tenderà a svanire... ogni volta ti concentrerai e la farai ritornare...

♫ Continua questo gioco finché proprio non riuscirai più a fare ricomparire la fiammella...
Una volta terminato l'esercizio resta ad occhi chiusi ancora per qualche minuto, godendo la pace e l'armonia che sentirai in te.

Quando si riesce a mantenere l'immagine della fiamma abbastanza a lungo, si è pronti a passare al lavoro successivo con le visualizzazioni.

Ciò può avvenire già dopo la prima esecuzione dell'esercizio. A volte, invece, è necessaria qualche altra esercitazione.

11. *Quando non si riesce ad avviare una gravidanza*

ESERCIZI: COMUNICAZIONE CON UN ALBERO, CREARE UNO SCUDO PROTETTIVO

Dice il bimbo alla mamma:
"Da dove son venuto?
Dov'è che mi hai trovato?".
La mamma ascolta trepida, sorride,
stringe al seno il bambino e poi gli dice:
"Tu eri un desiderio nel mio cuore".

R. TAGORE

Come mai capita che una coppia non riesca a procreare nonostante viva un contesto di buona armonia affettiva e sessuale, oltre che di buona salute?

A volte, come abbiamo potuto già constatare nel secondo capitolo di questo testo, ci sono in noi delle ambivalenze profonde e segrete nei confronti della maternità, oppure dei rifiuti. Può trattarsi di modelli che inconsapevolmente cerchiamo di riprodurre, a volte appresi durante la nostra stessa vita prenatale nella relazione con nostra madre; oppure di copioni appresi in età infantile ai quali sentiamo di dovere fare corrispondere il nostro presente. Le cause possono essere molteplici.

Un'indagine psicoterapica ben condotta può metterle allo scoperto, ma non è detto che sia sempre possibile e nemmeno che, una volta che siano state individuate le cause, si riesca ad eliminarle completamente: ci sono in noi delle alchimie psicologiche complesse che talvolta possono creare dei divieti, delle barriere che sembrano invalicabili.

Non è sempre facile e privo di complicazioni il riuscire a concepire e portare avanti una gravidanza.

Quando la madre reale non desidera un figlio ma la madre inconscia, quella psicobiologica, invece lo vuole, lo stato di gravidanza ha molte più possibilità di instaurarsi che non nel caso contrario. L'ideale sarebbe che i desideri delle due madri coincidessero. Purtroppo ciò non sempre avviene e comunque, in molti casi, può essere solo una questione di tempo e di maturazione.

Accade anche che il desiderare un bambino con troppa intensità possa creare uno stato di stress e di sofferenza psichica, con conseguente sbilanciamento nella produzione ormonale, tale da impedire la fecondazione. Sono noti i casi di numerose coppie le quali in seguito alla decisione di adottare un bambino, oppure dopo aver rinunciato ad un figlio proprio ed avere cessato di desiderarlo spasmodicamente, hanno avuto la sorpresa di scoprire che era avvenuto il tanto sospirato concepimento.

Se a proposito di quest'argomento volessimo chiedere il parere ad uno yogi, invece che ad uno psicologo o ad un ginecologo, sono certa che egli risponderebbe pressappoco così: "*La forza del pensiero, nel quale si manifestano delle immagini mentali distruttive collegate ad un'emozione negativa è responsabile del mancato concepimento nel caso citato*".

Questo tipo di risposta è assolutamente allineata e coerente con quanto abbiamo esposto precedentemente: qualsiasi negatività, che non sia stata opportunamente sostituita da una positività opposta, mette radici e si ripercuote non soltanto sulla nostra vita psichica ma anche sulle funzioni del nostro corpo, inclusa la funzionalità organica ed ormonale.

In effetti, nel caso del desiderio spasmodico di un figlio, esiste un'intensità angosciosa del desiderio, e ciò dimostra che ad esso si accompagna la paura di un fallimento: che si esprimerà, ad esempio, con l'immagine di una culla vuota o con un simbolo similare. Questa immagine mentale negativa di insuccesso, stimolata dall'emozione della paura, che insidiosamente continua ad agire in modo sotterraneo e inconscio, inibisce il concepimento. In pratica risulta essere più forte del desiderio cosciente di procreare.

Ad ogni avvenuta mestruazione con relativa delusione e senso di fallimento, la preoccupazione e la paura aumenteranno rinforzando l'immagine mentale negativa... che, prima o poi, si realizzerà: niente bambino, una culla vuota.

Nel momento in cui cesserà l'esasperazione del desiderio, o addirittura si spegnerà il desiderio di avere un figlio, la tensione e lo stress diminuiranno, o si estingueranno, diminuirà o si estinguerà anche la paura di un fallimento e l'immagine mentale negativa incomincerà ad essere meno ossessivamente presente, sarà sempre più sfuocata, perderà forza e poi, poco alla volta, particolarmente nel caso in cui i genitori rinuncino decisamente ad avere un bambino, scomparirà: la paura di non riuscire non è più così angosciosa, oppure non esiste più, e quindi diventano deboli, o scompaiono, sia l'immagine mentale negativa sia l'emozione che la suscitava e la rinforzava.

Ritornano la calma e l'equilibrio... ed ecco che si constata l'avvenuto stato di gravidanza. Talvolta ciò avviene, addirittura, quando era già stata prospettata o avviata un'adozione.

"*Niente di strano*", direbbe il nostro yogi. "*È normale!*".

Per ottenere il dono di un figlio, occorre desiderarlo dal profondo del cuore, e desiderarlo in due. La coppia è il nido in cui crescerà il bambino: che tipo di nido offriremo al figlio? È solido o pieno di rappezzi, circola aria o si soffoca, è caldo d'amore o raggelante, c'è spazio per lui nella coppia? Saremo genitori accoglienti o abbiamo già aspettative e desideri sul sesso, sulle sue doti o, addirittura, progetti definiti e preconfezionati sul suo futuro? Siamo intenzionati a educare, nel senso di *ex-ducere*, vale a dire aiutare il bambino ad esprimere i suoi talenti e le sue capacità, quali che siano? Oppure educare per noi significa impartire una serie d'istruzioni ed esercitare un potere?

Queste e molte altre ancora sono le domande che dovrebbero farsi reciprocamente gli aspiranti genitori prima di pensare ad avviare il concepimento.

È importante prestare attenzione anche alle motivazioni perché quando, come nel caso citato precedentemente, il desiderio diventa uno spasimo angoscioso, allora c'è qualcosa che non va e bisogna avere il coraggio di fermarsi, di riflettere e di analizzare le proprie motivazioni profonde, quelle che si nascondono dietro ad un desiderio così sofferto.

Queste poche, semplici, riflessioni non hanno la pretesa di volere essere più di quello che sono però vorrei concludere aggiungendo ancora un'osservazione che mi è sembrata particolarmente significativa. È stata fatta dalla dott.ssa Maria Ballardini, psicologa e sessuologa della SIAB di Roma: "*Per concepire è importante vivere bene il proprio corpo, la sessualità e la vita*".

Ritornando ad un tema a me caro, quello dello Yoga, so per esperienza che in esso c'è tanta saggezza e molto sano buon senso.

In considerazione di ciò, propongo qui di seguito un'esperienza molto bella e suggestiva, dedicata a tutte le donne che desiderano di avere un bambino.

È una pratica antica, che ho un po' adattata ai tempi moderni ed alla circostanza specifica, pur lasciandone intatta la sostanza.

Sperimentatela spesso, soprattutto se siete alle prime armi per quanto riguarda la tecnica di visualizzare.

È molto efficace per chi, pur non avendo problemi funzionali, non riesca ad avviare lo stato di gravidanza, perché elimina le ambivalenze profonde sostituendole con un desiderio equilibrato e positivo del figlio.

Inoltre essa cancella dalla memoria cellulare degli organi sessuali e riproduttivi, qualsiasi negatività abbiano assorbito a causa di un eventuale lavoro mentale impostato sulla sfiducia o l'arroganza nei loro confronti.

Vi stupisce quest'ultima affermazione? Con tutto quello che la medicina psicosomatica è riuscita a scoprire sull'interazione tra corpo, mente e psiche, può davvero sorprenderci che, ad esempio, organi così sensibili e delicati come le ovaie possano gravemente risentire di una serie di messaggi mentali di sfiducia nelle loro capacità, o nella validità degli ovuli che essi producono?

La pratica che vi propongo immerge i vostri organi sessuali e riproduttivi in un bagno di luce che lava via qualsiasi negatività, ricaricandoli di energia primaria e predisponendoli alla fecondazione.

Questo è un gesto d'amore che voi compite per loro, ed essi ve ne saranno grati. Illuminati e rigenerati dall'energia femminile della terra, essi ritroveranno il loro stato naturale di purezza e di perfezione e, a tempo debito, non tarderanno a rispondervi positivamente.

Esperienza di comunicazione con la madre terra attraverso un albero, per ottenere il dono di concepire

Noi vedevamo l'opera del Grande Spirito
nella Sua intera creazione:
nel sole, nella luna, negli alberi,
nei monti e nel vento.
Talvolta ci avvicinavamo a Lui
per mezzo di quello che aveva creato.

TATANGA MANI, INDIANO D'AMERICA

Un albero è una creatura vivente, con una sua forma di intelligenza, di sensibilità, di coscienza e con la sua essenza divina.

Un albero è una forma sacra, così come tutta la creazione è un insieme di forme sacre.

È una creatura semplice e, al contrario degli esseri umani, non ha le nevrosi proprie ai nostri subbugli mentali e psichici. Vive con naturalezza i cicli delle stagioni e della sua vita.

Cresce nell'aria e nel sole ma tiene le sue radici ben piantate nella terra, dalla quale trae forza e nutrimento. È un esempio simbolico che c'insegna come anche noi dovremmo cercare di vivere, in equilibrio tra cielo e terra.

L'albero è generoso, non trattiene i suoi frutti ma li dona spontaneamente ed accoglie senza protestare chiunque desideri riposare accanto a lui, al riparo della sua ombra.

Anticamente gli uomini, vivendo un contatto quasi simbiotico con la natura, riuscivano a comunicare con lei ed a percepirne l'intima essenza sacra.

Le parlavano affidandole i loro problemi ed esprimendo le loro necessità. In lei sentivano l'aspetto femminile, materno, fecondo e soccorritore di Dio.

Si rivolgevano a lei in ogni ricorrenza importante della loro vita, compiendo rituali propiziatori o di ringraziamento e raffigurandola in vari modi, presso le diverse culture, a seconda del ruolo protettivo specifico che le era attribuito.

Comprendevano il suo linguaggio, sapevano interpretarne i segni ed interagivano con Dio attraverso lei.

La ricerca del posto giusto

♫ Appartati in un luogo tranquillo in mezzo alla natura, dove ci siano degli alberi.

♫ Immagina di regredire alla tua infanzia, quando avevi quattro, cinque, sei anni. Immedesimati nella sensazione di magia e mistero che provavi quando ti trovavi ad esplorare da sola un posto sconosciuto. Anche se, in realtà magari conosci già il luogo in cui ti trovi, fai finta che sia la prima volta e cerca di vivere quest'esperienza con un cuore di bambina.

♫ Cammina lentamente in silenzio, guardandoti attorno con calma... ascoltando i suoni della natura... respirando voluttuosamente, assieme ai profumi, anche la luce del sole, i colori delle piante, dei fiori, delle erbe...
Continua a respirare ed assorbire colori, luci e suoni, lasciando che poco per volta si fondano in te, sostituendosi ai pensieri... finché sentirai nascere nel tuo cuore un'emozione positiva di comunione e d'amore.
Tuffati in quell'emozione.

♫ Ora cammina più adagio, soffermandoti ogni volta che ne senti la necessità, respirando la natura... fondendoti sempre più in lei... lasciando crescere la tua emozione positiva.
Stai camminando sempre più lentamente.
A questo punto potresti incominciare a sentire che, all'interno della tua emozione, sta nascendo qualcosa d'indefinibile, come un anelito, che è pronto a guidarti...
Evita qualsiasi razionalizzazione dell'esperienza e, rivolgendoti a questa forza misteriosa, ripeti più volte intensamente, e con convinzione, in te stessa:

"*Tu mi conduci al luogo che mi attende*".

♫ Lasciati portare da quest'energia sottile, vivendo sul filo della tua emozione di bimba e continua a respirare luci, colori e suoni, ripetendo di tanto in tanto la breve frase pilota...

Se fino a questo punto avrai percepito, sia pure discontinuamente, di essere stata guidata e ti sarai lasciata condurre con animo fiducioso, ora giungerai sicuramente nel luogo che, dal punto di vista vibrazionale, è in sintonia con il tuo campo magnetico.

Potrebbe essere un piccolo angolo di bosco, una radura tra gli alberi, oppure uno spazio aperto con un solo albero.

Non ha importanza, sei nel posto giusto. Lo capirai subito perché ti piacerà e proverai una piacevole sensazione di benessere.

Se non è così, significa che, involontariamente, hai fatto funzionare la tua mente razionale in qualche tappa del percorso... e dovrai ricominciare da capo. A volte capita di fallire il primo tentativo ma non bisogna scoraggiarsi.

♫ Sentiti arrivata a destinazione. Guardati attorno... se ci sono più alberi, ce ne sarà uno che ti piacerà particolarmente e che attirerà la tua attenzione: quella sarà la creatura che ti aiuterà a metterti in contatto con l'energia della terra.

La comunicazione con l'albero

♫ In piedi o in ginocchio, chiudi gli occhi e avvicina i palmi al tronco, senza toccarlo: senti che ti stai accostando ad un essere vivente... che sei stata guidata proprio sino a lui... che è buono e generoso, disponibile ad aiutarti.
Pensa che la terra lo ha fatto nascere, lo nutre, lo sostiene, lo fa crescere e si prende cura di lui con amore...
Poniti in un atteggiamento d'apertura e d'accettazione... mettiti in ascolto e percepisci la sua risposta... lascia che le sue vibrazioni entrino in te... sentiti entrare in intimo contatto comunicativo con lui...
Ora esponi all'albero il tuo problema e chiedigli di farti da tramite con la feconda energia terrestre...
Adesso lui è la tua antenna trasmittente e ricevente...

La comunicazione con la madre terra

♫ Abbraccialo e appoggia la fronte sul tronco.
Pensa alla linfa ed ai liquidi vitali che le sue radici stanno succhiando dalla terra... che risalgono nel tronco andando verso i rami... e penetrano in ciascuna foglia...
Pensa che l'energia che costituisce tutto l'universo è generosa e non sostiene soltanto la vita dell'albero che stai abbracciando ma nutre, fa nascere, crescere, sbocciare, maturare, rinascere e moltiplicare tutte le piante, gli arbusti, le erbe e i fiori sul nostro pianeta...
Grazie a lei, che si esprime nell'acqua, nell'aria e nel sole, tutte le forme di vita, animali, vegetali e minerali sono nutrite e sostenute...

♫ Ora poniti in atteggiamento d'apertura e d'accoglienza della madre terra... ascolta la risposta della sua energia... lascia che le sue vibrazioni entrino in te e percepisci il suo amore fondendoti con lei...

♫ Chiedile di trasmetterti e depositare nel tuo grembo l'energia feconda necessaria al concepimento... esprimiti con semplicità, manifestandole il tuo desiderio di concepire un figlio... lascia parlare esclusivamente il tuo cuore...

♫ Respira lentamente e profondamente l'energia che l'albero ti trasmetterà in risposta dalla terra... sentila salire dalle radici attraverso il tronco... essa entra in te dalla fronte ad ogni inspirazione, come un fascio di luce...
Espirando, fai scendere la fertile luminosa energia terrestre attraverso il corpo sino al tuo grembo...
Senti che ogni nuova espirazione la deposita nelle ovaie, nelle tube e nel tuo utero, colmandoli di luce...

♫ Rivolgiti alla terra ripetendo mentalmente ad ogni inspirazione:

"*La tua fertilità...*".

E sull'espirazione:

"*...si deposita in me*".

Visualizza quest'energia luminosa e feconda che avvolge, purifica e rigenera profondamente i tuoi organi riproduttivi... essi stessi diventano materia luminosa... essi pulsano raggi di luce...

♫ Continua finché non sentirai che il tuo grembo è radioso.

Non dimenticarti di ringraziare quando te ne andrai.

Creare uno scudo protettivo

Vedi il meglio in ogni cosa e ti troverai circondato dal meglio, perché lo attirerai tutto a te, come fa il magnete con l'acciaio. Il bene attrae il bene, allo stesso modo in cui il male attrae il male. Riempi la tua vita di bontà, di verità, di amore, di comprensione così non ci sarà spazio perché nulla di contrario possa entrare.

EILEEN CADDY

Intrattenere dei pensieri e delle immagini mentali positive crea un'energia positiva, un campo energetico favorevole attorno a noi, che sarà come uno scudo protettivo verso qualsiasi forma di negatività esterna e contemporaneamente ci aiuterà, in un movimento circolare di ritorno e di rinforzo, a continuare a produrre e intrattenere in noi delle immagini mentali di buona qualità. Esse nel tempo, realizzandosi, ci porgeranno i loro buoni frutti.

Creare un campo energetico negativo significa eliminare il nostro scudo protettivo: qualsiasi energia negativa potrà infiltrarsi in un campo così indebolito e creare in noi immagini mentali che pianteranno facilmente delle radici, mettendo conseguentemente in moto le energie necessarie alla loro realizzazione.

Con uno scudo protettivo di base, intessuto di pensieri positivi e luminosi, ogni immagine mentale successiva trarrà beneficio da questa positività, metterà radici di luce e si realizzerà, a tempo debito, nel modo migliore per noi.

È sufficiente portare regolarmente in noi anche un solo intenso 'pensiero di luce', vivendolo fortemente nelle emozioni: per esempio augurare quotidianamente, e di tutto cuore, la pace e l'amore a tutti gli uomini e le donne della terra, a tutti i bambini, agli animali e alle piante... a tutto ciò che vive sul nostro pianeta e nel vasto universo... ovunque c'è vita!

Questo pensiero-emozione costruirà un potente scudo protettivo attorno a noi, al bambino desiderato e, quando c'è in atto una gravidanza, esso proteggerà anche il nostro bambino.

Ogni volta che pensiamo al figlio che vorremmo fosse concepito, noi emettiamo un'energia-pensiero, mandiamo un messaggio all'universo intero.

Se il nostro desiderio è espresso regolarmente, con amore, contemplando l'immagine interiore di un bambino (l'immagine deve essere poco definita nei particolari: un bimbo fatto di luce dorata, per esempio), quest'energia positiva del pensiero-emozione comincerà dapprima a creare un leggero scudo protettivo attorno all'idea di un figlio.

Poi, quando nel tempo si aggiungeranno le altre onde pensiero positive costruite un poco ogni giorno, esse gradualmente circonderanno l'immagine interiore del figlio desiderato. Questa immagine si rinforzerà, metterà radici profonde e mobiliterà le energie necessarie alla sua realizzazione.

Un figlio nasce prima di tutto nel genitore che è in ciascuno di noi, nei nostri sentimenti, nelle nostre emozioni, nella nostra mente e nel nostro cuore.

Questa è la prima vera nascita.

Il primo abbozzo dell'embrione è quello bioenergetico, creato con i nostri pensieri positivi, grazie allo scudo protettivo che abbiamo quotidianamente costruito per tutelarne la buona qualità. Essi promuovono la messa in moto dell'energia cosmica che è anche l'elemento creativo, la sostanza elementare e fondamentale che andrà a formare l'energia costitutiva e nutritiva del bambino stesso.

Anche nell'ottica di questa visione spirituale della nostra esistenza, e grazie anche ad essa, mi sembra lecito e logico ribadire che la prima relazione con il figlio ha luogo prima ancora che egli sia concepito.

La pratica di "*Aura luminosa*", presentata in questo testo, è semplice. Essa è in grado di calmare la mente e indurre una dolce pace interiore: a questo punto sarà davvero facile purificare il nostro campo energetico e creare un luminoso scudo protettivo attorno alla nostra persona, ed eventualmente proseguire augurando la pace e l'amore a tutti gli esseri viventi.

12. Il primo mese della gravidanza

ESERCIZI: RILASSAMENTO IN POSIZIONE SEDUTA, AURA LUMINOSA (I E II PARTE)

L'uovo fecondato: questo grande mistero

In ogni concepito opera un'intenzionalità d'esistenza [...] senza una precisa volontà di vivere, il figlio, anche se ancora a livello cellulare, non potrebbe mai esistere.

FRANÇOISE DOLTO

Tu ancora non lo sai, ma è avvenuto il concepimento.

Il tuo bimbo-embrione è un insieme di cellule che si moltiplicano con ritmo regolare e costante. L'intelligenza cosmica, o divina se preferisci, impregna ognuna di esse e conduce con saggezza e amore questo progetto creativo.

L'ovulo fecondato racchiude e riproduce in se stesso il mistero della creazione. Contiene tutto il futuro essere umano, è un dinamismo che procede dal potenziale al reale, in cui tutto è presente in ogni punto ed in ogni istante, in cui passato, presente e futuro coesistono e, allo stesso tempo, si dilatano in un tempo infinito... il medesimo gioco divino della creazione dell'universo si riproduce meravigliosamente nel tuo grembo ed in ogni aspetto della sua manifestazione, come un'eco senza fine[13].

Già alla fine della prima settimana il tuo piccolo bimbo-embrione è in grado di dimostrare chiaramente la sua intenzionalità di vita: si fissa sulla parete dell'utero.

Poco dopo inizia a formarsi la placenta, attraverso la quale gli invierai il nutrimento per la sua crescita.

[13] Nel libro *Dalla Grande Madre al bambino* avevo illustrato l'analogia tra la crescita del bambino, a partire dall'uovo fecondato, e la storia dell'evoluzione dell'umanità sulla terra.

Come vedi, tuo figlio ha compiuto un percorso molto preciso per raggiungerti e riuscire a legarsi sempre di più a te.

La costruzione della placenta, inoltre, è un fatto molto concreto, ma anche molto simbolico: significa che il bambino ha intimamente accettato di dipendere totalmente da te, ti ha affidato incondizionatamente la sua vita.

Mi sembra lecito potere interpretare ciò come un gesto di accettazione e di fiducia nei tuoi confronti. Senti anche tu che è così?

Verso la fine della terza settimana incominciano a formarsi il sistema nervoso, il cervello e la spina dorsale. Nella testa compaiono gli occhi e la bocca. Si notano gli abbozzi delle braccia.

È lungo circa sei millimetri.

Il suo cuore incomincia a battere: incredibile! Ha solo 25 giorni!

Trascorre il tempo. Ti rendi conto di avere saltato le mestruazioni e tra non molto farai il test delle urine.

Poi... la notizia esaltante! Sei madre.

Siamo agli inizi del secondo mese di gestazione.

Quasi non ci credi, non ti sembra possibile perché il tuo corpo non mostra, all'esterno, alcun segno dell'immenso cambiamento che sta avvenendo in te. A tratti hai l'impressione di sentirti impercettibilmente diversa, ma non sai se attribuire ciò all'autosuggestione o alla realtà dei fatti.

Il tuo viso è quello di sempre, la tua espressione non è particolarmente dolce o materna.

Di tanto in tanto ti osservi, un po' furtivamente, allo specchio mettendoti di profilo e scrutando l'addome. Niente. Se non avessi saltato il ciclo e non avessi sotto gli occhi il referto positivo, non potresti neppure sospettare di essere incinta.

Invece un piccolissimo meraviglioso bambino ha deciso di vivere e vuole te come madre.

Quando comincia il compito educativo?

La risposta è: subito.

Potrebbe sembrare perlomeno strano, o insolito, che già a partire dall'inizio della gestazione venga trattato l'argomento relativo all'educazione del figlio.

In realtà, l'Educazione Prenatale se ne occupa anche prima che avvenga il concepimento, istituendo corsi speciali rivolti ai futuri genitori.

È di fondamentale importanza il cercare di entrare da subito in un'ottica corretta nei confronti dell'educazione del bambino. Un'ottica che ammetta le competenze e i valori di quest'ultimo e preveda una reciprocità e uno scambio, nella consapevolezza del fatto che anche noi genitori abbiamo molto da imparare dai nostri figli.

Quindi, se è vero che i genitori sono gli educatori del bambino è altrettanto vero il viceversa. Basti pensare al salto qualitativo che avviene spontaneamente in noi, riferito alla nostra capacità di amare: per il solo fatto di esistere, il figlio riesce a spremerci dal cuore una qualità di amore tale da farci mutare persino i parametri nei confronti del nostro stesso istinto di conservazione e sopravvivenza.

È un tipo di amore per il quale, ove occorra, una madre è disposta a sacrificare anche la propria vita.

È un amore totale, che non pretende nulla in cambio e che è fine a se stesso. È un amore sublime, non paragonabile ad alcun altro.

Penso che forse soltanto i mistici e i santi, nella loro devozione a Dio, abbiano potuto sperimentare un simile amore, per il quale sono stati anche disposti a compiere rinunce estreme, inimmaginabili ai più.

Il figlio, con la sua adamantina sincerità, è in grado di provocare in noi delle crisi salutari, sgretolando con spietata innocenza le nostre sovrastrutture e, così facendo, ci riconduce all'essenza delle cose e promuove il nostro cambiamento.

Il bambino stimola la nostra creatività, ci riporta verso la natura e le cose belle della vita con spirito rinnovato e risveglia le nostre qualità migliori.

Un figlio è un investimento per crescere.

Il primo compito educativo di un genitore è quello di educare se stesso nei confronti del figlio assumendo verso di lui un atteggiamento di umiltà, di apertura, di ascolto, di reciprocità.

Tutta la parte pratica di questo libro, relativa alla comunicazione con il nascituro, è volta a promuovere questo atteggiamento di apertura e di ascolto attivo-emotivo, per una costruzione più armoniosa e positiva della relazione affettiva.

I bambini imparano quello che vivono

Se i bambini vivono nella critica,
imparano a condannare.
Se i bambini vivono nell'ostilità,
imparano a combattere.
Se i bambini vivono con la paura,
imparano a essere apprensivi.
Se i bambini vivono con la pietà,
imparano a commiserarsi.
Se i bambini vivono con il ridicolo,
imparano a essere timidi.
Se i bambini vivono con la gelosia,
imparano a provare invidia.
Se i bambini vivono con la vergogna,
imparano a sentirsi colpevoli.
Se i bambini vivono con l'incoraggiamento,
imparano a essere sicuri di sé.
Se i bambini vivono con la tolleranza,
imparano a essere pazienti.

Se i bambini vivono con la lode,
imparano ad apprezzare.
Se i bambini vivono con l'accettazione,
imparano ad amare.
Se i bambini vivono con l'approvazione,
imparano a piacersi.
Se i bambini vivono con il riconoscimento,
imparano che è bene avere un obiettivo.
Se i bambini vivono con la condivisione,
imparano a essere generosi.
Se i bambini vivono con l'onestà,
imparano a essere sinceri.
Se i bambini vivono con la correttezza,
imparano cos'è la giustizia.
Se i bambini vivono con la gentilezza e la considerazione,
imparano il rispetto.
Se i bambini vivono con la sicurezza,
imparano ad avere fiducia in se stessi e nel prossimo.
Se i bambini vivono con la benevolenza,
imparano che il mondo è un bel posto in cui vivere.

DORETI LAW NOLTE

Il nutrimento del bambino

Il rapporto madre-bambino è, contemporaneamente, simbiotico e di alterità. Ciò significa che se è vero che il bambino si nutre di ciò che la madre mangia, respira, pensa, sente, vive e gli comunica per via empatica, è anche vero che ciascuno mantiene una propria individualità.

L'Educazione Prenatale annette una primaria importanza alla qualità del nutrimento che i genitori, soprattutto la madre, trasmettono al loro bambino, poiché da essa dipende la sua armoniosa crescita psico-fisica.

L'assioma fondamentale dell'Educazione Prenatale è:

"*Tutto ciò che la madre vive, il bambino lo vive con lei*".

Questo aspetto simbiotico della relazione implica che la donna, in gravidanza, dovrebbe porre una particolare attenzione ai suoi vissuti conducendo, il più possibile, uno stile di vita semplice e naturale sia dal punto di vista alimentare che da quello ambientale.

Dovrebbe ridurre il consumo di carne dando la preferenza alle carni bianche e soprattutto al pesce azzurro, molto importante per il cervello del bambino. Farebbe bene ad eliminare gli alimenti troppo dolci o troppo salati, le bibite gassate, i cibi inscatolati o a lunga conservazione. Gli oli e il burro dovrebbero essere consumati crudi e in moderate quantità, specialmente il burro.

Cereali, pasta, riso, legumi, frutta e verdure crude e cotte dovrebbero costituire la base alimentare della madre in gravidanza. Formaggi, yogurt e uova vanno bene purché non si ecceda.

Invece sono assolutamente da eliminare il fumo e gli alcolici. Il primo è un 'alimento' particolarmente dannoso per il bambino. Diminuisce sensibilmente la quantità di ossigeno nel sangue, là dove esso è indispensabile per la crescita dei tessuti fetali. I figli di madri fumatrici presentano un minor peso corporeo alla nascita. Alcuni studi del dott. Clements presentati a Roma ad un Congresso di Ostetricia e Ginecologia, riportano che, nel caso di forti fumatrici, i figli possono presentare, nel tempo, maggiori problemi nell'apprendimento scolastico ed anche di ordine psicologico.

In considerazione di questo aspetto simbiotico della relazione madre-figlio, anche il nutrimento psicologico-affettivo che la madre porge al proprio figlio assume un'importanza fondamentale.

Scusatemi se ora ripeterò alcuni concetti già esposti nel primo capitolo di questo testo, ma sono così importanti che il fare un promemoria nel momento in cui viene trattato il tema dei primi mesi della gravidanza non mi sembra inopportuno.

Ricordo ai genitori che atteggiamenti interiori di prolungato rifiuto del bambino vanno ad imprimersi rovinosamente sulla psiche del nascituro e, in seguito, potrebbero anche compromettere quel senso di autostima di cui ciascun essere umano ha bisogno per potere affrontare le prove della vita.

Inoltre vi rammento che altri studi hanno dimostrato che anche gli stress materni prolungati, se hanno come conseguenza l'abbandono affettivo del nascituro, sono deleteri per quest'ultimo.

I bambini nati da madri che non li hanno vissuti affettuosamente durante la gestazione, che li hanno semplicemente 'trasportati' senza porger loro alcun segno di amore o di gioiosa accettazione della loro presenza, sono bambini che presentano una maggiore instabilità emotiva, sono meno socievoli e più insicuri con problemi di ordine fisico, psicologico e di alimentazione.

Da tutto ciò si può dedurre che il nutrimento più importante che la madre possa offrire al suo bambino è l'amore, cioè un atteggiamento di accoglienza ed una buona comunicazione empatica con lui.

Subito dopo c'è la qualità dei nostri pensieri e delle nostre emozioni.

È stato provato che il bambino è assolutamente in grado di percepire, quando è il centro di un conflitto o è minacciata la sua esistenza.

Tuttavia ansia ed agitazione sono ugualmente nocive perché vengono trasmesse al nascituro via psichica ed ormonale, oltre che dall'accelerazione del battito cardiaco materno, ed il bambino entra lui pure in uno stato di stress.

Sapendo tutto ciò, la donna in gravidanza dovrebbe cercare di evitare quelle situazioni che essa vive come ansiogene, o che le procurano malessere.

Talvolta, però, non è possibile perché alcune sono inevitabili. In questi casi la madre dovrebbe sempre rassicurare il suo bambino parlandogli con voce dolce e affettuosa, facendogli sentire il suo amore e accarezzandolo attraverso il pancione.

Un tipo di nutrimento straordinario che la madre può offrire al proprio figlio è la trasmissione dei grandi valori della vita, in primis quello della pace e della fratellanza universale.

Come? Facendo in modo di essere il più possibile in pace con se stessa e con gli altri... ed anche praticando di tanto in tanto la meditazione "*Bimbo di pace*" (vedi p. 150).

Esiste, infine, un altro tipo di nutrimento, che può essere positivo o negativo. È quello che noi assorbiamo dal campo elettromagnetico degli ambienti esterni o da quello delle persone con le quali entriamo in contatto, e che il bambino assorbe con noi.

Di quest'ultimo argomento che, come potrete constatare, è davvero affascinante, ci occuperemo subito.

Il campo elettromagnetico, o aura: come purificarlo

Ciascuno di noi crea attorno a sé un campo di energia, o aura, che irraggia onde elettromagnetiche.

I colori dell'aura, visibili ad occhio nudo solo da persone esperte, variano a seconda della nostra situazione psico-fisica.

Il nostro stato di salute, i nostri stessi pensieri, sentimenti ed emozioni corrispondenti, sono responsabili della qualità di onde elettromagnetiche che emaniamo. Il contatto o la vicinanza con i campi energetici di ambienti e persone influisce e può modificare, anche sostanzialmente, il nostro stesso campo elettromagnetico, agendo sulla nostra salute e i nostri stati d'animo.

Tutto ciò viene puntualmente trasmesso al bambino.

Ti è mai capitato di andare, inspiegabilmente, in ansia o in stato depressivo, in certi luoghi o accanto a determinate persone? Vale il viceversa: ti è mai successo di sentirti incredibilmente in pace e serena anche solo scambiando poche parole con qualcuno? Oppure di provare una grande gioia improvvisa entrando in un luogo sconosciuto? Questi sono tutti esempi di interazione tra campi elettromagnetici.

L'esercizio che proporrò tra poco è specialmente indicato nei primi mesi di gestazione, sia perché è semplice e sia, anche, perché affina la sensibilità alla percezione dei nostri piani sottili. Ma soprattutto insegna a visualizzare e ciò è particolarmente utile perché prepara il terreno interiore agli esercizi successivi di comunicazione con il bambino.

Questo esercizio, che chiameremo "*Aura luminosa*", purifica a fondo il campo energetico, sia dalle nostre negatività che da quelle infiltratevi dall'ambiente esterno.

La pratica di "*Aura luminosa*" trasmette una sensazione di grande benessere, di leggerezza, di luminosità e di pace.

Più lo praticherai e più queste sensazioni si faranno intense e rasserenanti. In questo modo incomincerai, sin da ora, a educare il tuo bambino alla bellezza, all'armonia, ed a nutrirlo con il cibo di cui ha più bisogno: il tuo amore.

Un altro aspetto importante di quest'esercizio: anche il tuo compagno potrà praticarlo assieme a te, se lo desidererà. In questo modo potrà iniziare a coinvolgersi sempre di più nella relazione con il vostro bambino ed affinare la sua sensibilità all'*atteggiamento di espansione e di ascolto, indispensabile per comunicare con il figlio.*

Pratica "*Aura luminosa*" alcune volte da sola. Quando sarai diventata esperta, invitalo a partecipare. Spiegagli di cosa si tratta e, eventualmente, porgigli il testo da leggere.

Se desidererà provare, fallo sedere comodamente su un divano, o su una poltrona. Tu siederai tra le sue gambe, su un cuscino posto a terra.

Puoi guidare tu stessa l'esercizio, oppure puoi inserire la registrazione. In seguito potrebbe essere lui stesso a condurre la pratica.

Al termine di quest'ultima, potrebbe verificarsi un'esperienza bellissima: potreste sentire che la grande aura luminosa di lui, vi racchiude e vi contiene entrambi, tu e il vostro piccolo bimbo! e sentirvi, forse per la prima volta, realmente in tre.

Se avete un altro figlio, spiegategli che si tratta di un esercizio di comunicazione con il fratellino (o la sorellina) e che serve per essere felici tutti e quattro insieme. Invitatelo a partecipare e, se accetterà, fatelo sedere tra le gambe della mamma.

Non potete neppure immaginare quanto la nostra vita e la nostra relazione di coppia possano cambiare quando incominciamo a viverla maggiormente anche su piani più sottili!

♥ ♥ "Aura luminosa"

Questo esercizio, come pure molti altri, può anche essere registrato ed eseguito al riascolto. Mentre registri leggi lentamente, con calma, eseguendo delle pause là dove è indicato e mantenendo un tono di voce normale e pacato. Poni il microfono vicino e di fronte a te. Una musica rilassante di sottofondo, inserita in un secondo registratore posto un po' più lontano, renderà la tua registrazione ancora più piacevole e suggestiva.

Rilassamento preliminare in posizione seduta

Appartati in un luogo tranquillo dove ti sentirai sicura di non essere in alcun modo disturbata. Potrebbe essere un angolo della tua casa oppure in mezzo alla natura. Siedi comodamente a terra su un cuscino spesso o un panno arrotolato, a gambe incrociate. Oppure su una sedia, le piante dei piedi bene appoggiate a terra. In entrambi i casi la posizione del corpo deve essere tale da consentirti di stare rilassata e con la colonna vertebrale dritta.

♫ Chiudi gli occhi e appoggia i palmi sulle cosce.
Esegui alcune lente respirazioni sospirando l'espirazione e lasciando ricadere il petto con abbandono.
Ogni volta ripeti, mentalmente, sull'inspirazione:

"*Nel mio io profondo...*".

E sospirando l'espirazione:

"*...mi calmo e mi rilasso*".

Calati dolcemente all'interno di te, immergendoti nelle tue sensazioni... senti la globalità del tuo corpo ed accetta tutto quello che incontri... senza cercare di modificare nulla... espanditi nelle sensazioni sentendo l'insieme del tuo spazio interno...

♫ Ora entra nella sensazione dei piedi e della loro forma... nella sensazione dei polpacci... delle cosce... delle gambe nel loro insieme sino agli inguini... *le gambe si rilassano dai piedi agli inguini...*

♫ Espanditi in tutta la parte inferiore del tronco... entra nella sensibilità dei tuoi organi genitali... nell'addome, che percepisci come uno spazio vitale e creativo... senti i glutei... l'area sacrale... *tutte queste parti si rilassano...*

♫ Entra nella sensazione di tutta la schiena fino alle spalle... *tutta la schiena si rilassa... la colonna vertebrale si raddrizza lentamente dal basso verso l'alto...*

♫ Espanditi in tutta la parte superiore del tronco... nel plesso solare... nel torace... senti la forma dei tuoi seni... *tutte queste parti si rilassano...*

♫ Senti la forma e il peso delle spalle, lasciandole ricadere con abbandono... immagina che il peso delle spalle scivoli dentro le braccia... dentro gli avambracci... lascia che si distribuisca nelle mani... in tutte le dita... *le spalle e le braccia si rilassano fino alle dita...*

♫ Immagina che una mano luminosa e calda accarezzi, dolcemente, e con affetto la nuca con moto rotatorio... senti la sua luce chiara e tiepida penetrare in profondità... sciogliendo tutte le tue tensioni... *la nuca si rilassa completamente...*

♫ Immagina che la luce salga all'interno della testa... le cellule cerebrali l'assorbono... il cervello si illumina... *il cervello si rilassa...*

♫ Entra nella sensazione della fronte... le palpebre... gli occhi... le tempie... le guance... il naso... le labbra... la lingua... la glottide... il palato... le gengive... il mento... *tutte queste parti si rilassano...*
Tutto il corpo si rilassa... si rilassa... si rilassa sempre più ad ogni espirazione...

♥ ♥ ***Prima parte dell'esercizio "Aura luminosa"***

♫ Congiungi i palmi delle mani in preghiera a livello del cuore, sollevando gli avambracci alla stessa altezza...
Evita qualsiasi ragionamento e vivi solo le tue emozioni...
Senti l'equilibrio e la pace che questo gesto ispira...

♫ Immagina che le tue braccia e le tue mani si riempiano di luce... le tue braccia e le tue mani diventano luminose... una energia luminosa e piena di amore...

♫ Solleva molto lentamente le braccia e le tue mani giunte e splendenti sino al di sopra del capo e distendi adagio le braccia...

♫ Ora aprile lentamente descrivendo un'ampia aureola luminosa tutt'attorno alla tua persona...

♫ Sentiti circondata e avvolta in un'aureola di luce e di amore...
Le braccia sono ora distese verso il basso, un po' aperte ai lati del corpo... mentre la tua aureola continua a splendere...
Le energie profonde del tuo corpo si illuminano... si rigenerano... si purificano...

♫ Immagina che il tuo cuore sia un grande fiore di luce e che la irraggi ovunque... a tutto e a tutti...
Ripeti mentalmente:

"*Io sento che l'amore abbraccia tutto e tutti...*".

Lascia fluire luminosamente l'amore tutt'attorno a te... invialo ad ogni creatura vivente...

♫ Ricongiungi le mani davanti al cuore, ricaricale di luce e ricomincia...

Puoi farlo diverse volte, lentamente, cercando di vivere sempre più intensamente le tue emozioni, finché non sentirai che la tua aura è diventata lucente, brillante e pura.

Seconda parte dell'esercizio "Aura luminosa"
(a partire dalla fine del terzo mese, puoi aggiungere la terza parte che troverai a p. 138)

Appoggia le mani sulle cosce.

♫ Immagina di avere una speciale vista interiore... come se i tuoi occhi, dall'interno, emettessero un fascio di luce, che può esplorare il tuo corpo dove vuoi tu...
È la luce della tua aura... è luce pura... è luce d'amore...
Dirigi il fascio luminoso nell'utero... esso si illumina nell'interno...

♫ Ora puoi intravedere una forma rotonda e allungata... nel suo interno c'è il tuo minuscolo bambino... dentro l'uovo è tutto un pulsare di vita... il tuo piccolo bimbo vuole vivere...

♫ Non indirizzare il fascio di luce direttamente su di lui...
Poniti in un atteggiamento di silenzio mentale... di apertura e di accoglienza del tuo piccolo bimbo... lascia che l'amore fluisca a lui, in una espansione delle tue emozioni...
Resta ferma... mettiti in ascolto con l'udito del cuore... invitalo a venire da te... rimani aperta a ricevere la sua risposta...
Senti le onde-energia del bambino, uscire dall'utero e ritornare a te... sii pronta ad accoglierle... lasciati penetrare da esse... fondi le tue con le sue...

♫ Ora che il tuo piccino ti ha risposto, puoi dirigere il fascio di luce su di lui, illuminandolo... senti che esso assorbe la tua luce...
Ripeti più volte mentalmente:

"*Ti sto inviando il mio amore...*", continuando ad irraggiarlo...

Senti che quest'energia d'amore sta nutrendo profondamente il tuo bambino... e che egli la riceve nel suo cuore... e in tutto il suo essere... il suo piccolo cuore si illumina... il tuo bambino sta diventando luce pura...

♫ Ritrai dolcemente il raggio luminoso.
Puoi, ora, risentirti nel tuo corpo. Rimani tranquilla ad occhi chiusi, in contatto con tuo figlio, per tutto il tempo che ti occorre.

13. Il secondo e terzo mese della gravidanza

Esercizi: Aura luminosa (III parte), La prima ninna nanna

In questo periodo stai confrontandoti con i fastidiosi sintomi classici dell'inizio della gravidanza, quali un'accresciuta stanchezza, sovente accompagnata da nausea e, talvolta, anche dal vomito, specie al mattino.

Tutto ciò è dovuto ad un'elevata produzione di estrogeni e progesterone. Questi fenomeni possono essere contenuti riposando spesso e tenendo le gambe sollevate, appoggiandole ad un cuscino ogni volta che devi stare seduta un po' più a lungo.

Per la nausea giova molto succhiare, al bisogno, un pezzetto di prugna umeboshi, oppure ingerirla in tavolette masticabili. Anche lo zenzero, in capsule o centrifugando un pezzetto di radice fresca e bevendo un cucchiaino di succo quando occorre, è molto utile e dà sollievo.

È possibile che gli abiti incomincino a stringerti in vita.

I seni sono più sensibili e l'areola si scurisce. Sin dalla 5ª settimana incominciano a prepararsi per l'allattamento; infatti stanno formandosi i condotti per il latte.

Può anche darsi che tu senta il bisogno di urinare più spesso.

Insomma, anche se tutto ciò non è molto entusiasmante, finalmente incominci a 'sentirti strana'! Cioè ti rendi conto tangibilmente che 'è successo davvero'! Non è meraviglioso?

La nausea potrebbe anche toglierti l'appetito e, invece di aumentare di peso, è probabile che tu perda un chilo o due.

Non c'è nulla di cui preoccuparsi. Verso l'11ª o 12ª settimana, tutti i sintomi più fastidiosi si attenueranno, e poi scompariranno.

Nel frattempo, verso la fine del terzo mese, il tuo bambino è diventato sempre un po' più assomigliante a come tu lo immagini. Solo che... è piccolissimo! Infatti, è lungo circa 7,5 centimetri: un bimbo in miniatura.

Ora le sue braccia si sono così allungate che le mani si possono quasi toccare fra loro.

Se gli si sfiorano le labbra dimostra di avere già il riflesso della suzione; difatti il mese prossimo sarà in grado di succhiarsi un dito.

Fa già le smorfie se qualcosa lo disturba, scalcia, apre e chiude le mani, la sua mimica facciale dimostra di voler diventare sempre più espressiva. Aggrotta la fronte, contrae le labbra.

Si sposta seguendo i movimenti della madre, e se si tocca la testa risponde allo stimolo muovendola.

A proposito, sai che cominciano a formarsi i follicoli dei capelli? Stanno nascendo anche le unghie delle mani e dei piedi.

Alla 12ª settimana i polmoni si espandono e si contraggono regolarmente.

Vista, gusto, udito, e olfatto sono maturi e si preparano per il futuro funzionamento.

Sono ben visibili i genitali esterni e si può già individuare il sesso del nascituro.

Già dalla fine del mese prossimo sarà in grado di udire, oltre che la tua voce interna, che già conosce, anche quella esterna.

La comunicazione del terzo mese

In questo periodo, in cui non ti senti ancora perfettamente in forma, l'esercizio "*Aura luminosa*" ti sarà più che mai utile per ristabilire un buon equilibrio nelle tue energie ed aumentarne le risorse.

Ora puoi incominciare ad aggiungere alla prima parte dell'esercizio quella che troverai qui di seguito, ed iniziare così ad arricchire di nuove sensazioni ed emozioni la tua relazione con lui.

Terza parte dell'esercizio "Aura luminosa"

Esegui il rilassamento preliminare riportato a p. 134 e prosegui con la seconda parte dell'esercizio "*Aura luminosa*". Se l'avevi registrato puoi praticarlo ascoltandolo.

Ora prosegui con la terza parte:

♫ Invia un'intensa onda d'amore al tuo bambino e lascia affiorare la sua immagine... ora puoi vedere il tuo piccolo bellissimo bimbo sveglio o addormentato... la sua testa ed il suo corpicino delicato e grazioso... le piccole mani con le dita che a tratti si muovono... le gambe, i piedi e le minuscole dita...

♫ Immaginalo proiettato nel futuro: pensa che in quel piccolo bimbo c'è, potenzialmente, una persona con un suo progetto di vita... senti che tuo figlio chiede di essere accettato, amato ed aiutato a crescere... a realizzare i suoi talenti... le sue aspirazioni... tutte le sue potenzialità...

♫ Poniti in un atteggiamento di silenzio mentale, d'apertura e d'accoglienza della sua esistenza... della sua presenza in te...
Digli mentalmente:

"*Ti amo come sei... ti amo perché sei il mio bambino...*".

Inviagli tutto il tuo amore...
Attendi la sua risposta aprendoti a lui...
Se senti le onde-energia d'amore del tuo bambino ritornare a te, accoglile... lascia che si espandano in te fondendosi con le tue...

♫ Ora puoi descrivere, con il fascio di luce, un'aureola splendente attorno al tuo meraviglioso bambino...
Avvolgilo nella tua luce d'amore, come in un nido...
Adesso l'aura del tuo bimbo è pura ed egli assorbe, grazie a te, amore, equilibrio, pace, armonia...

⌛ ⌛ ⌛ ⌛ ⌛

♫ Quando sentirai che la vostra esperienza si è completata, congedati dal tuo bambino e ritrai lentamente il raggio luminoso.
Puoi, ora, risentirti nel tuo corpo.
Resta così, ad occhi chiusi ed in contatto col tuo piccolo per tutto il tempo che ti occorre.

La prima ninna nanna (si può registrare ed eseguire al riascolto)

Ogni volta che cammini con passo calmo e regolare, imprimi involontariamente un dondolamento al tuo ambiente acquatico interno, una specie di cullamento al tuo bambino. È ancora molto piccolo, è lungo dai 7 agli 8 centimetri e quindi ha tanto spazio attorno a sé. Uno spazio che diventerà estremamente angusto alla fine della gravidanza, ma che ora gli permette di muoversi liberamente, fluttuando felice nel suo mare di liquido amniotico.

Il prossimo esercizio di comunicazione che ti propongo ti permetterà di andare a cullare il tuo bambino.

Esso, come pure molti altri, può anche essere registrato ed eseguito al riascolto. Leggi lentamente, con calma, eseguendo delle pause là dove è indicato e mantenendo un tono di voce normale e pacato. Poni il microfono vicino e di fronte a te. Una musica rilassante di sottofondo, inserita in un secondo registratore posto un po' più lontano, renderà la tua registrazione ancora più piacevole e suggestiva.

Rilassamento preliminare in posizione seduta (p. 134)

Appartati in un luogo tranquillo dove ti sentirai sicura di non essere in alcun modo disturbata. Potrebbe essere un angolo della tua casa oppure in mezzo alla natura. Siedi comodamente a terra su un cuscino spesso o un panno arrotolato, a gambe incrociate. Oppure su una sedia, le piante dei piedi bene appoggiate a terra. In entrambi i casi la posizione del corpo deve essere tale da consentirti di stare rilassata e con la colonna vertebrale dritta.

♫ Esegui alcune lente respirazioni sospirando l'espirazione e lasciando ricadere il petto con abbandono.
Ogni volta ripeti, mentalmente, sull'inspirazione:

"*Nel mio io profondo...*".

E sospirando l'espirazione:

"*...mi calmo e mi rilasso*".

Ora calati dolcemente all'interno di te, immergendoti nelle tue sensazioni... senti la globalità del tuo corpo ed accetta tutto quello che incontri... senza cercare di modificare nulla... espanditi nelle sensazioni sentendo l'insieme del tuo spazio interno e incomincia tranquillamente a praticare la tecnica di rilassamento che ben conosci.

⧖ ⧖ ⧖ ⧖ ⧖

Ora sei piacevolmente calma e rilassata...

♫ Immagina un bellissimo fiore di luce, nello spazio tra gli occhi, dietro la fronte... i suoi raggi sono di luce chiara... lascia che questa luce si espanda e penetri nel cervello... immagina che tutte le cellule cerebrali l'assorbano e s'illuminino... l'interno della testa diventa luminoso e splendente...
Ripeti, adagio, mentalmente:

"*La mia mente è illuminata*".

♫ Porta il fiore di luce nel cuore... il tuo cuore diventa luminoso e splendente... i suoi raggi escono dal tuo corpo effondendosi in tutte le direzioni dello spazio, avvolgendo con amore ogni creatura vivente...
Ripeti mentalmente:

"*Io sento che l'Amore abbraccia tutto e tutti...*".

Lascia che in te si espanda un'intensa emozione ed un senso di fratellanza universale...

♫ Immagina di avere mani speciali, mani uguali alle tue (che resteranno appoggiate sulle cosce) ma fatte di energia pura... tenendole a coppa, vai nel tuo cuore e riempile di luce d'amore...
Mettile dinanzi al tuo bambino, con un'attitudine interiore di offerta...
Poniti in atteggiamento di apertura e di ascolto della sua risposta...
Se sentirai un'onda d'amore giungere verso di te, accoglila... questo è il suo modo di dirti che accetta il dono che tu gli porgi...

♫ Ora puoi fare scivolare queste tue mani spirituali, colme di amore luminoso, sotto il tuo piccolo bimbo facendogli una culla di luce... con lo sguardo chino in avanti, stai ora contemplando il tuo bellissimo bambino, adagiato nella culla luminosa delle tue mani...
Riesci a vedere il corpicino grazioso... la pelle è ancora un po' trasparente e lascia intravedere il suo minuscolo cuore che batte... lasciati intenerire al pensiero di quanto è desideroso di vivere e bisognoso di essere protetto e amato...

♫ Adesso ascolta il pulsare calmo e regolare del tuo cuore... tuo figlio lo conosce molto bene... incomincia a dondolare adagio le mani, con un lieve movimento da destra a sinistra, ritmandolo sul tuo battito cardiaco... stai cullando il tuo bambino, sul ritmo che l'amore sta imprimendo al tuo cuore...
Ad ogni dondolio ripetigli con dolcezza:

"*Ti amo... Ti amo... Ti amo...*"[14].

Fonditi con lui nell'amore, continuando a cullarlo per tutto il tempo che vorrai.

⌛ ⌛ ⌛ ⌛ ⌛

Quando deciderai di smettere, ritrai lentamente le mani lasciando che il tuo bimbo continui a dormire nella sua culla di luce, come in un nido.

14 Se preferisci, puoi esprimerti anche diversamente mentre lo culli, oppure puoi cantargli una ninna nanna.

14. *Il quarto mese della gravidanza*

Esercizi: Loving Touch, Meditazione: "*Bimbo di pace*"

Rispetto al mese precedente, hai già incominciato a stare meglio.

Dal punto di vista della comunicazione con il tuo bambino, sta iniziando un periodo molto ricco ed interessante per entrambi perché già alla fine della 16ª settimana potresti accorgerti dei suoi movimenti e allora sarà possibile cominciare ad interagire con lui anche tattilmente.

Durante questo mese crescerà sino a raddoppiare la sua lunghezza, raggiungendo i 15 centimetri.

Nel corso di queste quattro settimane i suoi organi sensoriali si completano, si perfezionano e prendono a funzionare sempre meglio. Se si pone una luce forte sull'addome mostra segni di fastidio, sia nella mimica facciale sia nel gesto di coprirsi gli occhi. Iniettando della saccarina nel liquido amniotico, dimostra di amare il sapore dolce aumentando la sua normale deglutizione di liquido; invece fa le smorfie corrugando la fronte e cessando di bere se si iniettano sostanze amare. Non gradisce che la madre beva liquidi troppo freddi. Gioca con il cordone ombelicale e già è capace di succhiarsi un dito. Reagisce ai rumori forti e improvvisi coprendosi le orecchie.

Direi che la fine del quarto mese è proprio il momento giusto per iniziare a parlargli sempre più spesso con voce dolce e affettuosa accarezzando la pancia. Il bambino, ben presto, imparerà a distinguere quando ci si rivolge a lui o ad altri.

Dal quinto mese in poi, girerà perfino la testa verso il padre quando riconoscerà la sua voce.

Durante l'ultimo trimestre della gravidanza diventerà addirittura selettivo; esistono degli studi che ci parlano di bambini che condividono le simpatie e le antipatie materne nei confronti delle persone: coloro che non piacciono alla madre suscitano comportamenti di rifiuto anche nel figlio il quale, molto sovente, si volta da un'altra parte o si mette a dormire non appena riconosce le loro voci.

La 16ª settimana è ideale per avviare gradualmente il dialogo quotidiano.

Mentre sei impegnata nelle tue attività usuali, inizia a prendere l'abitudine di raccontargli quello che pensi, spiegagli cosa stai facendo e dove state andando, descrivendo l'ambiente circostante e le emozioni che suscita in te. Rivolgiti a lui proprio come fosse un bambino di due o tre anni.

Molti studiosi riferiscono che il centro della memoria sia in grado di cominciare a funzionare proprio durante la 16ª settimana. Ciò significherebbe che il piccolo possiede già delle capacità d'apprendimento.

Al di là di ciò, è importante che egli possa udire la tua voce e decodificare il tuo amore attraverso il tono dolce e affettuoso che le imprimerai.

È anche il momento di scegliere la ninna nanna, o la filastrocca, che gli canterai ogni giorno e che egli imparerà a conoscere e ad amare.

Evita quelle che hanno la pretesa di 'avere dei contenuti' e preferisci, invece, quelle ingenue e graziose, brevi e serene, con toni piacevoli e ripetitivi.

Quando sarà nato, riconoscerà la sua ninna nanna che costituirà un ulteriore filo conduttore nella vostra relazione, ed aiuterà a creare e a mantenere quella continuità affettiva, tra vita prenatale ed ambiente esterno, necessaria all'equilibrio psicologico del tuo piccolo.

Non bisogna dimenticare che la nascita comporta sempre un trauma più o meno grande ed un enorme cambiamento nei vissuti del bambino. Il tipo di relazione che riusciremo ad instaurare con lui durante i nove mesi, e specialmente negli ultimi tre, assume, quindi, un valore enorme.

La madre è il sostegno vitale del figlio poiché gli fornisce un nutrimento che è sia concreto che affettivo, ma è anche la mediatrice tra lui e il mondo esterno.

Dal quinto mese in poi essa potrà proporgli esperienze di ascolto dei suoni della natura, come il canto degli uccelli o il rumore dell'acqua di un ruscello, oppure brani musicali, eventualmente con degli assolo particolarmente belli di strumenti diversi.

Oltre alla ninna nanna, potrà cantargli qualche canzoncina o raccontargli una breve favola, dove ci siano dei suoni buffi.

Potrà accarezzarlo e inviargli dei segnali di invito alla comunicazione o di risposta ai suoi movimenti, battendo leggermente con la mano sull'addome ed instaurando, poco alla volta, un vero e proprio dialogo con botta e risposta.

Potrà cullarlo ed invitare il compagno a partecipare a tutte queste esperienze rendendo, in questo modo, il figlio accessibile al contatto anche del suo papà.

Il bambino ha bisogno dell'accudimento paterno.

Di solito, però, il padre incomincia a relazionarsi tattilmente al figlio solo quando riesce a sentirne i movimenti o può cullarlo. Se la compagna avrà compreso l'enorme importanza del suo ruolo attivo presso il loro bambino e lo incoraggerà a partecipare, sarà possibile che il padre riesca a mettere in atto tutte le sue risorse e potenzialità. Quando ciò avviene si attiva la triade, madre-padre-bambino: un vero e proprio dinamismo d'amore, in cui quest'ultimo ruota in moto circolare e incrociato dall'uno all'altro, dall'uno agli altri e viceversa, e in cui ciascuno trova il proprio nutrimento e la propria forza vitale.

Questo dinamismo, che in termini così ricchi d'implicazioni comunicative, è solitamente appannaggio del periodo successivo alla nascita, è invece possibile instaurarlo precocemente durante la gravidanza, con vantaggi per tutti, come abbiamo già detto.

Quando ciò non avviene perché la madre impedisce la partecipazione del compagno alla comunicazione prenatale con il figlio, detenendone l'esclusiva, oppure perché il padre rifiuta di partecipare, ciò significa che esiste un problema di relazione all'interno della coppia, riconducibile al rapporto con il partner o alla storia personale di uno o di entrambi i genitori.

Esso si evidenzierà ulteriormente alla nascita del bambino, ribattendosi anche su quest'ultimo.

Il periodo prenatale può essere un'ottima occasione per imparare a 'stare insieme' condividendo l'esperienza della crescita del figlio 'comune', della nuovissima relazione affettiva e della comunicazione con lui.

Si dice spesso che la nascita di un figlio può dividere i genitori. Questo è relativamente vero.

Nella maggioranza dei casi in cui ciò avviene, la coppia non era mai stata tale, cioè non aveva avuto una relazione basata sulla condivisione, il dialogo, l'intimità e la reciprocità.

In realtà, se le esperienze legate alla vita prenatale del bambino saranno state condivise e gestite insieme con amore e tanto dialogo tra i due genitori, la nascita di un figlio non costituirà un evento tale da comportare un'immissione rapida, improvvisa e molto sconvolgente del bambino nella loro vita. Talvolta, in quest'ultimo caso, può anche accadere che i due convoglino tutte le loro energie sul figlio annullando la coppia.

Invece quando il padre e la madre sono già relazionati al loro bambino, lo conoscono, hanno dialogato con lui, hanno imparato a decodificare le sue risposte, hanno imparato insieme ad amarlo commentando tra loro le varie esperienze, la comunicazione resta attiva nel loro stesso rapporto e non s'interrompe alla nascita del figlio.

Anche il padre, se gli è stato consentito di partecipare, può incominciare a svolgere il suo ruolo, mentre di solito ciò avviene quando può vedere e toccare il bambino.

Concludo aggiungendo che la nascita di un figlio, se entrambi i genitori si sono preoccupati di relazionarsi con lui durante la gravidanza, condividendo le varie esperienze, non può che arricchire la coppia di nuovi meravigliosi vissuti, in un contesto di continuità relazionale e di circolarità affettiva all'interno di una triade in gran parte già strutturata.

Ho voluto, in questo capitolo dedicato al quarto mese di gestazione, parlare di argomenti che riguardano il quinto mese ed anche di prospettive future, perché penso sia importante prepararci sin d'ora a quanto, tra breve, costituirà materia di lavoro e di riflessione.

La comunicazione del quarto mese

La pratica de "*La prima ninna nanna*", ritmata sul battito del tuo cuore, è ancora molto utile per tutto questo mese, e lo sarà anche per le prime due settimane del prossimo. Ad essa puoi incominciare ad aggiungere il canto della ninna nanna, o della canzoncina, che avrai scelto per il tuo bambino. Gliela potrai cantare sottovoce durante l'esercizio stesso, cioè mentre lo stai cullando nelle tue mani di luce.

La bellissima pratica di Bonding Prenatale, "*Loving touch*", che proporrò per questo mese della gestazione, se eseguita senza l'aiuto di una persona esperta, potrà essere effettuata dalla madre solo a patto che essa si sia ben sintonizzata affettivamente con il suo bambino, ed abbia anche sviluppato una discreta capacità di interiorizzazione e di percezione.

Occorre, inoltre, che ci sia consapevolezza dei movimenti del bambino in modo tale da essere in grado di seguirne anche gli spostamenti che egli, in seguito, effettuerà nel corso della pratica stessa.

Se non riuscirai ad instaurare questo tipo di contatto, non crucciarti: non è così essenziale! Hai infinite altre opportunità di comunicare con il tuo piccolo, ed è normale che non tutte le pratiche siano accessibili ad ognuno di noi.

Inoltre, non è semplice seguire le istruzioni di un testo quando sono riferite ad un esercizio così particolare come questo, in cui occorre avere già sviluppato una buona sensibilità nei confronti dei movimenti e degli spostamenti fetali. Le madri che hanno già avuto un bambino saranno avvantaggiate rispetto a quelle che sono alla loro prima esperienza.

Tuttavia è probabile che, se quest'esercizio non riuscirà perfettamente subito, abbia più successo dopo qualche giorno o il mese prossimo. Invece non sarà più possibile praticarne l'ultima parte dopo circa la metà del settimo mese.

Nella fase terminale dell'esercizio (la cui pratica, ripeto, non è indispensabile), la madre invia, con la mano, amore al bambino e, spostandola sull'addome, lo invita a seguirla: lo scopo non è quello di provocare dei movimenti nel bambino, né di farlo spostare, bensì di comunicare con lui, arricchendo il vostro dialogo con nuove modalità comportamentali e relazionali.

Si tratta di una vera e propria forma di educazione all'amore impartita dalla mano materna, che diventa antenna trasmittente per il bambino.

Se sei riuscita, sino ad ora, ad eseguire con risultati positivi tutti gli esercizi proposti precedentemente, è probabile che, prima o poi, tu riesca ad ottenere un felice risultato anche con quest'ultimo, compresa la fase finale. Tuttavia, ti ricordo che il fine di questa pratica non è il provocare una reazione fisica del bambino, bensì il comunicargli la tua accoglienza ed il tuo impegno ad amarlo.

Se è la prima volta, pratica quest'esercizio da sola e, successivamente, invita il tuo compagno ad eseguirlo lui stesso.

In questo periodo cerca di portare spesso la tua attenzione ai segnali che il bambino ti invierà regolarmente.

Rispondigli sempre battendo due colpetti, parlandogli e accarezzandolo con affetto.

In questo modo incomincerai ad individuare uno, o più, momenti della giornata in cui è solitamente sveglio e si muove.

Non appena li avrai scoperti, scegli quello più favorevole per te, in modo tale da poter ripetere quotidianamente l'esperienza alla stessa ora

♥ ♥ "Loving touch" (questo esercizio non è adatto alla pratica registrata)

Preparati anticipatamente mettendoti semisdraiata sul letto, la schiena comodamente appoggiata su un paio di cuscini. La stanza può essere leggermente oscurata ma non completamente al buio.

⇨ Prima di accingerti a questo contatto psicotattile profondo con il tuo bambino, assicurati che in te non ci siano degli stati d'animo negativi. Se non ne sei sicura, pratica per un paio di minuti l'esercizio "*Aura luminosa*" che troverai a p. 133.

Rilassamento preliminare (vedi p. 134)

Se, durante la pratica del rilassamento, il tuo bambino incominciasse a muoversi, batti due colpetti come al solito sul punto in cui hai sentito il suo movimento e comunicagli verbalmente, o con il pensiero:

"*Ti ho sentito, sono con te*".

E prosegui a rilassarti.

♫ Chiudi gli occhi e appoggia i palmi sulle cosce.
Esegui alcune lente respirazioni sospirando l'espirazione e lasciando ricadere il petto con abbandono.
Ogni volta ripeti, mentalmente, sull'inspirazione:

"*Nel mio io profondo...*".

E sospirando l'espirazione:

"*...mi calmo e mi rilasso*".

Calati dolcemente all'interno di te, immergendoti nelle tue sensazioni... senti la globalità del tuo corpo ed accetta tutto quello che incontri... senza cercare di modificare nulla... espanditi nelle sensazioni sentendo l'insieme del tuo spazio interno, e incomincia tranquillamente a praticare la tecnica di rilassamento che ben conosci.

⌛ ⌛ ⌛ ⌛ ⌛

Ora sei piacevolmente calma e rilassata.

Prima parte

♫ Appoggia una mano sull'addome, in corrispondenza del punto in cui di solito senti i movimenti del tuo bambino... visualizza un fascio di luce uscire dal palmo... avvicinalo al piccolo ma non illuminarlo direttamente... la luce fioca ti consente ugualmente di vederlo...

♫ Poniti in atteggiamento di amore e di apertura...
Chiamalo mentalmente ed attendi la sua risposta... forse il piccolo si muoverà, ma quello che conta sarà ciò che egli ti comunicherà con le sue onde di energia...
Se ti risponde dirigi il fascio di luce su di lui... (altrimenti ritraiti dolcemente).
Incomincia a muovere lentamente la mano carica di luce...

♫ Gli puoi trasmettere il tuo amore con carezze di luce... sposta il fascio di luce dolcemente su e giù, lungo tutto il suo corpo... accarezzagli la piccola testa rotonda... le spalle delicate e la schiena fino ai glutei... discendi sfiorando con la luce le gambe e i piedini...
Poi risali dai piedi alla testa accarezzandogli anche le braccia... indugiando sulle mani minuscole...
Continua per qualche minuto inviandogli amore...

♫ Ora muovi il fascio luminoso dall'alto verso il basso e poi, sempre molto dolcemente, dal basso verso l'alto... esegui, contemporaneamente, dei movimenti circolari... una volta arrivata ai piedini, risali lentamente verso la testa... il tuo bambino sta ricevendo tanto amore attraverso la luce che gli mandi... una volta giunta alla testa, ritorna adagio verso i piedi... continua finché non sentirai tu stessa un grande benessere...

Trascorso un po' di tempo, se tuo figlio si fosse addormentato e non ti inviasse più alcun segnale, ritira piano piano la mano e lascialo dormire tranquillo.

Seconda parte

♫ Se invece è ancora sveglio, batti due colpetti leggeri sulla pancia: è il vostro segnale speciale.
Con voce chiara e dolce invitalo a seguirti dicendogli, ad esempio:

"*Ti va di fare un giretto con la tua mamma?*".

O altra frase simile, purché sia sempre la stessa.
Attendi la sua risposta... se sarà positiva, incomincia ad irraggiarlo di luce con amore, spostando lentamente la mano e il fascio luminoso sull'addome verso il centro, solo di pochi centimetri...

♫ Batti ancora due colpetti e appoggia il palmo là dove li hai battuti, invitando mentalmente, ed anche verbalmente se vuoi, il bambino a seguirti.
Guarda come si comporta.
A volte resterà tranquillo ad osservare.
Altre volte, invece, incomincerà a spostarsi seguendo la tua carezza e venendo sotto la tua mano...

♫ Ora sposta ancora un poco la mano e il fascio luminoso, sempre verso il centro. Batti due colpetti e appoggia la mano chiamandolo lì. Quando ti avrà raggiunta gratificalo con una lode. Ricordati di lodarlo dopo ogni spostamento.

"*Sei stato proprio bravo!*".

Poi sposta la mano più avanti. Batti due colpetti e appoggia la mano invitandolo a seguirti e attendi di sentirlo arrivare sotto la tua mano. Lodalo e riprendi a spostare la mano come prima.
Di solito, quando il bambino inizia a muoversi seguendo l'amore luminoso della mano materna, poi prosegue nel gioco.
Il tuo piccolo sta spostandosi lentamente lasciandosi guidare da te, che lo conduci piano piano inondandolo di luce calda e amorevole...
Dopo un po', riconducilo lentamente indietro, verso il punto di partenza, servendoti della stessa modalità.

♫ A volte, specie durante il sesto mese della gestazione, potresti notare anche uno spostamento di tutto l'addome, che si solleva di lato evidenziando il corpo del bambino.

♫ Può darsi che questo contatto così dolce e coinvolgente con tuo figlio ti abbia emozionata e che tu senta il bisogno di piangere per la gioia. Capita spesso ed è molto comprensibile e normale.

Piangi, se vuoi.
Se ti senti, concludi questa bellissima esperienza cantandogli la vostra ninna nanna.
Resta ancora un poco tranquillamente sdraiata finché non ti sarai ripresa.

⇨ Ricordati che, nell'eventualità che il tuo bambino abbia preferito restare fermo ad osservare piuttosto che spostarsi seguendoti, ciò non ha in alcun modo un significato che debba impensierirti.
Al limite potrebbe semplicemente voler dire che a tuo figlio piaceva quello che facevi e che sentiva con te e non aveva bisogno di altro.
Dopo ogni gioco di comunicazione, il bambino deve sempre essere 'riaccompagnato a casa', cioè al punto di partenza iniziale.
Dopo la fine del sesto mese non è praticamente più possibile fare questi giochi di spostamento perché nell'utero lo spazio non lo consente più.

Quando il bambino ti seguirà facilmente, potrai fargli fare un percorso un po' più lungo conducendolo verso il basso addome, oppure invitandolo a spostarsi longitudinalmente da un lato all'altro dell'addome, oppure, ancora, guidandolo verso il basso addome e da lì invitandolo a salire verso il tuo cuore... dove tu lo accoglierai con un abbraccio.

La meditazione dal quarto mese in poi

L'esistenza veramente umana
inizia nel momento in cui,
con la loro coscienza e la loro intelligenza,
gli esseri imparano a controllare la propria vita,
a purificarla e ad aggiungervi
un elemento spirituale.

OMRAAM MIKHAËL AÏVANHOV

Ti suggerisco di incominciare un tipo di comunicazione finalizzata a trasmettere al tuo bambino delle qualità positive per una costruzione armoniosa del suo carattere. In questo contesto ti propongo di iniziarlo ai sentimenti dell'amore e della pace universali.

Il tuo piccolo non è ancora in grado di decodificare razionalmente il significato delle tue parole, ma le sue parti più profonde, sì!

Egli riceverà i tuoi messaggi in un livello di coscienza superiore, ed essi si depositeranno in lui dando i loro frutti al tempo giusto.

L'esercizio che troverai qui di seguito, e che potrai praticare sino al nono mese compreso, è un adattamento ricavato dalla tecnica di meditazione di un grande, meraviglioso maestro spirituale a me particolarmente caro: Paramahansa Yogananda.

Nei corsi di preparazione alla nascita, ho notato che le madri amano molto questa pratica perché sentono che le riarmonizza in se stesse e con l'ambiente esterno.

Essa si basa su delle verbalizzazioni e delle immagini mentali che inducono un'espansione della coscienza.

Non t'impressionare, è più semplice di quello che tu non pensi. Inoltre, altro vantaggio, puoi praticarla sia da sola sia assieme al tuo compagno, oppure in gruppo con altre mamme.

♥ ♥ "Bimbo di pace"
(questo esercizio non è adatto alla pratica registrata)

⇨ *Ogni frase deve essere ripetuta lentamente e un po' ritmata compenetrandoti sempre più nel suo significato, prima a voce alta, poi a voce un po' più bassa, a bassa voce, sussurrando, muovendo solo le labbra ma in modo accentuato, a bocca chiusa ma usando leggeri movimenti della lingua, ed infine nel profondo di te e nell'immobilità dell'apparato fonatorio.*

Rilassamento preliminare in posizione seduta (vedi p. 134)

Appartati in un luogo tranquillo dove ti sentirai sicura di non essere in alcun modo disturbata. Potrebbe essere un angolo della tua casa oppure in mezzo alla natura. Siedi comodamente a terra su un cuscino spesso o un panno arrotolato, a gambe incrociate. Oppure su una sedia, le piante dei piedi bene appoggiate a terra. In entrambi i casi la posizione del corpo deve essere tale da consentirti di stare rilassata e con la colonna vertebrale dritta.

♫ Esegui alcune lente respirazioni sospirando l'espirazione e lasciando ricadere il petto con abbandono.
Ogni volta ripeti, mentalmente, sull'inspirazione:

"*Nel mio io profondo...*".

E sospirando l'espirazione:

"*...mi calmo e mi rilasso*".

Calati dolcemente all'interno di te, immergendoti nelle tue sensazioni... senti la globalità del tuo corpo ed accetta tutto quello che incontri... senza cercare di modificare nulla... espanditi nelle sensazioni sentendo l'insieme del tuo spazio interno e incomincia tranquillamente a praticare la tecnica di rilassamento che ben conosci.

⌛ ⌛ ⌛ ⌛ ⌛

Ora sei piacevolmente calma e rilassata... Circonda l'addome con le braccia, posando le mani in grembo, i palmi rivolti verso l'alto e le dita intrecciate. Stai abbracciando e sostenendo tuo figlio con amore...

♫ Poniti in un atteggiamento di silenzio mentale... d'apertura e d'accoglienza... lascia che i tuoi sentimenti fluiscano verso il tuo bambino, in un'espansione delle tue emozioni...
Invitalo a risponderti...
Mettiti in ascolto... se sentirai le sue onde-energia ritornare a te, sii pronta ad accoglierle, lasciati penetrare e fonditi con loro...

♫ Adesso puoi attivare la tua luminosa vista interiore e dirigere un fascio di luce nell'utero...
Illumina il tuo bambino... osserva cosa sta facendo... se è sveglio puoi toccarlo e accarezzarlo con affetto... puoi anche spiegargli che state per fare una bella esperienza insieme...

♫ Muovi il fascio di luce creandogli attorno una bolla luminosa... vedi il tuo bambino galleggiare nell'interno, immerso nel liquido amniotico... il tutto è racchiuso in questa bellissima sfera di luce, trasparente...

♫ Immagina di essere tu stessa contenuta in una grande bolla trasparente e luminosa... senti che tu e il tuo bambino siete entrambi, l'uno nell'altra, in due globi di luce... il tempo si è come magicamente fermato...

♫ Ripeti, verbalizzando prima a voce alta, poi sempre più sottovoce fino alla ripetizione silenziosa:

"*Pace... e armonia...*".

♫ Immagina che la tua bolla luminosa, assieme al tuo bambino nella sua, si stacchi da terra e si sollevi lentamente, galleggiando piacevolmente nell'aria...
Verbalizza allo stesso modo:

"*L'Amore divino ci circonda...*
ci sostiene...
e ci protegge...".

♫ La bolla di luce continua a sollevarsi dolcemente verso il cielo, con te e il tuo piccolo al centro... ora siete saliti così in alto che puoi osservare con gioia e meraviglia, la terra in lontananza, grande come un pallone da football... puoi vedere l'Italia... l'Europa... i continenti e gli oceani...
Attorno a te il cielo è come un velluto scuro lumeggiante di stelle...
Guarda la tua nazione, la sua forma e il mare che la circonda... metti a fuoco la posizione geografica della tua città... pensa con amore a tutte le persone che ti sono care e che ci abitano...

♫ Verbalizza, ritmando le frasi, sino alla ripetizione silenziosa, inviando onde di pace e di amore assieme al tuo bambino:

"*Pace... alla mia città...*".

Senti che state inviando, dalla vostra bolla trasparente e luminosa, onde benefiche a tutti gli abitanti della tua città e che essi le stanno ricevendo.

Prosegui, con il medesimo atteggiamento interiore, verbalizzando ogni frase almeno sei o sette volte e sentendo che, gradualmente, il tuo globo di luce si espande sempre più...

"*Pace... a tutta... l'Italia...*".

⌛ ⌛ ⌛

"*Pace... a tutta... l'Europa...*".

⌛ ⌛ ⌛

"*Pace... a tutti... gli uomini...*".

⌛ ⌛ ⌛

"*Pace... a tutto... il mondo...*".

⌛ ⌛ ⌛

"*Pace... a tutto... l'universo...*".

⌛ ⌛ ⌛

"*Pace... alla Madre... Divina...*".

⌛ ⌛ ⌛

"*Pace... in tutti... noi...*".

⌛ ⌛ ⌛

♫ Ora rivolgi l'attenzione al tuo bambino e contemplalo con amore...

"*Pace a te... mio bambino...*" (3 volte).

Gioisci di tutto ciò che senti vibrare tra voi e il Tutto attorno a voi... senti che con questa meditazione hai cominciato ad educare tuo figlio alla pace, all'amore universale, alla bellezza ed all'armonia...

Inoltre senti che tutto l'universo ha beneficiato di ciò che gli avete inviato... e che esso vi risponde con gratitudine...

Riportati a terra nel luogo tranquillo della tua pratica.

La tua bolla, e quella del bambino, si stemperano nella luce.

Trai qualche profondo sospiro e, quando ti sentirai pronta, apri gli occhi e incomincia a muoverti.

15. Il quinto mese della gravidanza

ESERCIZI: LA SECONDA NINNA NANNA, CULLIAMOLO INSIEME

Come sei bella! Il tuo volto si è dolcemente arrotondato e la tua pelle è diventata più chiara e luminosa. Forse non te ne rendi conto, ma c'è qualcosa nell'espressione un po' incantata dei tuoi occhi, nel tuo sorriso più spontaneo, in tutta la tua mimica facciale, che ricorda la bambina che fosti un tempo e che si è come risvegliata.

Anche il tuo ambiente psicologico è mutato. La natura ha previsto che avvenga in te una specialissima trasformazione, dovuta anche al cambiamento dell'equilibrio ormonale, una sorta di regressione infantile finalizzata ad affinare la tua sensibilità e la tua intuizione per una migliore comprensione del tuo bambino.

Come nell'infanzia, stai diventando molto desiderosa di accudimenti e di coccole, ti senti più indifesa e bisognosa di protezione in circostanze che normalmente risolveresti senza pensarci troppo. Ti commuovi facilmente e qualche volta fai i capricci.

Tuttavia nella donna incinta, se da un lato aumenta la paura dell'ignoto e il bisogno di accompagnamento e di sostegno, dall'altro lato l'intuizione e la percezione, caratteristiche del periodo infantile, diventano forti e sicure e la guidano come fari luminosi nell'oscurità.

Inoltre la ritrovata sensibilità fa riscoprire la bellezza e la magia delle cose, suscita nuove riflessioni, aprendo spazi diversi ad una visione più vera della vita in tutte le sue espressioni.

Questo miracolo avviene in te proprio grazie alla riattivazione di questo aspetto infantile in un contesto in cui, con la tua maturità di adulta, sei in grado di coordinare e valutare le tue sensazioni e le tue riflessioni.

È davvero uno stato di grazia irripetibile! Un'occasione unica nella tua vita di donna per potere, consapevolmente, recuperare la ricchezza dell'infanzia.

Proprio come quando eri bambina, ti incanti di fronte alle bellezze della natura e ritrovi lo sguardo attento ai particolari ed alle sfumature.

I tuoi cinque organi di senso tornano ad essere quelli di una volta, fini e sensibilissimi: adesso non ti sfuggono più i movimenti del tuo bambino, ora sei bene attenta alla sua presenza ed ai suoi segnali.

Da questo momento in poi il dialogo con lui s'intensifica in una progressiva attivazione della comunicazione tattile e della stimolazione uditiva, cioè un'armonica fusione tra sentimenti, emozioni, linguaggio della pelle e linguaggio verbale. In pratica, nel corso dei prossimi mesi, diventerà sostanzialmente uguale e, nel concreto, molto simile a quella che avrai con il tuo bambino quando vedrà la luce. In questo modo la relazione si svolgerà in un continuum naturale tra vita prenatale e ambiente esterno, endogestazione ed esogestazione.

La comunicazione del quinto mese

Eccoti giunta a metà della gestazione. L'utero, verso la 18ª settimana, raggiungerà pressappoco l'altezza dell'ombelico e la tua grande bellissima pancia dimostra che anche il tuo bambino sta crescendo. Ora sta raggiungendo una statura di tutto rispetto: è lungo dai 18 ai 20 centimetri!

Alterna periodi di sonno ad altri in cui è più sveglio, sbadiglia, gioca, si muove, scalcia...

Tra la 16ª e la 18ª settimana dovresti iniziare a sentire i suoi movimenti.

A volte sembrano un frullo d'ali, altre volte avvertirai dei veri e propri colpetti.

Ogni volta che percepisci un suo segnale, fai udire la tua voce in risposta, dicendogli ad esempio: "*Ciao! Ti ho sentito, sai?*", battendo due piccoli colpi sull'addome e accarezzandolo.

Accarezza spesso, con affetto, il tuo 'bimbo-pancia'. Ogni volta che lo farai immettendo amore nel gesto, la tua energia pensiero andrà a caricare la mano che emetterà un'onda positiva. Essa, attraversando l'utero, si trasmetterà al bambino. In effetti, se ci fai caso, quando accarezzi qualcuno con amore le tue mani diventano calde, si trasformano in antenne trasmittenti delle tue emozioni.

Fin dal quinto mese è possibile eseguire il cullamento che, dal sesto in poi, diventerà la pratica quotidiana assieme agli esercizi dei mesi precedenti, alle carezze, al dialogo, al canto della ninna nanna, alla recitazione di una filastrocca ed alle tue risposte tattili ai suoi segnali di movimento.

Ti consiglio di approfittare del quinto e sesto mese per praticare la seconda parte di "*Loving touch*", perché successivamente, da circa metà del sesto mese non sarà più possibile: il tuo bambino sarà diventato così grande che non avrà spazio sufficiente per spostarsi seguendo la tua mano. Potrai, però, continuare ad eseguire la prima parte, irraggiandolo di luce.

Ora tuo figlio, che ha raggiunto il ragguardevole peso di circa due etti e mezzo, è diventato un bel bambino robusto, sempre più attento e reattivo alle situazioni ed agli stimoli. Anche se non sempre te ne accorgi, si muove molto, scalciando, giocando con il cordone ombelicale, stirandosi e dondolandosi.

Le sue mani hanno già una presa forte. È in grado di udire chiaramente la tua voce e reagisce a suoni o rumori molesti con movimenti che dimostrano la sua insofferenza, come calcetti, spostamenti bruschi e impazienti o coprendosi le orecchie.

Quando ti spogli, se accendi una luce moderata mostra curiosità e interesse, se invece la luce è violenta si copre gli occhi.

Talvolta ha il singhiozzo. Nel tempo, imparerai a riconoscerlo perché anche il tuo pancione avrà come dei piccoli sobbalzi.

La sua sensibilità al tatto è simile a quella di un bambino di un anno. Quando gli parli dolcemente e lo accarezzi pensandolo con amore, resta tranquillo e l'espressione del suo viso mostra che è felice. Si addormenta quando lo culli cantandogli la ninna nanna preferita.

Se ci sono situazioni che lo impauriscono, la sua mimica facciale lo dimostra chiaramente. È stato riscontrato che, in determinate circostanze, piange.

Il suo sistema nervoso è già molto articolato e complesso. Alla 20ª settimana, quando dorme, incominciano a notarsi i movimenti oculari caratteristici della fase del sogno, che si evidenzieranno meglio al sesto mese.

La pratica del Bonding Prenatale di questo mese è simile a quella del quarto e del sesto, vale a dire che l'esercizio "*Loving touch*", unitamente alla meditazione "*Bimbo di pace*", costituiranno la base della tua comunicazione affettiva con il bambino. Ad essi potrai aggiungere "*La seconda ninna nanna*" che troverai più avanti.

Questo è anche il periodo più adatto per incominciare a fargli conoscere il mondo esterno. Ascoltare insieme della musica è un'ottima occasione per iniziare a fare partecipare il tuo compagno. Al bambino piace molto la musica. Mozart e Vivaldi sono risultati essere tra i suoi compositori preferiti. Anche molti pezzi di musica New Age, o dei Beatles, quelli più dolci e che inducono un senso di pace e di armonia, gli sono particolarmente graditi.

Invece incomincia a scalciare e a dare segni di insofferenza con la musica a percussione e, in generale, con quella che procura agitazione alla madre e ne accelera il battito cardiaco. Tutto ciò si evidenzierà meglio verso il settimo mese della gravidanza e le sue preferenze saranno così definite che, facendo attenzione alle sue reazioni, ti accorgerai subito quali sono i pezzi musicali che gli piacciono e quali quelli che detesta, al cui ascolto non esiterà a protestare vigorosamente.

Ora è tempo di arricchire la vostra relazione e di incominciare a fare partecipare più attivamente il tuo compagno all'evento meraviglioso che state vivendo. Nei prossimi capitoli troverai altri esercizi che potrai praticare con lui.

Incominciamo a parlare del cullamento

Questo dolce dondolio che, da sempre, ogni madre ha impresso al suo corpo stringendo amorosamente tra le braccia il suo piccolo, ha rappresentato per i bambini un caldo strumento di consolazione e un sicuro rifugio dalle loro paure.

Nel calore del seno materno, in contatto col rassicurante battito del suo cuore, immerso nel profumo piacevole della sua pelle che riconoscerebbe tra quello di mille altre madri, contenuto dal suo abbraccio protettivo, il bambino si abbandona, sull'onda del dondolamento, ad una liberatoria regressione alla vita intrauterina.

Rivive, tra le braccia di lei, il morbido abbraccio uterino, la fase beata della sua esistenza in cui egli beveva il liquido amniotico ed esso lo circondava.

Egli beveva la madre e, nello stesso tempo, la madre lo circondava e lo nutriva attraverso il cordone ombelicale. Lo accudiva e lo abbracciava cullandolo: ad ogni reale movimento di lei, corrispondeva il dondolamento dell'ambiente liquido attorno a lui. E quando lei passeggiava con passo lieve, calmo e regolare, riceveva ancora un dolce cullamento.

Istintivamente, dopo averlo allattato, ogni madre resta un po' col suo piccolo cullandolo ed egli sembra richiedere questo tipo di attenzione materna: gli occhi semichiusi, l'espressione estatica, il bambino si abbandona e pare attendere quel meraviglioso dondolio, del quale ha impresso il ricordo prenatale in ogni cellula del suo corpo, quando dopo essersi nutrito di lei restava nel suo abbraccio ed era cullato.

Troppo velocemente, oggi, le madri si affrettano dopo ogni poppata a staccarsi il figlio dal cuore per metterlo in spalla... e fargli fare il ruttino. Per poi riporlo, mezzo addormentato, nel lettino o nella carrozzina.

La madre, durante l'allattamento, è ancora la mediatrice tra il figlio e il mondo. Come tale occorre che il suo comportamento sia finalizzato a salvaguardare la continuità tra l'ambiente intrauterino e quello esterno. L'allattamento e il cullamento riproducono, concretamente e simbolicamente, i vissuti prenatali del bambino e come tali vanno rispettati, protetti e salvaguardati per tutto il tempo previsto dalla natura. Vale a dire, fino alla completa perdita del desiderio, da parte del bambino, del latte materno.

Ed anche allora, il cullamento dovrà restare a lungo nella vita del figlio.

Esso rappresenterà, nel tempo, un legame tattile con la vita intrauterina e la rassicurante simbiosi materna.

Non si capisce perché nei percorsi di crescita del bambino ci debba essere sempre tanto interventismo e tanta fretta da parte del mondo adulto, nella totale mancanza d'attenzione a quanto programmato dalla saggezza dei ritmi naturali.

Quanto è dannoso e innaturale, per esempio, che al bambino di cinque, sei mesi, venga imposto il graduale distacco dal latte materno e da un accudimento totale da parte dei seni e dell'abbraccio cullante della madre! La natura non aveva disposto che le cose andassero così.

Ma la fretta di fare ritornare le madri ai loro posti di lavoro, considerazioni economiche ed interessi delle ditte che fabbricano alimenti per bambini, hanno deciso diversamente.

A volte, ma più raramente, è la donna stessa che, più o meno consapevolmente, desidera tornare a disporre del suo corpo in modo diverso: forse ciò non accadrebbe se fosse possibile diffondere maggiormente le informazioni ai giovani!

Al bambino occorre offrire il tempo necessario perché le situazioni e le esperienze siano pienamente vissute ed integrate.

Nella nostra vita frenetica di adulti ciò avviene molto raramente e, inevitabilmente, portiamo quest'abitudine alla velocità e alla fretta nei percorsi infantili, a cominciare dal parto. Quanti interventi non indispensabili per accelerarne i tempi e quanto è costretto a subire il neonato, velocemente staccato dalla madre e riposto nella nursery!

Ancora oggi, nella nostra vita di adulti, l'abbraccio con il cullamento, anche se non più offerto dalla madre ma da una persona cara, agisce come un potente calmante e produce in noi un senso di consolazione e di gratificazione affettiva.

Quanti adulti allevati da piccoli con sistemi educativi rigidi o frettolosi, nonostante oggi si presentino come persone solide e autosufficienti, soffrono di carenze d'amore al punto da essere ancora oggi estremamente bisognosi di quegli accudimenti magici che sono loro mancati agli albori della vita o nella primissima infanzia! Ciò è confermato persino da alcune forme di psicoterapia di gruppo, dove i pazienti vengono, a turno, aiutati a regredire e sottoposti a cullamento.

Nella nostra civiltà occidentale siamo tutti nevroticamente protesi a sbrigarci in ogni situazione della nostra vita. Siamo affetti da 'sindrome di Speedy Gonzales'!

Non abbiamo mai abbastanza tempo a disposizione per potere vivere in sintonia con i cicli e i ritmi della creazione.

La maggioranza delle persone si è abituata a convivere con un'ansia di sottofondo. Molti vivono la loro esistenza come fossero perennemente in 'fase di recupero', vale a dire che stanno continuamente cercando di riempire degli spazi vuoti. Forse tra quei buchi neri potrebbero esserci anche quelli creati da esperienze della nostra infanzia che non abbiamo vissuto a sufficienza o in modo appagante.

Le leggi cosmiche hanno voluto che la gravidanza offrisse alla donna un giusto tempo di attesa per offrirle l'opportunità di una pausa di riflessione e di interiorizzazione, in modo da consentirle di avere del tempo a disposizione per armonizzarsi con il figlio e iniziare ad amarlo. Ma la società non rispetta questo momento così speciale della vita dell'essere umano e continua ad esigere da lei delle prestazioni, là dove essa dovrebbe invece dedicarsi totalmente, sin dall'inizio della gestazione, a ciò che avviene dentro di lei.

Gli studi sulla vita prenatale ci fanno chiaramente intendere che l'educazione del bambino inizia a partire dal concepimento.

L'educazione, come ben sappiamo, non è rappresentata da una serie di istruzioni, ma è un'ecologia di vita che il genitore propone al figlio, allo scopo di aiutarlo a scoprire ed attivare le sue potenzialità e i suoi talenti.

Tutto ciò richiede un atteggiamento di disponibilità e di attenzione alla scelta delle esperienze, all'ascolto delle risposte e al rispetto dei tempi di crescita del bambino.

I nove mesi possono essere l'occasione giusta per ridimensionare, almeno in parte, uno stile di vita inadatto alle nuove circostanze in cui sarà necessario prevedere di avere molto più tempo a disposizione per dedicarci al figlio. Forse occorrerà rivedere le nostre scale di valori e fare delle scelte, puntando più sugli aspetti positivi ed i vantaggi che possono derivarne nel tempo, piuttosto che su quelli negativi immediati.

Non è sempre facile. Ognuno ha alle spalle la propria storia ed è il risultato di ciò che ha vissuto. Le decisioni non devono essere repentine o così drastiche da creare in noi dei sensi di grave privazione.

Si può quasi sempre trovare il modo di creare situazioni di cambiamento senza stravolgere tutta la nostra vita.

Ritagliare ogni giorno un quarto d'ora del nostro prezioso tempo per dedicarlo al nostro piccolo bimbo prenatale, per parlargli, abbracciarlo e cullarlo, può già essere un valido strumento di contenimento del figlio ed è alla portata di qualsiasi genitore.

Cullare il proprio bambino in gravidanza

Ci sono diversi modi di cullare il bambino durante la sua vita prenatale.

È possibile farlo persino in acqua! Nei corsi di ginnastica prenatale in piscina, invito le mamme ad assumere la posizione fetale ed a cullare il loro piccolo. È un gioco bellissimo in cui entrambi dondolano galleggiando.

Le mamme amano molto il contatto con l'acqua, elemento femminile per eccellenza.

Gli esercizi di comunicazione con il bambino eseguiti in immersione sono assolutamente particolari, perché il liquido che li circonda, isolandoli dal mondo esterno, favorisce una rapida regressione della madre alla sua stessa vita intrauterina, e promuove un tipo di comunicazione del tutto speciale con il figlio.

Tutte le madri dei nostri corsi, anche quelle che non frequentano la piscina, hanno l'abitudine di cullare ogni sera il loro bambino. Esse affermano che ciò le rende felici e le fa addormentare immerse in sensazioni dolcissime, "...come in un mare di tenerezza" ha riferito, con molta precisione, una di loro.

Nei nostri corsi di preparazione alla nascita, le mamme amano molto praticare il cullamento in gruppo.

Vengono fatte sdraiare in cerchio, voltate sul fianco sinistro, con le gambe flesse, la testa appoggiata sul braccio sinistro o su un cuscino, mentre il braccio destro circonda l'addome passando verso il basso.

Il bambino viene invitato a scendere nella mano materna, utilizzando la solita modalità di approccio comunicativa illustrata precedentemente nel testo. Quando la madre sente che il piccolo è sceso nella sua mano, inizia a dondolarsi cullandolo e cantandogli a mezza voce la sua ninna nanna (vedi "*La seconda ninna nanna*" a p. 163).

Durante gli incontri rivolti alla coppia, partecipano anche i papà che si coricano ciascuno dietro la propria compagna, abbracciandola e contenendola nel proprio corpo. Inizialmente sono piuttosto emozionati, ma ciò non ha mai impedito che tutti partecipassero molto volentieri.

La testa della loro partner è appoggiata sul loro braccio sinistro, mentre con il destro le circondano il basso addome, ponendo la mano destra in corrispondenza del punto in cui scenderà il bambino.

Già dopo il quinto mese di gestazione può capitare che la dimensione dell'addome non consenta più ai papà di abbracciarlo stando sdraiati. Essi allora vengono invitati a stendere il braccio ed appoggiarvisi sollevandosi, in modo da riuscire a circondare con il destro il pancione di lei e appoggiare il palmo nel punto giusto.

Dapprima faccio praticare loro un rilassamento e subito dopo inizia il vero e proprio cullamento. Metto sempre una musica dolce di sottofondo, per favorire il rilassamento e l'interiorizzazione dei partecipanti. I bambini ed i genitori dimostrano di amare molto questo tipo di accudimento dei bambini, che è collettivo, individuale e di coppia allo stesso tempo.

Per avere un riscontro dei vissuti del gruppo, dopo ogni pratica faccio un sondaggio utilizzando la tecnica del brain-storming che si svolge via dialogo o per mezzo di risposte scritte.

Vi riporto, qui di seguito, alcune delle loro osservazioni scelte in base alla loro diversità, in modo che riassumano ed esemplifichino il tipo di risposta e di partecipazione delle persone:

Il bambino era molto calmo all'inizio del rilassamento, ma io credo di non averlo rispettato molto perché avevo desiderio di sentire concretamente una sua risposta e volevo passare al secondo cullamento, così ci sono arrivata prima delle altre. Sentivo tutto il suo peso ed il suo corpo, a differenza del primo cullamento, quando la sensazione era più indistinta. Al movimento della mano sulla pancia ha risposto prima brevemente, poi con più forza. La sua risposta ai miei 'messaggi' mi dà sempre la sensazione di trovarmi con una 'persona' e non mi sento più una 'pancia grossa' (Cecilia).

Ho provato delle sensazioni molto belle di torpore, di sonno, non sentivo quasi più il respiro. Durante la visualizzazione del rilassamento ero in un posto bellissimo, reale, dove ho passato dei momenti molto felici nella mia infanzia. Non sentivo in particolare il rumore dell'acqua, come dicevi tu, ma quello degli uccelli, della campagna. Ho percorso il sentiero che mi portava in quel luogo, che era tutto per me. Il mio bimbo era sveglio e ha percepito tutti i miei messaggi. Poi ci siamo cullati insieme. Ho sentito che partecipava ed era contento di cullarsi con me. Quando mi fermavo mi tirava un calcetto e si muoveva. Sentivo che voleva ancora essere dondolato e io ero contenta perché facevamo questa cosa molto bella insieme (Laura).

[...] come ho incominciato a cullarlo, nel centro e sotto all'addome dove si era accoccolato, mi ha mandato dei segnali. Si muoveva e a me sembrava quasi che mi volesse rassicurare della sua presenza, sul fatto che mi aveva sentito e mi stava seguendo. Terminato questo secondo cullamento eravamo entrambi tranquillizzati, lui dal sonno e io di averlo sentito bene e in sintonia con me (Imma).

Dopo il cullamento in cerchio assieme ai papà, tutti i genitori restano sdraiati e ad occhi chiusi ancora per qualche minuto. Le madri hanno ancora il braccio sinistro disteso a terra, in direzione del centro del cerchio. Anche i padri si distendono completamente dietro le compagne e stendono essi pure il braccio sinistro verso il centro, dove tutte le mani si sfiorano. I genitori vengono poi invitati a metterle in contatto, avviando tra loro una comunicazione tattile.

Al termine chiedo sempre un riscontro scritto dei loro vissuti.

Eccone alcuni:

Quando arrivo in questa stanza, come d'incanto la mia bimba inizia subito a giocare, quasi come se percepisse la presenza di altri bimbi come lei. Questi esercizi di comunicazione con le altre mamme e i loro bimbi, mi avvicinano molto a loro. Raggiungo una pace e una tranquillità che raramente riesco a conoscere. È come se tutte noi ci trovassimo in un prato con i nostri bimbi che giocano insieme felici. Lei risponde, tira calcetti e pugnetti. L'energia continua a girare attorno. Le mani si cercano. È come se tutte fossimo amiche per la pelle da tanti anni. C'è la sensazione che questo legame non terminerà mai. È veramente bello, è come sentirsi in una grande comunità. I tuoi figli sono anche i miei e la mia bimba è anche la vostra. So che gli ideali sono comuni. Sono felice (Cristina).

[...] quando abbiamo partecipato con tutti i bambini, ho avuto l'impressione di essere tornato indietro nel tempo e mi sono sentito rapito da un senso di profonda solidarietà [...] (Andrea, marito di Cristina)

Esperienza assolutamente commovente. Il bambino si è fatto sentire molto, una fortissima e prolungata comunicazione. L'immagine dell'energia legata al pensiero-accoglienza anche di tutti gli altri bambini, è stata subito talmente travolgente da essere quasi fisica, poi si è molto raddolcita, pur restando forte. Ho sentito molto affetto da parte di tutte le altre mamme e papà (Cecilia).

Ho provato una sensazione di pace, di unione, cosa che è molto difficile sentire durate la vita quotidiana. Sono riuscito a ninnare il bimbo e a fare veramente una cosa per lui direttamente. Ho goduto della presenza delle altre persone accanto a me, non più estranee, tutte concentrate ad ascoltare il miracolo della vita (Alessandro, marito di Cecilia).

Ho provato un grosso senso di unione, quasi di complicità col gruppo. Sono riuscita a calarmi nel mio addome e nella percezione del mio bambino: inizialmente non ha risposto, ma poi verso la fine mi ha mandato dei segnali e ho sentito il suo piacere al mio dondolamento. L'unione delle mani, il sentirsi con gli altri ti fa capire che tutti hanno provato grosse sensazioni e che tutti ti sono vicini (Donata).

Serenità e contatto con gli altri. Comunicazione intensa con il mio bambino e sintonia con tutti gli altri bambini. Mi sono sentita in armonia con la natura e con la vita che è dentro di me. Ho avuto la consapevolezza di trasmettere al mio bambino, alle mamme presenti ed ai loro bambini, il mio amore, la mia serenità e la mia sintonia con la vita. Il bambino ha sentito e ha risposto alle vibrazioni e all'armonia che si è creata (Eva).

Forte sensazione di pace e tranquillità. Desiderio di comunicare e di donare. Per alcuni istanti ho avuto la sensazione che un 'filo d'amore' unisse noi genitori e i nostri figli (Roberta).

Non sento mai i bambini delle altre mamme tanto come quando mi inviti ad ascoltarli tutti insieme. Quando le altre mamme e i papà mi hanno accarezzato la mano per comunicare e per ringraziare, mi sono sentita voluta bene, mi sono sentita in sintonia con loro. Anche se ho provato un po' d'imbarazzo a toccare le loro mani e ad accarezzarle, nell'insieme però la sensazione è stata di grande protezione e partecipazione. Quando mio marito, abbracciandomi da dietro, mi accarezza e mi dondola la pancia, provo un'eccitante emozione gioiosa che mi pervade tutto il corpo. La gioia consiste nella fusione che si crea tra me, mio marito e mio figlio (Ilaria).

Il cullamento che ora ti proporrò si può praticare anche a letto. È particolarmente bello perché ti consente di addormentarti assieme a tuo figlio ed, eventualmente, di mantenere un contatto con lui anche durante la notte.

Per praticare questo semplice cullamento prenatale, non è indispensabile creare uno stato di vero e proprio rilassamento, a meno che ad esso non si voglia aggiungere una visione interna del bambino.

In questo contesto, te lo propongo nella versione completa, e cioè abbinato ad un momento di comunicazione profonda con il tuo bimbo. Quindi sarà opportuno creare una situazione preliminare di rilassamento.

"La seconda ninna nanna"
(si può registrare ed eseguire al riascolto)

Coricati a letto. Sistemati sotto le coperte voltandoti sul fianco sinistro. Assicurati di essere comoda. La luce del comodino può restare accesa.

Se, in qualsiasi momento della pratica, il bambino ti inviasse qualche segnale, movimenti o altro, batti sempre un paio di colpetti in risposta e aspetta qualche istante prima di continuare quello che stai facendo. Mettiti in ascolto: cosa vuole dirti il tuo bambino? Sei sicura che non preferisca stare fermo e tranquillo, senza essere cullato? È un'eventualità rara, perché i bambini adorano essere cullati però, *come regola, non ci dovrebbe essere mai un segnale che passi inascoltato.*

Quindi bisogna rispondere ed anche decodificare e verificare (vedi il capitolo 8 sull'ascolto attivo).

Facoltativamente eseguire il rilassamento preliminare del "Click Clock" (p. 175)

♫ Oppure esegui alcune lente respirazioni sospirando l'espirazione e lasciando ricadere il petto con abbandono.
Ogni volta ripeti, mentalmente, sull'inspirazione:

"*Nel mio io profondo...*".

E sospirando l'espirazione:

"*...mi calmo e mi rilasso*".

Ora calati dolcemente all'interno di te, immergendoti nelle tue sensazioni... senti la globalità del tuo corpo ed accetta tutto quello che incontri... senza cercare di modificare nulla... espanditi nelle sensazioni sentendo l'insieme del tuo spazio interno e incomincia tranquillamente a praticare la tecnica di rilassamento che ben conosci.

⧗ ⧗ ⧗ ⧗ ⧗

Ora sei piacevolmente calma e rilassata...

♫ Circonda il basso ventre con il braccio destro e poni il palmo della mano sotto l'addome, sul lato sinistro di quest'ultimo... il dorso della mano sfiora il materasso...

♫ Sintonizzati sul tuo bambino...
Poniti in atteggiamento d'apertura e d'ascolto...

Manda un'onda d'amore al tuo piccolo ed attendi che le sue onde di risposta si fondano con le tue...

♫ Se hai ricevuto una risposta di consenso alla comunicazione, allontana dall'addome, di pochi centimetri, la mano aperta... visualizza un fascio di luce uscire dal palmo... dirigilo nell'utero... portalo ad illuminare tuo figlio... muovi un poco la mano su e giù, accarezzandolo con la luce... osserva, per un po', cosa fa il tuo piccolo, bellissimo bambino... continua ad accarezzarlo su e giù con il fascio di luce...
Dorme oppure è sveglio?... si muove?... continua a spostare lentamente il fascio luminoso... dalla testa ai piedi... dai piedi alla testa... delicatamente... con amore... guarda quant'è carino!... ammira i suoi piedini e le dita minuscole... le gambe... la rotondità dei glutei... la curva delicata della schiena e delle spalle... le braccia e le piccole dita... la testina graziosa... la bocca che può aprirsi e sorridere... gli occhi e le palpebre che si muovono... il naso... le orecchie...
Tutto è deliziosamente minuscolo... anche le braccia e le gambe esprimono i suoi stati d'animo... osservalo... forse si sta stiracchiando... oppure sta giocando con il cordone ombelicale... o magari si guarda attorno con curiosità...

♫ Ora appoggia il palmo della mano sulla sinistra del basso ventre... la posizione del tuo corpo è tale che il corpo del tuo bambino si è spostato... è sceso verso di lei... solo il sottile diaframma della tua pelle e della parete dell'utero vi separano... *visualizza e senti il corpo del tuo piccolo adagiarsi nella tua mano...* continua a trasmettergli il tuo amore emettendo luce calda dal palmo...

♫ Se sei sicura che tuo figlio sia sveglio, batti il segnale di comunicazione con due colpetti leggeri... se non risponde non insistere... probabilmente si è già addormentato...

♫ Imprimi un lieve dondolamento al busto sincronizzandolo con un movimento leggero della mano... intona dolcemente, a bocca chiusa, la vostra ninna nanna... Stai cullando il tuo bambino!... ogni movimento lo fa dondolare... lo culla gentilmente nel liquido amniotico... lo dondola... e lo culla... il tuo utero è la sua culla... tu sei la culla del tuo bambino... il tuo piccolo è felice... anche tu sei felice...

⧗ ⧗ ⧗ ⧗ ⧗

Goditi questi momenti dolcissimi e prolungali finché non vi sentirete entrambi soddisfatti e pieni di gioia.

Cullare è un'arte che si apprende poco alla volta con la pratica!

Nei prossimi giorni, esercitandoti regolarmente, diventerai esperta e imparerai a dosare opportunamente l'intensità del dondolamento, trovando il ritmo più adatto a te e al tuo bambino, quello, cioè, nel quale provate piacere e vi rilassate.

A quel punto potrai invitare il tuo compagno a partecipare.

♥ ♥ Culliamolo insieme

Sistematevi nel lettone, sotto le coperte, voltatevi entrambi sul fianco sinistro, le gambe flesse. Lui sarà dietro di te, il suo corpo in stretto contatto con il tuo, la testa appoggiata sul cuscino, il braccio sinistro sotto il tuo collo in modo tale che tu possa appoggiarvi il capo. Con l'altro braccio ti circonderà il basso addome, appoggiando la sua mano sotto la tua.

♫ Aiutalo ad entrare in atteggiamento d'apertura verso il bambino... quando vi sentirete pronti ad accoglierlo, battete due colpetti invitando vostro figlio a partecipare... attendete la sua risposta...

♫ Non è necessario avvertire dei movimenti, la sua risposta la dovete sentire nella vostra percezione...
Se il bambino incomincerà a rispondere, visualizzate il fascio di luce che, uscendo dal palmo della tua mano, attraversa quella del tuo compagno attivandola... invitalo a percepire la luce che esce dalla sua stessa mano... guidalo ad illuminare il bambino... aiutalo a visualizzarlo, suggerendogli delle immagini... lasciate che esse affiorino alla vostra mente sul filo del vostro amore per lui... quando ti accorgerai che il bambino si muove andando verso le vostre mani, faglielo notare... premi sulla sua mano facendogli toccare il corpicino di suo figlio... se occorre, spostagliela sino a portarla sul punto giusto...

Col tempo e con il tuo aiuto, anche il tuo partner svilupperà la tua medesima sensibilità ma, per il momento, essendo la prima volta, è necessario che tu lo guidi.

♫ Ora potete iniziare a cullarlo insieme... sarai tu ad imprimere il corretto dondolamento che lui asseconderà, muovendosi leggermente e sincronicamente con te. Puoi invitarlo, se credi, a cantare la ninna nanna del bambino assieme a te, rispettando, come sempre, la sua scelta.
Ogni tanto fermatevi ed osservate le risposte del piccolo; predisponetevi maggiormente all'atteggiamento di apertura percettiva per cogliere i suoi segnali comunicativi: da quelli più evidenti come un piccolo movimento, a quelli più sottili come l'onda di ritorno dei suoi sentimenti, che si riversano nel vostro cuore...

Restate così, tranquillamente e amorosamente abbracciati, cullandovi tutti e tre insieme e sentendovi immersi in un nido accogliente di amore e d'accettazione reciproca... quando sentirete che l'esperienza si è completata, se occorre separarvi fatelo con molta dolcezza.

Parecchi papà mi hanno riferito che, durante gli ultimi mesi della gravidanza, hanno cullato ogni sera il loro bambino, alcuni di loro gli hanno anche cantato la ninna nanna. Tutti erano profondamente commossi nel parlare di quest'esperienza. Molte coppie hanno dichiarato di avere preso l'abitudine di addormentarsi abbracciati al bambino, mentre lo cullavano e che questo era uno dei momenti più belli e attesi della giornata.

Altri ancora hanno detto che la pratica insieme del cullamento li faceva sentire veramente e concretamente in tre.

Laura, alla prima gravidanza, ha commentato un po' emozionata:

"*Ho sentito che eravamo davvero una famiglia!*".

16. *Il sesto mese della gravidanza*

ESERCIZI: MASSAGGIO DI LUCE

In questo mese la gravidanza incomincia a conferirti un aspetto davvero regale! Il tuo addome è diventato un bellissimo pancione in cui tuo figlio cresce a vista d'occhio. L'ecografia ti mostra un bel pupetto vivace che già alla 24ª settimana misura circa 30, 33 centimetri e pesa ben 500 grammi!

Ora la sua gestualità e la sua interazione con te e con l'ambiente esterno sono sempre più ricche e articolate.

Inoltre muove le palpebre e, quando dorme, i suoi movimenti oculari indicano chiaramente che sta sognando.

Incredibile, non è vero? Chissà cosa sogna il tuo bambino!... Forse, nel sonno, regredisce al suo stato primitivo di coscienza pura, quando era una scintilla divina, attorno alla quale non si era ancora strutturata la materia mentale collegata agli stimoli, provenienti dagli organi di senso.

Rammenti il concetto di creazione, intesa come un'unità divina? Tuo figlio, impastatosi da pochissimo con la 'materia', è ancora molto vicino a quel suo stato dell'essere in cui era energia sottile, esistenza pura, coscienza, gioia, amore.

Il sonno profondo è sempre stato oggetto della più grande attenzione da parte degli yogi, che lo considerano una porta d'accesso alla dimensione sublime della nostra coscienza, a quello stato incontaminato di purezza primordiale, in cui non esiste più l'individualità ma il Tutto.

Il tuo bimbo che sogna: questo è il pensiero che ti porgo come spunto di riflessione per questo mese della gravidanza.

Cosa mai potrebbe sognare tuo figlio? Questo meraviglioso, misterioso, piccolo e immenso bambino che noi supponiamo non abbia mai visto i colori dei fiori, né la luce delle stelle e che, secondo noi, non sa nulla di ciò che noi chiamiamo vita?

Quali immagini possono mai scorrere sullo schermo della sua visione interiore mentre sogna e i suoi occhi si muovono per osservarle?

I vostri figli [...]
arrivano grazie a voi, ma non da voi,
E sebbene siano con voi, non vi appartengono affatto.

KAHLIL GIBRAN

La comunicazione del sesto mese: come massaggiare il bambino

In queste quattro settimane, oltre alla "*Seconda ninna nanna*", puoi continuare a praticare anche gli esercizi precedenti, "*Aura luminosa*", "*Bimbo di pace*" e "*Loving touch*", alternandoli a tuo piacere.

Adesso il dialogo con il tuo bambino è pressoché continuo e potrebbe svolgersi anche con una doppia modalità: da un lato ti poni spesso, con affetto, in atteggiamento di totale accoglienza della sua presenza dentro di te, ricevendo in risposta le sue piccole onde d'amore; dall'altro potrebbe capitarti di relazionarti a lui come se, invece che essere dentro, fosse accanto a te.

Appartatevi in mezzo alla natura ogni volta che potete. Invitalo a portare la sua attenzione sulle cose belle che vedi, descrivendogliele. Porta la sua attenzione sul canto degli uccellini, sui suoni dell'acqua e del vento tra il fogliame.

Se hai un carillon, proponigli la sua musica graziosa. Poniti in atteggiamento d'ascolto per recepire la sua risposta. Di solito piace molto ai bambini, però assicuratene prima di fargliela ascoltare nuovamente.

Ogni volta che lo sentirai muovere, batti i consueti due colpetti e accarezzalo affettuosamente attraverso il pancione. Durante questi ultimi mesi, è importante accarezzare molto il bambino, ed anche massaggiarlo attraverso l'addome.

Le sue dimensioni sono così aumentate, che qualsiasi accarezzamento viene facilmente avvertito e provoca un'immediata reazione.

È ben vero che al bambino piace ricevere le carezze e che queste stimolazioni tattili sono molto utili e necessarie alla sua crescita psicologica, tuttavia potrebbe essere molto controproducente il massaggiare regolarmente la pancia, con movimenti sistematici e ripetitivi, se non si sa con certezza come sia posizionato il bambino.

Per esempio, quando il nascituro sia di podice, cioè seduto, oppure sia sdraiato nella posizione definita 'in culla', un movimento ripetitivo di massaggio dall'alto del tuo addome verso il basso (quindi, se è seduto, dalla testa verso i glutei lungo la sua schiena), può inviare un messaggio sbagliato al bambino, quasi una conferma o un invito, in entrambi i casi, a restare in quella posizione.

È importante, dal sesto mese in poi, se si comincia a praticare regolarmente il massaggio, sapere esattamente come e dove è posizionato il piccolo, e procedere *con movimenti che lo accarezzino sempre lungo la schiena, dai piedi verso la testa*: se non si è ancora voltato, l'onda del massaggio, *opportunamente prolungata lungo il tragitto necessario alla rotazione*, gli indicherà il percorso per girarsi, se invece è già in posizione cefalica, riceverà una conferma positiva al suo corpicino correttamente posizionato a testa in giù.

Ho notato che quando c'è una buona relazione affettiva e comunicativa tra me e la madre e tra la madre e il bambino, i piccoli sono molto ricettivi alle indicazioni manuali che do loro per mostrare il percorso che devono fare, ed anche alle leggerissime sollecitazioni che applico loro sulla zona corrispondente al sederino, non per spingere ma solamente per meglio indicare loro il percorso di rotazione.

Se poi è la madre stessa a fare ciò, assieme al padre, quando esiste un buon legame affettivo con il figlio, il successo è assicurato. Qualche volta alcuni papà, seguendo alla lettera le mie indicazioni, hanno partecipato molto attivamente, aiutando il loro piccolo a girarsi, con loro grande soddisfazione! (vedi capitolo sul bambino podalico a p. 195).

Però la condizione sine qua non, è quella di mantenere un atteggiamento interiore rispettoso delle eventuali scelte del bambino ed avere una visione chiara e corretta del suo posizionamento nell'utero.

Molte madri, tra quelle che hanno praticato con regolarità e con l'atteggiamento corretto il Bonding Prenatale, sanno esattamente dove sono la schiena, i piedi e la testa del loro figlio.

Altre, pur avendo una buona relazione con il figlio, sono incerte non tanto sulla posizione della testa, quanto sul dove è la schiena.

L'esame ecografico è in grado di stabilire tutto ciò senza possibilità di errori; ti consiglio, la prossima volta che dovrai farlo, di farti spiegare con precisione tutto ciò che concerne il posizionamento del tuo piccino.

A quel punto potrai iniziare la pratica del massaggio e, successivamente, invitare il tuo compagno a partecipare.

♥ ♥ "Massaggio di luce"
(questo esercizio non è adatto alla pratica registrata. In questo mese della gravidanza essa non deve essere proposta al bambino per invitarlo a voltarsi a testa in giù, poiché il farlo sarebbe inopportunamente prematuro)

⇨ Questo è uno degli esercizi di comunicazione psicotattile tra i più belli.

Ce ne sono altri, molto intensi e suggestivi. Tuttavia, poiché si tratta di muoversi su uno spazio molto piccolo, cioè quello del corpo del bambino nell'utero, esistono delle difficoltà obiettive a trasmetterli attraverso un libro. La possibilità di commettere degli errori sarebbe, a mio avviso, abbastanza grande. Le conseguenze di alcuni movimenti errati potrebbero nuocere al bambino e non si deve rischiare.

Anche il "*Massaggio di luce*", pur nella sua semplicità, potrebbe comportare dei rischi se chi lo pratica non terrà dovutamente conto di quanto esposto poco sopra, e non seguirà alla lettera le istruzioni.

♫ Quando hai terminato la doccia, avvolgiti in un telo asciutto e riposati a letto per una diecina di minuti, sistemandoti comodamente con due o tre cuscini sotto la schiena, in posizione semiseduta. Scopri l'addome e appoggiavi le mani, leggermente unte di *olio* di cocco, o di altro tipo purché naturale e di buona qualità.

♫ Chiudi gli occhi e poniti in atteggiamento d'apertura e d'ascolto... sintonizzati con il tuo bambino finché non sentirai nascere nel tuo cuore un'onda d'amore... lascia che essa si comunichi alle tue mani, che prenderanno ad 'illuminarsi' emanando il consueto fascio di luce... portalo ad illuminare il bambino... Apriti all'accoglienza, e mettiti in ascolto della sua risposta... se percepisci le sue onde d'amore giungere alle tue mani salendo verso di te, capirai che tuo figlio è disponibile a comunicare con te...
Resta qualche istante con lui, lasciando che si produca tra voi una fusione d'amore...

Punto d'inizio del massaggio

♫ Adopera *una sola mano* e dirigi il fascio di luce dove sai che ci sono i piedini del tuo bimbo... osserva quanto sono graziosi... guarda tutte le dieci minuscole dita...
Vai verso le natiche e, spostando la mano, incomincia a picchiettare con le dita tutta la sua schiena, dal basso verso l'alto, con leggeri colpetti luminosi e ritmici...

♫ Se il piccolo ti risponde muovendosi, interrompi il picchiettamento e rispondigli usando la voce:

"*So che mi stai sentendo... ti piace?*".

Apriti all'ascolto della sua risposta. Se è positiva, una volta portata la mano fino alla testina, *staccala*[15] riportandola verso le natiche, e continua il dolce picchiettamento su tutta la schiena fino al capo. Prosegui così per qualche minuto.

♫ Adesso inizia a massaggiare il tuo bambino, applicando una pressione continua, con movimenti lenti, alternando *entrambe le mani*, come onde che si rincorrono,

[15] N.B. È importante staccare sempre la mano prima di riportarla verso i piedi: se non lo si fa, la mano striscerà dall'alto verso il basso, cioè dalla testa verso i piedi, inviando al bambino un messaggio errato sulla validità della sua posizione corporea nell'utero. Il messaggio sarà errato sia che il bambino sia cefalico, sia che sia podalico.

dai piedi alla testa del tuo piccolo... quando una mano termina il percorso, *si stacca dal corpo del bambino*, e l'altra inizia a muoversi...
Ogni volta che una mano prende, molto lentamente, a risalire dalle natiche verso il capo, ripeti mentalmente:

"*Il mio amore ti accarezza...*".

Immagina che le tue mani di luce accarezzino anche in profondità il corpo di tuo figlio, inondandolo d'amore...

Stai sempre attenta alle sue risposte... se dovessi notare un'interruzione nel flusso comunicativo del vostro amore, interrompi il massaggio.

♫ Prosegui questo massaggio luminoso per alcuni minuti, sempre alternando le mani e ripetendo la piccola frase pilota.

♫ Ora, mentre risali, incomincia ad imprimere dei movimenti circolari al massaggio, alternando entrambe le mani... continua a visualizzare il tuo bellissimo bambino mentre riceve questo profondo massaggio luminoso... mantieni costantemente il contatto affettivo...

♫ Dopo alcuni minuti stacca le mani dall'addome e tienile ferme alla distanza di circa dieci centimetri di fronte al bambino, i palmi rivolti verso di lui: senti la tua luce d'amore riversarsi copiosamente dai palmi dentro tutto l'utero e avvolgere luminosamente tuo figlio... ascolta e percepisci la sua risposta lasciandola penetrare nelle tue braccia fino al tuo cuore...

♫ Rimani con il tuo piccolo finché l'esperienza non si sarà completata, eventualmente sussurrandogli:

"*Ti sento e ricevo il tuo amore...*".

♫ Se lo preferisci, puoi anche circondare l'addome con entrambe le braccia, sentendo che stai abbracciando il tuo bambino, assaporando, sempre ad occhi chiusi, la gioia e l'armonia che senti circolare tra voi.

♫ Quando, dopo alcune volte che avrai praticato il "*Massaggio di luce*", sentirai di essere diventata esperta, invita il tuo compagno ad eseguirlo lui stesso, suggerendogli il corretto atteggiamento interiore, indicandogli il percorso che deve fare ed insegnandogli i movimenti.

17. Il settimo mese della gravidanza

Esercizi: Il rilassamento del "Click Clock"
Visualizzazione:latte a gogò

Tra la 24ª e la 28ª settimana, che segna la fine del settimo mese di gestazione, il tuo bambino quasi raddoppia la crescita del suo peso corporeo raggiungendo il chilogrammo! Le sue dimensioni variano dai 32 ai 35 centimetri.

Tuo figlio, se ora nascesse, potrebbe già vivere: sono sopravvissuti bambini anche più piccoli, persino di 600 grammi.

L'impulso vitale è tanto più forte quanto più siamo motivati a vivere. Quando ci sentiamo amati ed amiamo, possediamo la motivazione principale per restare ancorati all'esistenza.

L'amore materno è per il nascituro come una magica stella polare che lo guida, sostenendolo nelle prove e radicandolo alla vita.

In quest'ultimo trimestre, potrebbe aumentare il numero dei piccoli disturbi fastidiosi quali, ad esempio, maggiore affaticabilità, sudorazioni e difficoltà nella digestione.

Tuttavia la relazione che stai approfondendo con il tuo bambino aprirà dinanzi a te spazi sempre più entusiasmanti per la comunicazione e la conoscenza reciproca, aiutandoti a superare serenamente ogni eventuale difficoltà.

Questo è anche il momento ideale per iniziare a prendere in considerazione la scelta dell'ambiente giusto per il parto.

Può essere utile procedere con un pizzico di pianificazione preliminare assieme al tuo compagno, in modo da poter condividere le responsabilità e le scelte.

Ti propongo, qui di seguito, una traccia di lavoro.

Munitevi di due quaderni e rispondete, con sincerità e ricchezza di particolari, alle seguenti domande, annotando le risposte separatamente, ciascuno sul proprio quaderno.

Durante il travaglio ed il parto, quale tipo di assistenza ritieni necessaria e indispensabile per la tutela della vostra intimità e tranquillità?

E quale per la vostra sicurezza?

Come vorresti che nascesse il vostro piccino?

Quale accoglienza desideri abbia tuo figlio alla nascita?

Che tipo di accudimenti desideri porgere al tuo bambino durante i primi giorni dopo il parto?

Leggetevi reciprocamente le risposte, motivandole.

Discutetene trovando un accordo e poi trascrivete la lista delle vostre aspettative.

Accordatevi su quelle che entrambi ritenete prioritarie ed irrinunciabili e trascrivetele.

Ora si tratta di trovare il luogo che soddisfi, innanzitutto, i vostri desideri primari e possa, eventualmente, rispondere in maniera positiva anche a qualche altro punto della lista.

Forse non sarà facile, però avete ben tre mesi di tempo davanti a voi per potere visitare strutture diverse e contattare i responsabili e gli operatori che vi prestano il loro servizio.

Il lavoro preliminare che avete fatto insieme vi servirà come filo conduttore e punto di riferimento, impedendovi di lasciarvi influenzare, o fuorviare, dai vostri reali desideri.

Dopo ogni visita, ciascuno di voi potrà scrivere sul proprio quaderno i dati e, soprattutto, le impressioni ricevute nel corso dell'osservazione degli ambienti e del dialogo con gli operatori.

Utilizzate un momento di pausa e di tranquillità nella vostra giornata per confrontare il materiale raccolto, discuterne e trovare un accordo.

Scrivete, accanto al nome della struttura visitata, tutti i desideri primari che essa vi sembra sia in grado di soddisfare. Poi anche quelli secondari.

Procedete in questo modo ad ogni successiva ispezione o contatto.

Poco alla volta riuscirete a pianificare ordinatamente questo momento così importante per la vostra famiglia e potrete scegliere insieme, con consapevolezza e senso di responsabilità, il luogo e le circostanze che presentano un maggior numero di risposte positive alle vostre esigenze e reali aspettative.

Quest'istante della nascita,
questo momento di fragilità estrema,
come bisogna rispettarlo!
Il bambino è tra due mondi.
Su una soglia. Esita.
Non fategli fretta.
Non spingetelo.
Lasciatelo entrare...
Ecco. Tutto è pronto:
penombra, silenzio, raccoglimento.
Il tempo si è fermato.
Il bambino può giungere.

FRÉDÉRICK LEBOYER

La comunicazione del settimo mese

Durante tutto questo mese potrai, se vuoi, continuare a praticare ogni sera, alternandoli, "*La seconda ninna nanna*" o "*Loving touch*". Durante il giorno potresti sentire il bisogno di eseguire la prima e la terza parte di "*Aura luminosa*" e anche "*Bimbo di pace*".

Dopo la doccia il "*Massaggio di luce*" costituirà un ottimo strumento per rilassarti assieme al tuo bambino, ed al tuo compagno se vorrà partecipare, proseguendo la comunicazione psicotattile con lui.

Nell'ultimo trimestre potrai introdurre, facoltativamente, delle visualizzazioni mirate a risolvere delle situazioni specifiche.

Nel libro *Dalla Grande Madre al bambino*, avevo già trattato diffusamente gli argomenti riguardanti il travaglio, il parto e l'allattamento.

In questo, che tratta il tema della comunicazione prenatale e dell'accompagnamento affettivo del nascituro lungo tutto il percorso della gestazione, l'approccio al travaglio e al parto è stato impostato in modo tale da tenere conto sia di un aggiornamento scientifico che del tema della comunicazione e della relazione.

Le visualizzazioni che solitamente propongo nell'ultimo trimestre sono finalizzate sia a suscitare nella madre un atteggiamento di fiducia verso il progetto-vita che si sta attuando in lei, sia a rimuovere eventuali vissuti negativi profondi, operando delle sostituzioni positive.

Per ottenere i risultati migliori con le visualizzazioni finalizzate ad una trasformazione, è bene creare uno stato di rilassamento abbastanza profondo.

La situazione ottimale, come abbiamo già visto è quella che si verifica quando, dopo esserci rilassati, abbiamo la possibilità di dormire. In questo modo l'immagine mentale positiva continuerà a lavorare durante il sonno, affondando le sue radici nell'inconscio, prendendovi corpo e, poco alla volta, sostituendosi all'immagine mentale negativa che ci causa malessere e ci danneggia.

Tuttavia, un semplice stato di rilassamento, anche se ad esso non segue il sonno, può essere molto utile.

In entrambe le situazioni, le difese dell'io cosciente allentano la loro vigilanza e l'inconscio affiora, consentendoci di presentargli la nostra immagine-progetto e di interagire attivamente con lui.

Se è la prima volta che ti accingi a lavorare con le visualizzazioni, la tattica migliore non è quella di affrontare di colpo il problema che più ti sta a cuore. È meglio prefiggersi un obiettivo facile e secondario: quando si sarà realizzato con successo, ti sentirai più esperta e, quindi, più fiduciosa ed entusiasta.

Questa è la strategia giusta per predisporsi ad abbordare il tuo problema principale, ammesso che esista un problema.

Molte delle nostre angustie sono riconducibili ad un unico fattore: l'insicurezza.

La paura di non essere capaci di gestire positivamente il travaglio ed il parto, di non riuscire ad allattare, ad accudire adeguatamente il bambino etc., sono tutte espressioni di una fondamentale mancanza di fiducia in noi stessi.

Quello dell'insicurezza è un problema molto importante che può avere cause profonde e, talvolta, assai lontane nel tempo.

Non è opportuno, in gravidanza, affrontarlo globalmente servendosi di un'unica visualizzazione.

È, invece, molto utile lavorarci sopra poco alla volta, sezionandolo, ed ottenere alcune sicurezze, vale a dire alcuni risultati positivi, nell'ambito di singole situazioni.

Poche sicurezze di buona qualità, valgono più di un senso di sicurezza generico e traballante!

Ti consiglio di rileggere il capitolo sull'uso delle visualizzazioni (vedi p. 108) in modo da rinnovare in te le conoscenze e lo spirito giusto per accingerti a quest'importante e bellissimo lavoro di rigenerazione.

Il timore di non avere latte è abbastanza diffuso, specialmente tra quelle madri che sono state allattate artificialmente, o che hanno ascoltato con troppa partecipazione il racconto delle esperienze dolorose e catastrofiche di qualche amica.

Propongo di incominciare, qui di seguito, con una visualizzazione finalizzata ad eliminare definitivamente questo timore e ad acquistare fiducia nella tua insita, naturale, capacità di provvedere al nutrimento del bambino.

Qualche volta, nei corsi di Educazione Prenatale, sono le mamme stesse a coniare dei titoli per indicare alcune visualizzazioni specifiche. Quella che seguirà è stata chiamata "*Latte a gogò*" e sarà preceduta da una tecnica di rilassamento adatta alla posizione supina o sul fianco.

Rilassamento del "*Click Clock*" (rilassamento e visualizzazione si possono registrare ed eseguire al riascolto)

Da praticarsi a letto, la sera, prima di addormentarsi.

In alternativa appartati in una stanza tranquilla, calda e oscurata e trova il modo di sistemarti comodamente in una posizione supina, o sul fianco. Copriti con un panno di lana.

In entrambi i casi è utile accompagnare l'esercizio con una musica rilassante di sottofondo, possibilmente sempre la stessa.

♫ Esegui alcune lente respirazioni sospirando l'espirazione e lasciando ricadere il petto con abbandono.
Ogni volta ripeti, mentalmente, sull'inspirazione:

"*Nel mio io profondo...*".

E sospirando l'espirazione:

"*...mi calmo e mi rilasso*".

Ora calati dolcemente all'interno di te, immergendoti nelle tue sensazioni... senti la globalità del tuo corpo ed accetta tutto quello che incontri... senza cercare di modificare nulla... espanditi nelle sensazioni sentendo l'insieme del tuo spazio interno e incomincia tranquillamente a praticare la tecnica.

♫ *Immagina di potere applicare degli interruttori speciali su alcuni punti strategici del tuo corpo... ogni volta che ne premerai uno, pronunciando la piccola frase pilota, quella parte del corpo che gli corrisponde si oscurerà piacevolmente, rilassandosi automaticamente da sola in modo molto gradevole e riposante...*

♫ Visualizza un interruttore sul piede destro... premilo e ripeti mentalmente:

"*Click!... il mio piede si oscura... si rilassa... e riposa...*".

Sul ginocchio destro:

"*Click!... tutta la mia gamba si oscura... si rilassa... e riposa...*".

Sul piede sinistro:

"*Click!... il mio piede si oscura... si rilassa... e riposa...*".

Sul ginocchio sinistro:

"*Click!... tutta la mia gamba si oscura... si rilassa... e riposa...*".

Sulla mano destra:

"*Click!... la mia mano si oscura... si rilassa... e riposa...*".

Sul gomito destro:

"*Click!... tutto il mio braccio si oscura... si rilassa... e riposa...*".

Sulla mano sinistra:

"*Click!... la mia mano si oscura... si rilassa... e riposa...*".

Sul gomito sinistro:

"*Click!... tutta il mio braccio si oscura... si rilassa... e riposa...*".

Sulla spalla destra:

"*Click!... la mia spalla si oscura... si rilassa... e riposa...*".

Sulla spalla sinistra:

"*Click!... la mia spalla si oscura... si rilassa... e riposa...*".

Al centro del petto:

"*Click!... il mio petto si oscura... si rilassa... e riposa...*".

Sull'addome:

"*Click!... il mio addome si oscura... si rilassa... e riposa...*".

Sulla sinfisi pubica:

"*Click!... i miei organi genitali si oscurano... si rilassano... e riposano...*".

Sul coccige:

"*Click!... i miei glutei e tutta l'area sacrale si oscurano... si rilassano... e riposano...*".

Nel centro della schiena:

"*Click!... tutta la mia schiena si oscura... si rilassa... e riposa...*".

Sulla nuca:

"*Click!... la mia nuca si oscura... si rilassa... e riposa...*".

Sul mento:

"*Click!... il mio mento si oscura... si rilassa... e riposa...*".

Sulle labbra:

"*Click!... le mie labbra si oscurano... si rilassano... e riposano...*".

Sulla lingua:

"*Click!... la mia lingua si oscura... si rilassa... e riposa...*".

Sulla guancia destra:

"*Click!... la mia guancia si oscura... si rilassa... e riposa...*".

Sulla guancia sinistra:

"*Click!... la mia guancia si oscura... si rilassa... e riposa...*".

Sull'orecchio destro:

"*Click!... il mio orecchio si oscura... si rilassa... e riposa...*".

Sull'orecchio sinistro:

"*Click!... il mio orecchio si oscura... si rilassa... e riposa...*".

Sul naso:

"*Click!... il mio naso si oscura... si rilassa... e riposa...*".

Sull'occhio destro:

"*Click!... il mio occhio si oscura... si rilassa... e riposa...*".

Sull'occhio sinistro:

"*Click!... il mio occhio si oscura... si rilassa... e riposa...*".

Sulla fronte:

"*Click!... la mia mente si oscura... si rilassa... e riposa...*".

Ora metti un grosso interruttore speciale sulla sommità della testa... ogni volta che lo premerai dicendo "*Clock!*" il rilassamento diventerà automaticamente più profondo...

"*Clock!... tutta la mia testa si oscura... si rilassa... e riposa...*".

Premilo due volte...

"Clock!... Clock!... tutto il mio corpo si oscura... si rilassa... e riposa...".

Premilo lentamente tre volte e senti il rilassamento e il benessere diventare sempre più profondi:

"Clock!... Clock!... Clock!... tutto il mio corpo si rilassa profondamente... piacevolmente... e riposa...".

Puoi continuare a premere questo interruttore finché non sentirai di avere raggiunto uno stato di rilassamento per te ottimale.

Visualizzazione

"Latte a gogò"

♫ Immagina una porta chiusa.
È una porta antica e robusta di buon legno scuro e di bella fattura... su di essa è finemente intagliata una bellissima figura femminile, seduta sulla sporgenza di una roccia... tiene fra le braccia un bimbo appena nato, che sta succhiando il latte dai suoi seni gonfi e pieni... la donna sorride tenendo il volto chino verso il bambino... attorno ai due un'aureola di luce sembra proteggerli... in alto, e dietro la donna, sgorga dalle rocce una cascatella che forma un ruscello ai suoi piedi... Contempla la bellezza dell'immagine, che sembra vivente e scopri qualche nuovo particolare...

♫ Ora appoggia la mano sulla maniglia della porta che si abbassa facilmente... spingi ed essa si apre su un luminosissimo paesaggio campestre... è molto bello... verdi colline s'inseguono all'orizzonte... i prati in fiore, accarezzati da una brezza leggera, palpitano nel sole...

♫ Un sentiero dinanzi a te conduce ad un gruppo d'alberi, ai piedi di un colle... è di terra battuta... seguilo... mentre cammini senti il calore del sole sul viso e sulle braccia... l'alito della brezza tra i capelli... il profumo leggero e delicato dei fiori e dell'erba...

♫ Il sentiero si inoltra nel boschetto ed entri in una zona moderatamente ombreggiata... un tappeto di muschio attutisce i tuoi passi... si odono, allegri, i canti di alcuni uccellini tra i rami... i profumi sono quelli del muschio e delle acacie in fiore...

♫ Camminando lentamente lungo il sentiero, incominci a udire uno sciacquio leggero di acqua che scorre... lo senti sempre più chiaramente... il sentiero termina in una radura... è un luogo bellissimo e incantato... ci sono delle rocce dalle quali sgorga zampillando una cascatella, che forma un ruscello... esso scorre sino ai tuoi piedi, poi fa una curva proseguendo tra gli alberi... è acqua purissima di sorgente...

♫ Cammina verso di lei seguendo il ruscello... ora essa è quasi davanti a te... togli le vesti e posale sul prato... sei completamente nuda nel sole... entra nel ruscello... l'acqua ti arriva alle caviglie ed è fredda... ora sei dinanzi alla piccola cascata... avvicinati sino a toccarla... bagnati le gambe... il ventre... le spalle e le braccia... i seni... il viso... un brivido ti percorre dalla testa ai piedi... continua a buttare acqua sul tuo corpo anche se ti si accappona un po' la pelle...

♫ Adesso ti stai abituando... avvicinati protendendo le braccia e lascia scorrere l'acqua gelida e pura sul viso, sulla schiena e su tutto il tuo corpo... è come una sferzata... quest'acqua magica di colpo lava via ogni negatività... è una purificazione che rigenera profondamente la sorgente della tua femminilità...
Apriti ad accoglierla e lascia che l'acqua miracolosa ti attraversi anche internamente dalla testa ai piedi dissolvendo ogni tensione... ogni dubbio... ogni conflitto... ogni ricordo negativo... ogni ostacolo...
È come se anche tu fossi diventata acqua che scorre fluidamente e diventa ruscello...

♫ Adesso torna sul prato... sdraiati al sole sulle tue vesti stese a terra come un lenzuolo... senti il tuo corpo bagnato e gelido rabbrividire... la pelle accapponarsi... i capezzoli ergersi e indurirsi inviandoti una forte sensazione...

♫ Concentrati sui tuoi seni... senti il calore del sole accarezzarli, riscaldandoli piacevolmente... la sua luce penetra in profondità illuminandoli... i tuoi seni s'inturgidiscono riempiendosi di luce...
Vedi chiaramente i condotti del latte aprirsi... il liquido nutriente, bianco e fluido, incomincia a scorrere abbondante dirigendosi verso i capezzoli... vedilo uscire in due rivoli...
Osserva con gioia e meraviglia i tuoi seni perfetti e sani produrre un fiotto continuo di buon latte che fluisce copioso da entrambi i capezzoli...
Ripeti mentalmente ad ogni inspirazione:

"*Dai miei seni perfetti...*".

E sospirando l'espirazione:

"*...esce latte abbondante*".

⌛ ⌛ ⌛ ⌛ ⌛

Continua così sino ad avere una sensazione quasi d'onnipotenza.
Ripeti ogni giorno questa visualizzazione finché ti sentirai certa di essere perfettamente in grado di allattare tuo figlio per tutto il tempo che vorrà.

18. L'ottavo mese della gravidanza: incominciamo a parlare anche del parto

ESERCIZI: AUTORILASSAMENTO PROFONDO, VISUALIZZAZIONE-MEDITAZIONE: ABBRACCIATA ALLA GRANDE MADRE

Eccoti giunta alla 32ª settimana. Tra soli sessanta giorni potrai finalmente stringere al seno il tuo piccino! In questo mese qualche goccia di colostro potrebbe già incominciare ad uscire di tanto in tanto dai capezzoli. A volte, invece, compare solo dopo il parto.

Sei molto più affaticabile e quindi, se da un lato è importante che tu continui a restare moderatamente attiva, dall'altro è opportuno aumentare le piccole pause per riposarti, come sempre appoggiando le gambe su una sedia.

Possono essere davvero tanti i piccoli disturbi che è probabile si manifestino maggiormente in questi due ultimi mesi della gravidanza! Dalle difficoltà digestive alla stitichezza, dai crampi al male di schiena, da disturbi del sonno e irritabilità a sensazioni di stordimento od occasionali mali di testa, da gonfiori, soprattutto ai piedi e alle caviglie, a sensazioni di prurito all'addome ed al bisogno di urinare sempre più frequentemente... e chi più ne ha più ne metta!

Le perdite vaginali, che possono diventare più abbondanti, e l'aumento delle contrazioni di Braxton Hicks, ti indicano chiaramente che il tuo corpo si sta attivamente preparando al parto. Esse accarezzano e abbracciano tuo figlio che ora ha imparato a riconoscerle, così non costituiranno un avvenimento troppo improvviso quando prenderanno a diventare regolari durante il travaglio.

Il tuo bambino, nelle ultime settimane ha più che mai bisogno di calcio, ferro e proteine per ultimare il suo sviluppo. È lungo 40-45 centimetri e pesa, più o meno, 2 chili e mezzo.

È notevole, soprattutto, la crescita avvenuta nel cervello, dove i due emisferi iniziano a lavorare insieme.

Quasi tutti gli apparati sono già ben sviluppati, mentre i polmoni potrebbero essere ancora un po' immaturi.

Pensa che gli stanno spuntando sopracciglia e capelli! In questo mese il tuo bimbetto sta proprio dandosi da fare per diventare sempre più bello e far colpo su di te!...

Tu, dal canto tuo, vivi alterni stati d'animo in cui al desiderio che la gravidanza finisca, potrebbe capitare che talvolta si sovrapponga una sorta di tristezza al pensiero che essa stia realmente terminando. In fondo è stata anche una bella esperienza! E poi questo bambino-dentro ti ha dato tante gioie, non è forse vero?

Inoltre, sottilmente, la fine della gravidanza è ora per te anche fonte di eccitazione perché è implicitamente collegata, oltre che al recupero del tuo corpo snello, anche ad altre situazioni in cui il travaglio ed il parto ti potrebbero apparire come tappe un po' inquietanti. Forse pensi a loro come a soglie sconosciute o come prove da superare.

In realtà, lungo tutto questo cammino, tu non sei e non sarai mai sola: tuo figlio, che ora stai contenendo ed abbracciando internamente con braccia di luce, continuerà ad essere con te, ed a restare abbracciato a te, per tutto il percorso, finché dal tuo addome passerà al contenimento delle tue braccia reali e dei tuoi seni, dal tuo corpo interno a quello esterno. L'amore che sta alla base della vostra relazione fornirà i supporti ed il nutrimento che vi aiuteranno nell'evolversi e nel mutare delle situazioni. Il tuo piccolo parteciperà attivamente a tutto il travaglio, impegnandosi con te a superare ogni contrazione, ad affrontare ogni spinta!

Eri a conoscenza del fatto che il bambino costruisce lui stesso, congiuntamente al sacco coriale materno, il liquido amniotico indispensabile per il buon funzionamento delle dinamiche del parto? Madre e figlio contribuiscono in egual misura a creare, nell'utero, l'ambiente liquido.

La natura ha previsto tutto nei minimi particolari ed essa ha stabilito che la simbiosi madre-figlio prosegua anche durante tutto il parto!

No, è certo che non sarai sola! Anche il tuo piccino, come vedi, fornisce il suo prezioso contributo per nascere e partecipa attivamente ed emotivamente con te a tutte le fasi del percorso.

È importante che tu te ne renda conto e che, durante il travaglio ed il parto, continuiate a stare ed a sentirvi insieme, oltre che comunicare affettivamente ogni volta che vi sarà possibile e le circostanze lo consentiranno. Allora percepirai che state unendo le vostre energie e ti sentirai molto più forte.

In quei momenti sarà anche importante pensare che, nel tuo grembo, la natura conduce e porta avanti il progetto della Vita, per il bene di entrambi!

Immagina, ad esempio, di trovarti insieme al tuo bambino *su una zattera in mezzo al mare*, mentre già vedi la spiaggia a breve distanza. Ogni contrazione sarà l'onda benefica che sospingerà la vostra zattera verso la riva, mentre anche tu remerai attivamente sulla sua spinta, finché un'ultima potente ondata vi depositerà sulla spiaggia... ecco, il parto è proprio così! Richiama quest'immagine nella tua mente ogni volta che lo penserai: da essa trarrai l'energia e la consapevolezza necessarie per viverlo con fiducia, coraggio e serenità.

Non è la prima volta che la vita ti propone delle situazioni nuove! Pensa a quante ne hai affrontate e superate nel passato! Ognuna ha fatto scaturire dal profondo di te delle forze che non sospettavi neppure di avere, o che dubitavi di possedere, ognuna ti ha resa più forte, accrescendo le possibilità espressive e le capacità del tuo potenziale energetico.

Queste forze, accumulate nel corso della tua vita, sono tutte presenti in te nel momento del parto, e molte altre ancora: oltre alle tue ed a quelle del tuo bambino, interagiscono anche quelle, infinitamente più potenti, della madre psicobiologica profonda e del Progetto Vita le quali, sin dal concepimento, lavorano incessantemente e che, nel parto, raggiungono l'apice della loro potenza creatrice (vedi p. 63 il capitolo sul dolore).

Inoltre è molto importante pensare al momento del parto anche come ad una vera e propria prova iniziatica, sia per la madre che per il bambino e pure per il padre, se può partecipare con la giusta consapevolezza.

È uno di quei momenti speciali, nella nostra esperienza umana e spirituale, in cui, pur collaborando attivamente con le energie che ci attraversano occorre affidarsi a loro, senza mai perdere la sicurezza nella bontà di tutto ciò che avviene, accogliendo con fiducia qualsiasi accadimento e accettandoli con il nostro cuore spirituale, per quanto gli eventi possano essere eventualmente diversi dalle nostre personali aspettative o apparirci incomprensibili sul momento.

Ciò significa mantenere un'incrollabile serenità e restare saldi nella fiducia che qualsiasi cosa ci accada, a lungo termine, ci porterà del bene. La nostra mente ignorante non è in grado di sapere in anticipo quali saranno le conseguenze future di ciò che accade e quindi essa non ha alcun diritto di apporre delle etichette agli avvenimenti, giudicandoli positivi o negativi.

Uno degli aspetti più importanti di questa prova iniziatica consiste proprio nell'oltrepassare i propri limiti, i propri confini interiori.

Consiste nell'apprendimento di un'accettazione. Accettare l'idea di essere sempre al posto giusto, di stare vivendo le esperienze più idonee a favorire la nostra crescita spirituale e che tutto ciò che ci accade è voluto, con infinito amore, nell'alto dei cieli, sia per aumentare la nostra felicità terrena che per aiutarci a sciogliere dei nodi profondi che ci incatenano alla sofferenza.

Non è facile accettare senza capire. Ma è proprio questo il punto. È relativamente semplice avere fede: ciò che è davvero difficile è avere fiducia, confidare, sentirsi sicuri di essere incondizionatamente amati e che tutto ciò che ci succede è positivo ed avviene per mano di un'amorosa volontà superiore, esclusivamente per accrescere la nostra gioia presente o futura.

A volte occorre attendere anche molto tempo per potere constatare come un avvenimento, che ci procura delle difficoltà o delle sofferenze nel presente, si tramuti, successivamente, in una grande gioia.

Il parto, in questo senso, è una delle più importanti esperienze della nostra vita, assieme a quella della morte. Entrambe hanno in comune la caratteristica di doverci affidare, per potere superare con serenità una soglia oltre la quale c'è un'ignota trasformazione, un cambiamento, l'inizio di un altro modo d'essere e di vivere.

Madre e bambino vivono insieme la grande avventura del cambiamento, della metamorfosi che porterà l'uno ad uscire dall'acqua primordiale di sua madre per conoscere e sperimentare la luce del sole, l'aria e l'esperienza della vita sulla terra, mentre condurrà l'altra a vivere ruoli ed esperienze che coloreranno la sua sensibilità, e le sue qualità femminili, di mille iridescenti sfumature, mai conosciute prima.

Per vivere con serenità l'idea del parto imminente non basta avere fiducia nelle persone che ti assisteranno, nella struttura ospedaliera, nelle eventuali tecniche che hai imparato! Tutto ciò aiuta molto, ma non sempre cancella completamente la piccola onda di ansia sotterranea legata all'ignoto della circostanza futura.

Occorre sviluppare fiducia soprattutto nella madre psicobiologica che è in te e che ti ha sostenuta sino ad ora, nella tua energia femminile-materna profonda.

Dopo la fiducia nascerà la consapevolezza del fatto che ogni esperienza è stata accuratamente scelta per noi, con amore, fino nei minimi dettagli delle sue estreme conseguenze da Chi sa cosa è davvero un bene per noi e, come tale, va accettata con tranquillità e fiducia.

Consapevolezza del fatto che non esistono esperienze negative o positive: siamo noi che, pur non avendo gli strumenti valutativi, diamo queste definizioni. Esistono solo *le esperienze* e, in questo senso, esse sono sempre positive perché ci fanno evolvere, aumentando la nostra capacità di essere davvero felici.

Consapevolezza, quindi, delle forze che ci guidano, che ci sostengono con amore attraverso ogni prova, ogni difficoltà, che ci aiutano a superarle, che non ci lasciano mai soli.

Ed ecco che, a questo punto, si può davvero riuscire a far sparire quella piccola, fastidiosa, sotterranea onda d'ansia, di turbamento, ed a vivere l'idea del parto, ed il parto stesso, con fiduciosa, consapevole serenità.

Animo, dunque! Pensa anche che tuo figlio sta ora apprendendo da te come si affrontano le prove della vita! Tutto ciò che tu vivi, non solo a livello di emozioni ma anche di sentimenti, lui lo vive con te. Ormai lo sai bene!

Se durante il parto conserverai un atteggiamento fiducioso, mantenendoti aperta e disponibile ad accettare qualsiasi accadimento, allora sarai calma e serena e comunicherai a tuo figlio questa corretta impostazione spirituale verso la vita e questo positivo atteggiamento interiore di fronte alle difficoltà.

Direi che è molto, non credi? Come puoi constatare, il parto rappresenta una prova iniziatica anche per il bambino, una prova in cui l'iniziatrice sei proprio tu, sua madre. Tu che, avendo aperto il tuo cuore spirituale, lo stai iniziando, con il tuo stesso esempio, alla vita sulla terra e ad uno dei più grandi misteri dell'esistenza.

Il padre del bambino, se ha saputo contenervi entrambi aprendosi egli stesso a queste realtà superiori, comunicherà al figlio il senso profondo dell'unità d'amore che i genitori dovrebbero rappresentare per lui, espressione della polarità divina e dell'unità di tutta la creazione.

La comunicazione dell'ottavo mese

Valgono, per questo mese, tutti gli esercizi che hai praticato durante il settimo, vale a dire "*La seconda ninna nanna*", alternandolo alla sera con "*Loving touch*", "*Aura luminosa*" e "*Bimbo di pace*" di tanto in tanto durante il giorno, e "*Massaggio di luce*" dopo la tua doccia quotidiana per mantenere attiva la comunicazione psicotattile.

Il tuo bambino è diventato così sensibile, attento e ricettivo a qualsiasi tipo di stimolazione che reagisce ad ogni carezza sul pancione e ad ogni gioco che gli proponi. Molte madri mi riferiscono divertite che il loro piccino risponde regolarmente non soltanto ai consueti due colpetti, che esse di tanto in tanto battono sull'addome, ma anche ad altre situazioni più complesse di stimolo.

Una mamma, ad esempio, mi ha raccontato che aveva preso l'abitudine di raccontare ogni sera la stessa favoletta al suo bambino prima di dormire. Ad un certo punto della storia il protagonista... PATAPUM! cadeva dalla sedia. Questa mamma mi riferiva, ridendo, che quando stava per giungere al fatidico buffo patapum, il suo bambino incominciava in anticipo ad agitarsi e se lei arrestava il racconto, per aumentare un po' la suspense, suo figlio prendeva con impazienza a tirarle dei calcetti.

Altre madri mi hanno raccontato che il dialogo con il loro bambino era diventato ormai così chiaro che era sufficiente che esse premessero con un dito un punto qualsiasi dell'addome perché egli rispondesse immediatamente, toccando quel medesimo punto con la manina o con un piede!

Altre ancora sono riuscite a decodificare le preferenze musicali del loro piccolo con una precisione che in seguito, dopo la nascita, ha dimostrato di essere assolutamente esatta. Una mamma, ad esempio, mi raccontava che quando, nel corso dell'ultimo trimestre, le era capitato di ascoltare l'Ouverture del *Tannhäuser* di Wagner, che le piaceva molto, si era accorta che la bambina dava chiari segni di insofferenza. Dopo la nascita, la prima volta che riudì quel brano musicale la piccola scoppiò subito a piangere disperatamente.

Gli esempi simili sono molto numerosi e vale il viceversa: il bambino sta quieto ed invia piccoli segni d'attenzione quando le musiche gli piacciono. Altre, quelle che trasmettono allegria, ci mostrano un bimbo molto partecipe ma senza vistosi segnali d'insofferenza.

Quindi, in questo mese e nel prossimo, potrai tranquillamente approfondire la relazione con tuo figlio proponendogli anche nuove esperienze musicali, oltre che parlare spesso con lui. Contemporaneamente potrai perfezionare il tuo lavoro con il rilassamento e le visualizzazioni.

Ora è anche tempo di pensare alla tua relazione con la tua stessa madre. È importante per il tuo futuro e quello di tuo figlio, a cui dovrai trasmettere te stessa come modello, che tu ti liberi da un eventuale conflitto con lei, e dalla schiavitù che esso t'impone. Se non lo fai, rischierai di vivere il tuo nuovo ruolo reagendo, invece che scegliendo liberamente i modelli comportamentali più adatti all'educazione del tuo bambino.

È importante accettare che lei abbia fatto e ti abbia dato quello che ha potuto, compatibilmente con la sua storia personale. Ricordati che la storia di ciascuno è profonda e complessa e nemmeno colui che la sta vivendo, o l'ha vissuta, la può conoscere né può spiegarsela fino in fondo.

È importante accettare il fatto ineluttabile che, sia nel bene sia nel male, la madre rappresenta una radice e tentare di estirparla con la forza sarebbe un dolore inutile.

Per la tutela della tua salute psicologica e per trasmettere al tuo bambino un'impostazione positiva verso la vita, è molto più utile riconciliarsi intimamente con lei recuperando nei suoi confronti il senso della gratitudine e, sul filo di quello, inoltrarsi attraverso la *comprensione*, nel senso più vasto della parola, accedendo alla riappacificazione ed all'amore.

Sappi, comunque, che se anche non ci fosse, né ci fosse mai stata, una situazione di basilare conflitto tra te e tua madre, ciò non significa necessariamente che tu sia una persona autonoma e libera da dipendenze nei suoi confronti.

Nell'ambito delle relazioni umane, *l'autonomia è un cibo che si conquista con fatica ma ha il gusto della libertà. Per chi varca i cancelli che portano all'Amore incondizionato, ha il sapore della pienezza.*

Ancora a proposito di rilassamento, nel corso di questi due mesi inizieremo un allenamento intensivo al rilassamento profondo. Potrai imparare, se lo desideri, una nuova tecnica, in alternativa al rilassamento del "*Click clock*". Essa può essere estremamente utile in questo periodo della gravidanza in cui potresti avere qualche difficoltà a addormentarti ma anche in vista del travaglio e del parto perché, una volta appresa e ripetuta quotidianamente, o perlomeno due o tre volte alla settimana, per una diecina di volte, ti consentirà di rilassarti profondamente ed automaticamente da sola, in un tempo molto breve, variabile dai 3 ai 4 minuti nella pausa naturale tra una contrazione e l'altra durante la prima parte del travaglio. Non soltanto essa ti renderà indipendente da qualsiasi forma di rilassamento indotta dall'esterno, ma ciò avverrà in modo automatico, compiendo semplicemente un gesto delle dita ed iniziando un conto alla rovescia da 20 a 1.

Nell'ultima parte del travaglio questa tecnica generalmente non è più necessaria perché, se il travaglio procede normalmente, ti rilasserai molto facilmente in modo spontaneo.

Reputo questa tecnica così efficace che l'ho proposta anche nei miei corsi di Yoga. Risultato: tutte le persone che soffrivano d'insonnia e prendevano psicofar-

per l'induzione del sonno li hanno smessi nel giro di alcuni mesi, sostituendola ad essi, con loro grande gioia.

Purtroppo non è sempre possibile applicare questo rilassamento in un corso di preparazione al parto, perché occorrono dalle 8 alle 10 sedute consecutive per ottenere l'integrazione del condizionamento psicocorporeo. Quest'ultimo è creato dal lavoro sinergico del gesto d'unione di due dita della mano, con quello dell'immagine mentale.

In un gruppo di preparazione alla nascita, a volte possono sorgere dei problemi per mantenere una regolarità nella frequenza, oppure può capitare che si iscrivano delle nuove mamme a corso iniziato.

In questi casi propongo altre forme di rilassamento, tra le quali quelle già presentate nel testo.

Però, qualche volta, è capitato che tutte le circostanze fossero favorevoli e che sia stato possibile accompagnare dei gruppi, mantenendoli compatti dall'inizio fino alla fine del training. Compatibilmente con le problematiche e le resistenze individuali, i risultati sono stati ottimi, direi proprio al di sopra d'ogni più rosea aspettativa.

Qui di seguito proporrò questa tecnica in versione integrale, raccomandando di registrarla parola per parola, con una musica rilassante di sottofondo, e di praticarla almeno due volte la settimana, per quattro settimane, sino ad integrazione completa del condizionamento.

La visualizzazione, che contemporaneamente ti propongo qui di seguito, l'ho appresa dal mio tanto amato insegnante André Van Lysebeth e l'ho modificata e adattata alla gravidanza.

Essa ha un duplice scopo: da un lato ti aiuta a recuperare il senso della gratitudine verso chi ha acconsentito ad offrire il suo corpo per il passaggio della Vita, affinché tu potessi nascere: se tu, che stai leggendo queste pagine, ora sei qui e porti in grembo la tua creatura, è grazie anche a tua madre che ti ha permesso di nascere, a sua volta accettando di portarti in grembo per nove mesi e di nutrirti di sé.

Dall'altro lato, questo esercizio di visualizzazione ti metterà in contatto con le energie archetipali, primordiali e creative della Vita, che sono alla base del nostro esistere e che stanno proteggendo e conducendo a buon fine il programma del tuo parto e della nascita di tuo figlio.

Training all'autorilassamento profondo (è indispensabile la registrazione: si pratica al riascolto)

⇨ Da praticarsi a letto, la sera, prima di addormentarsi.

In alternativa appartati in una stanza tranquilla, calda e oscurata e trova il modo di sistemarti comodamente in una posizione supina, o sul fianco. Copriti con un panno di lana perché la temperatura corporea potrebbe notevolmente abbassarsi.

In entrambi i casi è utile accompagnare l'esercizio con una musica rilassante di sottofondo, possibilmente sempre la stessa.

♫ Chiudi gli occhi. Esegui alcune lente respirazioni sospirando l'espirazione e lasciando ricadere il petto con abbandono.
Ogni volta ripeti, mentalmente, sull'inspirazione:

"*Nel mio io profondo...*".

E sospirando l'espirazione:

"*...mi calmo e mi rilasso*".

Ora calati dolcemente all'interno di te, immergendoti nelle tue sensazioni... senti la globalità del tuo corpo ed accetta tutto quello che incontri... senza cercare di modificare nulla... espanditi nelle sensazioni sentendo l'insieme del tuo spazio interno e incomincia tranquillamente a praticare la tecnica.

♫ Immagina di essere in una bellissima isola deserta... primitiva e selvaggia... in mezzo all'oceano... essa è lussureggiante di piante tropicali...

Questa è la tua isola, il tuo rifugio, dove puoi e potrai sempre trovare pace e serenità... nulla e nessuno potrà penetrarvi senza un tuo preciso permesso...

♫ Sei in piedi sulla spiaggia di sabbia fine e dorata... sei scalza... hai poche vesti... senti il calore piacevole della sabbia sotto le piante dei piedi... la brezza ti accarezza i capelli ed il corpo seminudo... guardati attorno... gli alberi della tua isola sono grandi e ricchi di fogliame... ci sono palme che si allungano dolcemente verso la spiaggia, ombreggiandola qua e là, in modo piacevole... alberi di cocco... banani, con i frutti gialli e maturi che pendono in grossi grappoli... cespugli di ibiscus, con splendidi fiori rossi... altri sono rosa... altri ancora bianchi screziati di rosso... tra i molti fiori riesci anche a vedere, incredibilmente, la pianta del tuo fiore preferito...
Contempla il cielo limpido, celeste chiaro... l'oceano calmo e immenso attorno alla tua meravigliosa isola... il colore è verde-azzurro... trasparente presso la riva... più intenso verso il largo... evoca mentalmente il suono delle piccole onde della risacca... il profumo del mare, delle alghe, delle conchiglie...
Il sole si sta abbassando verso l'orizzonte in una festa di colori... rosso, arancio, giallo... che tingono l'acqua... e colorano, di una luce calda e dorata, la spiaggia... la pelle del tuo corpo... la vegetazione... e i fiori...

♫ Sdraiati sulla sabbia calda... la luce gialla del sole che tramonta accarezza piacevolmente il tuo corpo... una sensazione di grande benessere si espande dolcemente in te...

⧗ ⧗ ⧗ ⧗ ⧗

♫ *Unisci il pollice e l'indice della mano sinistra...* conterò, lentamente, da 20 a 1... ad ogni numero sentirai cadere impercettibilmente il tono muscolare in tutto il corpo... tutto avverrà dolcemente... progressivamente... piacevolmente... potrai intervenire quando vorrai, basta solo che tu interrompa il contatto tra le due dita... ma ti sentirai così bene... sarà tutto così piacevole e rilassante, che preferirai godere sino in fondo la pace e la serenità di questo bellissimo rilassamento...

♫ *Ripeti mentalmente i numeri e quello che, di volta in volta, ti suggerirò con le brevi frasi pilota ad essi abbinate...*

20 ... tutti i miei muscoli prendono ad afflosciarsi...
19 ... il mio tono muscolare incomincia a discendere...
18 ... i miei muscoli si afflosciano sempre più...
17 ... il tono muscolare continua a cadere progressivamente ovunque... progressivamente e piacevolmente...
16 ... il tono muscolare scende ancora...
15 ... il mio cervello... si rilassa... e riposa...
14 ... la mia mente si rilassa... e riposa...
13 ... tutto il mio sistema nervoso... si rilassa... e riposa...
12 ... i miei polmoni si rilassano... e riposano...
11 ... i miei reni si rilassano... e riposano...
10 ... la mia tiroide e tutte le ghiandole si rilassano... e riposano...
9 ... il mio cuore si rilassa... e riposa... battendo calmo... regolare... e tranquillo...
8 ... il mio stomaco e tutto il tubo digestivo, dalla glottide all'ano, si rilassa... e riposa...
7 ... il mio fegato si rilassa... e riposa...
6 ... il mio pancreas si rilassa... e riposa...
5 ... le arterie e le vene... sino ai capillari più lontani... si rilassano... e riposano...
4 ... tutti i miei muscoli e i legamenti... si rilassano... e riposano...
3 ... il mio bambino... si rilassa... e riposa...
2 ... tutte le cellule del mio corpo... milioni e milioni di piccole cellule rotonde... si mettono a sbadigliare... aprendo la bocca nelle loro faccette buffe... con le palpebre gonfie di sonno... chiudono gli occhi... si rilassano... e riposano... si riposano... e si rigenerano profondamente... ad ogni espirazione... il tono muscolare

continua dolcemente a scendere... in modo molto piacevole... molto rilassante... molto gradevole... ristorandomi profondamente...

1 ... Il rilassamento entra in automatico... e diventa sempre più profondo automaticamente da solo ad ogni espirazione...

(ripetere 3 volte quanto segue)

"Ogni volta che ti porterai nella tua isola, unendo il pollice e l'indice della mano sinistra, contando lentamente da 20 a 1, il tuo corpo incomincerà a rilassarsi automaticamente da solo... non sarà necessario fare o dire niente altro... solo unire due dita e contare... nulla e nessuno potrà disturbare la tua pace... né la voce dell'ostetrica o di altre persone... né rumori di alcun tipo... nulla potrà interrompere il tuo rilassamento, che continuerà anche durante il travaglio e il parto, finché manterrai il contatto tra il pollice e l'indice della mano sinistra...".

Fine della prima parte dell'autorilassamento profondo.

⇨ Inserire a questo punto la seguente

Visualizzazione

Abbracciata alla Grande Madre (per congedarsi positivamente dalla propria madre e ricollegarsi alle proprie energie femminili profonde. Si può registrare ed eseguire al riascolto)

♫ Evoca mentalmente il volto di tua madre...
Se non l'hai mai conosciuta, pensa ad una donna ideale che comunque ha accettato di farti nascere...
Non rievocare eventuali conflitti con lei... visualizza soltanto, velocemente il suo volto... il colore dei capelli... degli occhi... la forma della fronte... del naso... del mento... delle labbra... eventualmente il suo sorriso...

♫ Vai indietro nel tempo e richiama alla mente il più lontano ricordo di un momento felice con lei... dove eravate?... cosa stavate facendo?... quale emozione ti trasmetteva?... cosa sentivi per lei?... metti a fuoco l'espressione del suo volto... rivivi quelle sensazioni e quella gioia...

♫ Ora pensa che essa è stata una giovane donna, proprio come sei tu... che ha amato e ha detto SÌ al passaggio della vita nel suo corpo, proprio come stai facendo tu... qualsiasi altra cosa è irrilevante, questo solo è il fatto importante e concreto... sei stata nel suo utero... ti ha voluta... ti ha pensata... ti ha tenuta dentro di sé per tanto tempo... poi ti ha aiutata ad uscire... sei nata... ora sei qui grazie a quel generoso SÌ di tua madre...

♫ Ringraziala di tutto cuore per avere accettato di offrirti se stessa e per avere detto di sì alla tua esistenza... vivi emotivamente la gratitudine... lascia che un'onda d'amore vada da te a lei e vi unisca entrambe...

♫ Adesso pensa che tua madre è uscita, essa pure, dall'utero pieno di liquido di sua madre... visualizza il volto della tua nonna materna... anche lei è stata una fanciulla... ha amato... ha sentito la vita palpitare nel suo grembo... ha accettato il passaggio della vita attraverso di lei... ha permesso a tua madre di nascere... senti che è anche grazie a lei che tu sei qui...

♫ Ora pensa che tua nonna è uscita dall'utero pieno di liquido di sua madre... visualizza, o immagina, la tua bisnonna e percepisci che anche lei come tua nonna e tua madre, hanno detto SÌ al passaggio della Vita... e che è anche grazie a lei se tu esisti...

♫ Pensa che la tua bisnonna è uscita dall'utero di sua madre... una donna che tu neppure puoi ricordare, ma che ha partecipato per farti nascere...

♫ E via, via... vai a ritroso, di utero in utero... di madre in madre... giungi ad una prima Grande Madre agli albori della vita sulla terra... ad un immenso oceano primordiale... calmo e silenzioso... dove, per la prima volta, la Grande Madre Divina ha acceso la scintilla della vita...

♫ Senti che, da allora, la fiaccola della Vita si è trasmessa attraverso l'elemento acqua... di madre in madre e grazie a tutti i padri... di utero in utero... ininterrottamente sino a te... senza che mai ci fosse un'interruzione nella catena della trasmissione...
Ora essa è qui... nel tuo grembo... in tuo figlio...

♫ Senti che è *un'unica immensa Vita* che è giunta sino a te dalla notte dei tempi... essa è presente in ogni cellula... in ogni atomo del tuo corpo e di quello del tuo bambino...

♫ Sentiti profondamente collegata e unita alla Divina Madre Cosmica e a tutte le madri che hanno tratto origine da Lei e che ti hanno preceduta accettando di trasmetterti la vita... espanditi in un sentimento di riconoscenza e di amore...
Senti che, in un qualche modo sottile, esse, tutte insieme, sono come *un'unica Grande Madre*... un'immensa madre benefica e amorevole... *che ti circonda, ti sostiene, ti protegge*... essa guida te, il tuo bambino e la sua nascita nel mondo...

♫ *Percepisci la forza di quest'immensa energia femminile materna e senti che essa agisce in te... senti che è tutta la forza stessa della Vita che ti sta attraversando...*

♫ Ogni cellula, tua e del tuo bambino, l'assorbe... ogni atomo se ne ricarica profondamente... rinforzandosi nelle sue strutture energetiche...

♫ Apriti alla consapevolezza di questa forza amorevole e immensa...
Dille mentalmente alcune volte:

"*Mi apro a te...*" (sull'inspirazione).
"*...ho fiducia in te...*" (sull'espirazione).

Lasciando che sentimenti di fiducia e di sicurezza si espandano in te...

⌛ ⌛ ⌛ ⌛ ⌛

Seconda parte dell'autorilassamento profondo: il risveglio

♫ Ora riportati, mentalmente, sulla spiaggia della tua isola... risentiti sdraiata sulla sabbia calda e dorata del sole che tramonta...
Preparati a riprenderti dal rilassamento... *togli il contatto tra il pollice e l'indice aprendo le dita...* incomincia a contare lentamente da 1 a 20 sentendo che il tono muscolare ricomincia a salire, molto dolcemente.......

1 ... sono completamente e profondamente rilassata...
2 ... tutte le cellule del mio corpo... milioni e milioni di piccole cellule rotonde... incominciano a svegliarsi... si stiracchiano sbadigliando soddisfatte...
3 ... il tono muscolare incomincia piacevolmente a salire in tutto il mio corpo...
4 ...
5 ... incomincio a risentire l'energia fluire ovunque...
6 ...
7 ...
8 ... il tono muscolare prosegue a salire gradualmente e continuamente...
9 ...
10 ... trai un profondo respiro e sbadiglia aprendo bene la bocca...
11 ...
12 ... deglutisci un po' di saliva...
13 ...
14 ... il tono muscolare sta salendo sempre più ed incominci a sentire il bisogno di muoverti...
15 ...
16 ... forse sentirai il desiderio di aprire gli occhi...

17 ... incomincia a stiracchiarti con piacere...

18 ...

19 ... voltati lentamente su un fianco...

20 ... ora sei ben sveglia e pronta a riprendere, con gradualità, la posizione seduta...

Resta ancora un po' sdraiata, magari cambiando posizione, e ripensa a ciò che hai vissuto. Prenditi tutto il tempo che ti occorre, poi preparati a riprendere le tue attività.

19. Il bambino podalico: provocarne la rotazione o invitarlo a girarsi?

Nel bambino non è sempre obiettivamente possibile promuovere la rotazione che lo porterà ad assumere la posizione cefalica, cioè quella ottimale per l'espletamento del parto fisiologico.

Talvolta esistono degli impedimenti reali, connessi al posizionamento della placenta, del cordone, alla lunghezza di quest'ultimo, alla scarsità di liquido amniotico, alle dimensioni del bambino rispetto allo spazio disponibile etc.

Il discorso potrebbe anche aprirsi ad ulteriori interessanti considerazioni sulla valenza psicosomatica legata alla scelta della posizione che il bambino assume nell'utero materno.

Su quest'argomento ci sono degli studi molto significativi, dai quali parrebbe che essa sia strettamente ricollegabile alla qualità della relazione madre-figlio e, quindi, all'atteggiamento interiore ed al tipo esperienze vissute della madre durante la gravidanza.

Recentemente sta emergendo anche l'influenza del padre sulla posizione di podice del bambino, ma gli studi su questo specifico argomento sono ancora pochi. Nel caso in cui si desideri iniziare un lavoro per voltare il bambino utilizzando il metodo del dialogo e dell'ascolto, parrebbe invece assodata l'importanza dell'armonia della coppia e l'indispensabilità di una decisione congiunta di entrambi i genitori. L'interferenza di una opposizione paterna può essere determinante e vanificare il lavoro portato avanti dalla sola madre (vedi p. 57 del capitolo 4 sulla dimensione universale della comunicazione).

Quando questi studi saranno maggiormente configurati ed inquadrati sul piano scientifico potrebbero offrire un grosso apporto alle conoscenze sul prenatale e riconfermare l'importanza del legame genitori-bambino durante la gestazione. Un legame la cui caratteristica di base è fondata anche sulla trasmissione di valori, una vera e propria educazione alla vita, un legame che costruisce passo passo la personalità del nascituro sul filo della relazione simbiotica con la madre e l'interazione con il padre.

La natura ha previsto un giusto lasso di tempo affinché la madre ed il figlio possano imparare a comunicare, a conoscersi, ad armonizzarsi. Tutto ciò che avviene in questo lasso di tempo, e che non sia stato filtrato dalla madre, è come un corpo estraneo.

Penso che qualsiasi intervento esterno, non mediato da lei, sia pure eseguito a fin di bene e talvolta anche indispensabile, sia una forma d'interferenza e di coercizione.

Le levatrici di un tempo praticavano sull'addome delle gravide, il cui bimbo aveva una presentazione di podice o di schiena, delle manovre particolari basate su spinte e compressioni, per provocarne il capovolgimento. Oggi, sotto stretto controllo ecografico, alcuni medici, pochi a dire il vero, spingono adagio adagio il feto sino a posizionarlo correttamente.

Ma siamo proprio sicuri che questo tipo d'intervento sia assolutamente senza danni per il feto?

Ammettiamo il caso che la posizione del bambino rifletta la conseguenza di una sua decisione e voglia esprimere un segnale di disagio. Quale risposta riceverà a questo suo preciso messaggio corporeo e come la decodificherà? Costringerlo a voltarsi corrisponde ad una negazione, come se gli si dicesse: il tuo segnale non mi interessa, lo cancello, devi fare quello che voglio io, ti volto a testa in giù! In pratica gli stiamo dicendo che il suo problema non esiste, lo neghiamo e, allo stesso tempo, esercitiamo in modo dispotico il nostro potere su di lui.

Al di là dei rischi che queste manovre comportano, senza dubbio attualmente ridotti al minimo dall'ausilio ecografico, in effetti si pone seriamente il problema di chiedersi quali conseguenze potrà avere sulla personalità futura del bambino-podalico-per-scelta (e non per impedimento), un simile modello coercitivo in cui, in pratica, gli s'impone, con un intervento esterno alla sua privilegiata relazione con la madre, di mutare le sue scelte.

Inoltre, non solo s'invalidano i suoi comportamenti e ci si sostituisce a lui, ma gli si nega anche qualsiasi diritto e possibilità di esprimersi.

E ancora di più, oltre che ad essere un messaggio educativo già molto discutibile in se stesso sul piano della qualità, non potrebbe forse anche incidere negativamente sulla fiducia del figlio nei confronti della protezione materna? Quest'ultima considerazione può riferirsi altrettanto bene alla nascita con taglio cesareo.

L'alternativa dell'intervento chirurgico è davvero la soluzione ottimale per il bambino podalico, come sostenuto attualmente dall'Ostetricia? In effetti non comporta grossi rischi e, in un certo qual modo, c'è intervento però esso avviene nel rispetto della scelta del bambino di restare seduto.

Ma che dire del trauma subito per una nascita così innaturalmente improvvisa, carente degli accudimenti uterini e dei parametri di gradualità e di progressivo adattamento che gli consentono di continuare ad interagire con la madre, a partecipare, e lo impegnano a superare la prova?

Non potrebbe forse già provare un senso d'inadeguatezza nel registrare, a livelli psicoemozionali, di non essere riuscito a farcela? Quale imprinting per la sua autostima futura, che nella nostra vita è un pilastro fondamentale nelle nostre iniziative?

Inoltre come interpreterà, a livello profondo, il fatto di essere stato estratto dal corpo materno così subitaneamente, di forza, da mani diverse da quelle di lei, senza che lei abbia alzato un dito per opporsi a tanta violenza su di lui?

Come influirà tutto ciò sulla sua fiducia nel genitore?...

Sulle possibili conseguenze del cesareo è stato scritto e detto tantissimo (V. Shmid, P. Maghella, M. Odent. M. Ballardini, T. Dowling e tanti altri) ma quali sono le alternative per evitarlo?

Dunque, che fare? Come riuscire ad agire nel rispetto del feto, pur tutelando la sua sicurezza?

Non credo sia possibile dare una risposta univoca e precisa.

Tuttavia, fra i tanti metodi (agopuntura, moxa, riflessologia plantare, do-in, shiatzu, manovre ostetriche, posizioni corporee etc.) c'è ancora un settore, a mio avviso fondamentale, nel quale andare a cercare un aiuto: la relazione madre-figlio, genitori-figlio.

La madre, se ha imparato a conoscere il suo bambino prima della nascita, se ha stabilito un buon rapporto di comunicazione affettiva con lui, intuitivamente sa perché il suo piccolo crea dei problemi per uscire. Lei ha più possibilità di qualsiasi altro di fare girare il suo bambino, ove non esistano impedimenti obiettivi.

Lei sa come smorzare un atteggiamento cocciuto, una presa di posizione, oppure come sciogliere, con il suo amore, un nodo reattivo del suo piccino. Volendo prendere in considerazione la teoria psicosomatica a proposito della posizione di presentazione del feto, è opportuno ricordare che non esistono studi scientifici o sistematici in materia. Per quanto ho potuto osservare nella mia esperienza, molti bambini assumono la posizione di podice quando la loro madre, avendo perduto precedentemente un bambino in gestazione, aveva inviato loro il messaggio di restare, di non muoversi , di non abbandonarle, accompagnato dall'emozione della paura. Altri restano seduti perché non vogliono uscire a causa di sfavorevoli circostanze esterne. Altri, ancora, perché sostanzialmente la loro mamma, a livello razionale o inconscio, desidera partorire con il cesareo (storia famigliare di cesarei o paura del dolore). La posizione in culla è tipica, ad esempio nei bambini che sono emotivamente molto collegati alla madre e sono intenti ad assorbirne le emozioni, le direttive psichiche, le variazioni di umore. Le posizioni in cui il bambino rivolge la schiena alla madre o verso il mondo possono esse pure, come le altre posizioni, avere molteplici significati e solo con molto dialogo e analisi del bonding si può sperare di venirne a capo.

La pratica di "*Massaggio di luce*", opportunamente modificata così come proposto più avanti, costituisce un approccio dolce e rispettoso della personalità del nascituro, *purché la madre, in pieno accordo con il suo compagno, si attenga ad un atteggiamento interiore di invito e di accettazione delle scelte di suo figlio, an-*

ziché assumere comportamenti impositivi o sottilmente sollecitanti. C'è sempre tempo, nel caso il bambino non volesse o non potesse più riuscire a voltarsi, ad intervenire sia tentando di farlo nascere ugualmente per via vaginale, sia ricorrendo al taglio cesareo: occorre sempre tenere presente che in particolari condizioni di indispensabilità, di emergenza e di pericolo, è assolutamente necessario accettare di attivarsi anche in modo drastico.

Molte madri hanno già sperimentato con successo il metodo di parlare al loro piccolo, insegnandogli il percorso che deve fare per voltarsi a testa in giù. Penso che nei corsi di preparazione al parto sia molto importante cercare di potenziare gli aspetti relativi alla relazione, dando spazi più ampi alle tematiche che possano aiutare la madre a comunicare e dialogare positivamente con il suo bambino, in modo che in casi come questo sia in grado di intervenire lei stessa, piuttosto che saltare a piè pari quest'ottima opportunità e lasciare che altri intervengano invasivamente con un'operazione chirurgica, che è comunque sempre traumatica e, in questo caso, rappresenta anche un'intrusione nella relazione madre-bambino, sia pure a fin di bene.

Anche un'ostetrica, o un operatore pre-parto qualificato, teoricamente, potrebbe applicare "*Massaggio di luce*" al figlio di una gestante. Nella pratica, però, occorrerebbe che egli attui un sottile e profondo lavoro preliminare per instaurare un buon contatto empatico-comunicativo con il bambino. Un lavoro che, ovviamente, comporta anche una specifica formazione personale a monte delle circostanze. Ciò non è sempre realizzabile. Non ci sono molte opportunità di formazione in tal senso, a parte i corsi dell'ANEP Italia e quelli sull'Haptonomia, che fanno riferimento a F. Weldman in Francia.

Quello che, invece, un operatore pre-parto può sicuramente fare, e sarebbe auspicabile che facesse, è intervenire cercando di promuovere l'instaurarsi di un buon rapporto affettivo-comunicativo tra madre-figlio, genitori-bambino.

In questo modo creerà le condizioni favorevoli per invitarli, successivamente, ad eseguire loro stessi la tecnica "*Massaggio di luce*". Li potrà aiutare, soprattutto, ad entrare in un atteggiamento interiore di rispetto dell'eventuale libertà di scelta a cui ha diritto il loro bambino.

In caso d'insuccesso, occorre fornire un adeguato sostegno psicologico ai genitori. Essi non devono sentire di avere fallito. Ciò non sarebbe né vero, né utile. Occorre aiutarli affinché pervengano all'accettazione dell'individualità del figlio e della circostanza specifica.

Non debbono pensare che il loro bambino abbia 'una marcia in meno' rispetto ad altri. Non c'è nulla di più falso.

Come ultima considerazione su quest'argomento, mi viene spontanea una domanda: come mai in alcune strutture ospedaliere, tra le quali la famosissima Pithiviérs, la stragrande maggioranza di bambini podalici nascono sani e salvi per via vaginale, anziché con taglio cesareo e, nei nostri ospedali, salvo rare eccezioni, non si tenta neppure di farli nascere naturalmente?

Come invitare il bambino a voltarsi

Le istruzioni che saranno illustrate tra breve, possono essere applicate esclusivamente dalla madre del bambino e solo nel caso in cui essa sia riuscita a stabilire con lui una buona relazione affettiva e comunicativa.

Anche il padre può partecipare, ma non può né sostituirsi alla madre, né intervenire con atteggiamenti che contraddicano quello interiore di lei. Inoltre la sua partecipazione è utile e possibile soltanto se egli sia ben relazionato affettivamente con il figlio nel corso dei mesi precedenti.

"*Massaggio di luce*" è la pratica ideale per invitare ed incoraggiare i bambini podalici a compiere la rotazione. Come ho già ripetutamente detto, è indispensabile conoscere esattamente la sua posizione e la traiettoria che dovrà compiere per girarsi portando la testina verso il basso.

♫ Una volta stabilito il contatto e giunta a ciò che nel testo è indicato come '*punto d'inizio del massaggio*', invece di incominciare il picchiettamento dalle natiche, lo inizierai a partire dai piedini.
Le gambe sono flesse, quindi subito dopo incontrerai le natiche... continua il dolce, lento, picchiettamento lungo tutta la schiena sino alla testa...

♫ Fermati qualche istante, solo pochi secondi, e poi prosegui a picchiettare l'altro lato dell'addome, lungo tutto il semicerchio dove non c'è il bambino, (e che indicherebbe il possibile percorso di rotazione), sino a tornare dove sono i piedi...

♫ Appoggia le mani sul basso addome e parla al tuo bambino spiegandogli che è importante per entrambi che egli accetti, se vuole e se gli è possibile, di seguire il tragitto che gli stai indicando...

♫ Poi ricomincia, invitandolo di tanto in tanto con dolcezza, lasciandogli, tuttavia, l'eventuale libertà di scegliere e di decidere quello che vuole fare...
Le frasi con le quali ti rivolgerai al bambino *non* saranno quelle del testo "*Massaggio di luce*", perché esse sono previste per una situazione diversa, in cui non si chiede al piccolo di fare alcunché. In questo caso specifico, ti rivolgerai a lui coniando invece tu stessa le frasi che il tuo cuore e la relazione con tuo figlio ti suggeriranno.

♫ Dopo alcuni minuti di questi picchiettamenti, su un tragitto circolare, prosegui con il secondo movimento del massaggio di luce: partendo dai piedi, le mani si alternano in lunghe carezze che sfiorano tutto il corpo del bambino e proseguono lungo il tragitto di rotazione sino a ritornare al punto di partenza, cioè i piedini.

Nel caso di bambino podalico, l'ultima serie di movimenti, quelli circolari che abitualmente concludono il "*Massaggio di luce*", possono essere tralasciati perché non sembrano essere particolarmente adatti allo scopo.

♫ Dopo circa 10-15 minuti dall'inizio della pratica, giungerai alla fase finale in cui fermi le mani, tenendole leggermente distanti dall'addome, inviando amore e luce copiosa a tuo figlio...

♫ Ora puoi, eventualmente, sussurrargli:

"*So che hai ricevuto il mio messaggio... sei libero di fare o di non fare... sei libero di scegliere... il mio amore per te sarà sempre il medesimo*".

⌛ ⌛ ⌛ ⌛ ⌛

Continua a praticare "*Massaggio di luce*" in questo modo per 15-20 giorni. Dopo una settimana, se lo riterrai opportuno (spiegando al bambino quello che farai e perché lo farai), potrai di tanto in tanto applicare una leggera pressione, di pochi secondi, dal basso verso l'alto, nel punto in cui sai che c'è il sederino del tuo piccolo.

Questa pressione non deve essere coercitiva, esercitata cioè allo scopo di fare voltare il bimbo: essa deve essere praticata solo con l'intendimento di spiegare meglio il tragitto ed a puro titolo di suggerimento.

Come sempre, sarai tu ad iniziare a sperimentare da sola. Successivamente, potrai invitare anche il tuo compagno a partecipare. È molto efficace anche l'utilizzo diuna torcia elettrica. Appoggiandola direttamente sull'addome, si invieranno impulsi luminosi lungo il percorso di rotazione, indicandolo in questo modo al bambino.

Ripeto che l'atteggiamento interiore di rispetto delle scelte del bambino, e di accettazione della situazione eventualmente prevista per lui dalla vita, è fondamentale. Per questo motivo occorre che tu ti esamini in profondità. Come vuoi impostare il tuo rapporto con lui? Nella costrizione o nella libertà? Nella negazione o nell'accettazione delle sue risposte e delle sue scelte? Sostituendoti a lui o dandogli fiducia?

Questo libro, pur non trattando specificatamente il tema dell'educazione del bambino, non può prescindere da quest'ultima perché, come ben sai, il tuo modo di comunicare con lui durante la vita prenatale rappresenta già una trasmissione educativa. Infatti tu gli comunichi, in ogni circostanza della tua vita, le tue acquisizioni e la scala dei tuoi valori: in pratica, gli fornisci te stessa come modello.

Invece è importante comprendere che il bambino è una creatura già geneticamente diversa e che è assurdo presumere che possa, in un qualche modo, avere le nostre medesime esigenze e seguire i nostri stessi criteri di valutazione.

Di solito i bambini che si volteranno lo fanno dopo 10-15 giorni dall'inizio delle pratiche. Altri attendono fino all'ultimo momento.

Ricordo il caso di un bimbo che si voltò soltanto mezz'ora prima dell'intervento con il taglio cesareo. Fu solo per un caso fortunato che si poté evitare quest'ultimo: il ginecologo visitò la donna proprio poco prima che le fosse somministrata l'anestesia e constatò, con sorpresa, l'avvenuto capovolgimento del bambino.

Anche l'agopuntura e la moxibustione danno buoni risultati. Però, come ho già detto, mi sembra molto più logico, naturale ed utile per lo psicologico del bambino, che tutto ciò che avviene si verifichi all'interno della relazione madre-bambino, genitori-bambino, autonomamente da qualsiasi intervento esterno ad essa. Inoltre ciò costituisce un ulteriore strumento per la crescita dei genitori e per una migliore qualità della relazione con il loro figlio.

20. *Il nono mese della gravidanza*

ESERCIZI: VISUALIZZAZIONE PER UN PARTO FELICE: FIORE D'AMORE

Già sin dalla 35ª settimana è possibile che la testina sia scesa nella cavità pelvica. A volte, soprattutto se sei al secondo figlio, ciò avviene più tardi, tra la 36ª e la 38ª settimana. A questo punto 'la pancia si abbassa' e, contemporaneamente, diminuiscono la difficoltà a respirare e i disturbi digestivi. In compenso, quasi tutti gli altri sintomi fastidiosi potrebbero acutizzarsi. In questo momento la pazienza non è il tuo forte ma occorre che tu tiri fuori tutta quella che hai!

Mentre è fondamentale che, ora più che mai, il legame che unisce te a tuo figlio continui ad approfondirsi ed a svolgersi sul filo di molto dialogo, e degli esercizi che il Bonding Prenatale presentato in questo libro ti ha fatto conoscere ed amare, è anche altrettanto importante che tu segua il tuo sentire ed eviti di sforzarti per apparire vivace, disinvolta o iperattiva come fino a pochi mesi fa, cioè diversa da quello che sei in questo momento.

Raccogliti in te stessa. Non già come un atleta che si accovaccia in tensione pronto allo scatto sui cento metri, bensì con l'atteggiamento diametralmente opposto!

Rilassati e tuffati all'interno di te, aprendo le porte alle tue sensazioni profonde ed alle tue percezioni.

In queste ultime settimane sei diventata un po' irritabile e suscettibile però, per fortuna, sei anche parecchio smemorata per cui basta poco per farti dimenticare qualche piccolo battibecco.

La smemoratezza, tipica dell'ultimo trimestre della gestazione, è sempre stata per me spunto di riflessione.

Ricordo molto bene quando, e questo ad ogni gravidanza, mi capitava almeno un paio di volte al giorno di aggirarmi perplessa per la casa, chiedendomi cosa mai stessi cercando o domandandomi cosa dovevo assolutamente fare. Rammento gli appuntamenti mancati, e quando restai chiusa fuori casa perché avevo dimenticato le chiavi sulla mensola dell'ingresso.

Una volta feci, addirittura, una denuncia ai carabinieri per furto d'auto, là dove avevo completamente scordato di averla parcheggiata in un luogo diverso dal solito. Situazione, quest'ultima, ormai scritta a lettere di fuoco negli annali di famiglia!

Sembra quasi che la Natura avvolga appositamente la donna incinta in un manto di oblio, affinché possa isolarsi maggiormente con il suo bambino.

A volte, specialmente negli ultimi due mesi, può verificarsi persino un vero e proprio senso di intontimento e di stordimento che attutisce l'impatto con le situazioni, talvolta impedendone la partecipazione impegnata. Il che, nella stragrande maggioranza delle volte, è solo un bene! Anche il bambino, in quest'ultimo mese della gravidanza, di solito è più fermo. Se la sua crescita è stata regolare la sua lunghezza ora è di circa 50 centimetri ed il suo peso va dai 3 chili ai 3 chili e mezzo circa. Piccole variazioni in più o in meno, in presenza di un buono stato di salute della madre e del bambino, non devono destare preoccupazione.

Ora lo spazio a sua disposizione è, dunque, ridotto al minimo e non ha più molte possibilità di stiracchiarsi e sgambettare. Da quando poi, la testa s'impegna con decisione nelle pelvi, può muoversi ancor meno.

Tuttavia i suoi movimenti, calcetti e spinte, sono ancora avvertibili in un numero variabile da un minimo di cinque sino ad una decina e più ad ogni ora. Solo se dovessero diminuire troppo, risultare molto deboli o cessare è opportuno andare ad una visita di controllo.

Sappi, comunque, che non sempre l'inattività è indice di sofferenza fetale. Sovente si tratta semplicemente di bambini sani che, per varie ragioni legate alla mancanza di spazio o al loro temperamento, o ad entrambe le cose, se ne stanno tranquilli.

Forse in alcuni di questi bimbi, così quieti vicino al momento della nascita, scattano anche dei meccanismi psicologici che li inducono, proprio come accade alle loro madri, a raccogliersi in loro stessi prima del parto. Le contrazioni di Braxton Hicks sono ora più intense. Anche questo è un segnale dell'imminente cambiamento; perciò, probabilmente, questi bambini lo avvertono nelle loro parti più profonde, e si pongono in atteggiamento d'osservazione e d'attesa.

Altri, per contro, sembra quasi che diventino iperattivi. Le madri di questi bimbi dovrebbero esaminare quali stati d'animo hanno intrattenuto in gravidanza e chiedersi se, attualmente, si sentono tranquille o agitate esse stesse.

Il parto è certamente uno degli avvenimenti più sconvolgenti e meravigliosi della nostra vita ma noi non siamo ancora in grado di valutare esattamente quante e quali dinamiche vi partecipino. La scienza medica ci fornisce parecchi strumenti di comprensione, altri provengono dalla psicologia, altri ancora ci giungono, quasi sussurrati, sulle ali spirituali del nostro antico sapere.

In realtà potrebbe esserci ancora tanto da scoprire.

Anche nel campo del prenatale e della vita fetale, sino a pochi decenni orsono, c'era una notevole mancanza di conoscenze e di informazioni su molti suoi aspetti, quelli riguardanti soprattutto le abilità, la capacità e l'intelligenza del feto, ancora oggi definito nei testi di Ostetricia come "un corpo da espellere". Definizione che gli nega qualsiasi tipo di partecipazione concretamente attiva alle dinamiche del parto, e valorizza esclusivamente le competenze materne e quelle mediche.

Il campo del prenatale sta continuamente offrendo nuove sorprese ai ricercatori che, sempre più numerosi, lo stanno appassionatamente studiando dando spazio a sperimentazioni via via più specifiche e su vasta scala.

Domanda: come mai gli studi sulla fisiologia del parto si sono fermati? Non c'è proprio più nulla da scoprire?

Un motivo di questo silenzio potrebbe essere riallacciabile all'urgenza dell'Ostetricia e della Neonatologia di convogliare prioritariamente gli sforzi sulle ricerche per tutelare la salute fisica e psicologica della partoriente e del bambino: come se una migliore conoscenza delle dinamiche del parto fosse ininfluente su questi due aspetti!

Un'altra ragione ancora, questa più sottile e facente parte di un contesto storico-culturale più vasto, è legata al fatto che accettare la perfezione di un progetto autosufficiente creato dalla Natura, un progetto in cui è chiaro che tutto è stato previsto sin nei minimi dettagli perché madre e figlio collaborino insieme al parto, avvalendosi di dinamiche che si creano autonomamente grazie all'elemento liquido piuttosto che a degli sforzi, delle manovre o degli interventi esterni, accettare tutto ciò significa, automaticamente, riconoscere di dover mutare sostanzialmente l'atteggiamento assistenziale nei confronti della partoriente, oltreché riconoscerle il diritto di partorire dignitosamente in una posizione eretta, anziché supina.

La posizione eretta è la sola che consente a queste dinamiche idrauliche interne di svolgersi senza difficoltà. E qui, ahimè, si va a toccare un grosso tabù: la posizione corporea durante il parto. Essa è simbolica. Quella supina, innaturale ed anti-fisiologica, che immobilizza la partoriente, sta a significare passività, dipendenza da altri e sottomissione. Quella verticale, accovacciata, seduta o in piedi a scelta della donna, sollecita la sua partecipazione attiva, le restituisce tutta la dignità che le compete e favorisce la sua interazione con gli operatori che l'assistono.

Tutto ciò ovviamente comporta da parte di questi ultimi la rinuncia ad alcune comodità e all'abitudine culturale di esercitare un controllo sulle situazioni della donna legate al suo corpo ed alla sua sessualità. Questa rinuncia consentirebbe alla partoriente di sviluppare una migliore conoscenza del proprio corpo e sicurezza in se stessa, grazie anche alla fiducia accordatale dagli operatori. Inoltre, nella posizione verticale essa può muoversi liberamente seguendo il suo istinto ed assecondando le dinamiche del parto.

Esiste anche una migliore interazione tra madre e bambino alla nascita. Il Bonding Prenatale diventa, allora, il filo conduttore di un sentire che porta la madre a cambiare posizione ed a muoversi in funzione del procedere del bambino nel canale del parto. In questo modo il figlio sente che la madre si adatta a lui, e quindi gli è affettivamente vicina e lo accompagna all'esterno.

Anche gli operatori potrebbero essere molto più gratificati da una diversa modalità assistenziale in cui si pongono in un atteggiamento che li faccia sentire interagenti e partecipi in un modo più consapevole e maturo nei confronti della persona e della sacralità dell'evento.

La visualizzazione del nono mese

Anche solo da queste poche, semplici considerazioni, avrai chiaramente intuito che attorno al parto non c'è solo una cultura medica: c'è tutta l'immensa cultura che riguarda la storia della donna nei secoli. È un discorso vastissimo che sarebbe troppo lungo e complesso trattare in questo contesto. Tuttavia, in questo mese che precede il parto, ed in cui forse ti stai esercitando nella pratica del rilassamento profondo, ti consiglio di rileggere il capitolo 5 a p. 63 e ti propongo una visualizzazione che ti metterà in contatto con l'immensità di quelle energie privilegiate e speciali che attualmente agiscono in te come nel tuo bambino, e che vi accompagneranno e sosterranno con amore durante il travaglio ed il parto, conducendovi per mano sino alla meta.

La vita che porti nel grembo è la tua stessa Vita!

C'è una sola, unica, immensa Vita per tutti, uomini, piante, animali e cose. Tutto è parte ed espressione di Lei. La Vita pulsa e preme in ogni punto dell'universo ricreando vita, ed esprimendo se stessa all'infinito.

Tu sei un punto privilegiato dell'universo in cui, come un'onda di luce, essa si sta manifestando.

Nel profondo di te, riesci a percepire quanto è vero tutto ciò? E non importa se solo vagamente.

Rilassamento preliminare (posizione seduta, schiena appoggiata, gambe aperte e distese)

Predisponi le situazioni ambientali adatte alla pratica del "*Rilassamento profondo*" oppure quello del "*Click Clock*", a tua scelta.

Chiudi gli occhi. Esegui alcune lente respirazioni sospirando l'espirazione e lasciando ricadere il petto con abbandono.

Ogni volta ripeti, mentalmente, sull'inspirazione:

"*Nel mio io profondo...*".

E sospirando l'espirazione:

"*...mi calmo e mi rilasso*".

Ora calati dolcemente all'interno di te, immergendoti nelle tue sensazioni... senti la globalità del tuo corpo ed accetta tutto quello che incontri... senza cercare di modificare nulla... espanditi nelle sensazioni sentendo l'insieme del tuo spazio interno e incomincia tranquillamente a praticare la tecnica.

⌛ ⌛ ⌛ ⌛ ⌛

Ora sei piacevolmente calma e rilassata.

Visualizzazione

Fiore d'amore
(per un parto felice; è possibile registrare e praticare al riascolto)

♫ Sei in posizione seduta, sul letto o per terra, con la schiena appoggiata e le gambe aperte e distese. Osserva il tuo corpo che respira da solo... il respiro va e viene dolcemente nel tuo petto...
Poniti in atteggiamento di apertura e di comunicazione con l'intelligenza profonda del tuo corpo... essa è espressione dell'intelligenza cosmica... è lei che ti fa respirare... che fa battere il tuo cuore e quello del piccolo bimbo che porti in grembo... è lei che ha fatto avvenire il concepimento... ha costruito e protetto tuo figlio, utilizzandoti come tramite per la sua crescita... essa lavora sempre in positivo... *lei sa come portare felicemente alla luce il tuo bambino, completando il progetto creativo di questa nuova vita che passa attraverso te...*
Con gratitudine rivolgiti mentalmente all'intelligenza cosmica che si esprime nel tuo corpo e che percepisci ovunque, in ogni tua cellula, in ogni tuo organo ed anche nell'utero...
Ripeti tre volte con fede:

"*Io...*", sull'inspirazione.

"*... ho fiducia in te*", espirando.

♫ Immagina che sia giunto il grande momento tanto atteso e desiderato... di essere nel luogo dove partorirai... se hai già potuto visitarlo, metti a fuoco l'immagine dell'ambiente... guardati attorno e osserva quanti più particolari potrai, dall'arredamento, ai colori, al tipo di luce...

♫ Il travaglio è terminato.

Senti che sei assolutamente calma e rilassata... le tue gambe sono aperte in modo naturale... *il tuo utero è come un meraviglioso, grandissimo, morbido fiore aperto...* i petali escono dalla vagina e si distendono delicatamente tutt'attorno alla vulva e al perineo...
Nell'interno il tuo bellissimo bimbo è pronto ad uscire, scivolando fuori...

♫ Stanno per giungere le spinte... immaginati nella posizione che desideri assumere per il parto... accovacciata, carponi... in ginocchio... sullo sgabello da parto... senti arrivare la prima forte contrazione-spinta, come fosse un'immensa onda di luce che ti attraversa dalla testa... ti percorre tutta sino al tuo utero-fiore...
Inspira lentamente ed accoglila ripetendo in te stessa un grande

"SÌ... SÌ... SÌ...".

Espira dalla bocca, aprendola in una grande **A** ed emettendo il suono gutturale:

"HAAAaaa...".

Senti la tua gola aprirsi...
Senti che anche il tuo fiore partecipa aprendosi sempre di più... l'energia sale... raggiunge un picco... ora diminuisce... si spegne...

TI RILASSI

Immagina che le onde si susseguano... giungano una dopo l'altra... diventino sempre più grandi e forti...
Tu ogni volta assecondi la danza dell'energia muovendoti anche tu spontaneamente... continuando ad inspirare "SÌ... SÌ... SÌ..." e a espirare con crescente intensità il suono "HAAAaaa..." come fossero tante grida liberatorie, sentendo che il tuo fiore poco alla volta si allarga e si dilata... poi al termine della spinta *ti rilassi...*

♫ *Adesso immagina l'onda di luce diventare immensa e avvolgere te e il bambino in un abbraccio d'inaudita potenza...*
LEI SPINGE... ABBRACCIALA... SPINGI CON LEI...
fate scendere insieme il bambino...
nella tua immagine interiore, lasciati andare completamente... fai tutto ciò che ti senti di fare... accovacciati... mettiti carponi... grida... urla... tutto quello che vuoi...
Senti il corpo del tuo bambino strisciare contro le pareti vaginali...mandagli amore.
Rivolgiti a lui e alle tue energie del parto... CONTINUA A SPINGERE e ripeti più volte:

"*Forza... forza... forza...*".

♫ *L'energia della spinta*

AUMENTA...
POTENTE...
DECISA...
TRAVOLGENTE
... sta portando fuori tuo figlio... ecco, è uscita la sua testina

UN'ALTRA SPINTA... SÌ... SÌ... SÌ...
IL TUO FIORE È APERTO... TUTTO È PRONTO...
... SPINGI...
"Forza, bambino mio, forza..."

ECCO, TUO FIGLIO È NATO!

Mani esperte lo accolgono e te lo mettono tra le braccia.

Immedesimati nelle emozioni di questo primo abbraccio, **digli che è stato bravo**, cullalo con amore dandogli il **benvenuto** e dicendogli tutte quelle cose dolcissime che il tuo cuore ti detterà.

⧗ ⧗ ⧗ ⧗ ⧗

Risveglio dal rilassamento.

Sarà così che nascerà tuo figlio? Forse. È comunque più o meno in questo modo che il Progetto Vita l'ha pianificato per te dalla notte dei tempi. In qualsiasi modo si svolgerà il tuo parto, dentro di te, nel tuo desiderio, nelle tue aspirazioni e nelle tue emozioni tu l'hai già fatto nascere nel migliore dei modi... sappi che lui ha ricevuto questo tuo gesto d'amore e questo imprinting alla vita!

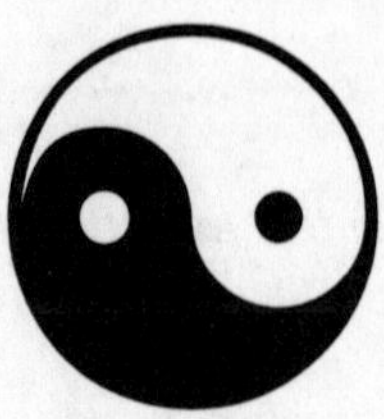

Ora mi congederò da te, dal tuo compagno, dal tuo bambino, da tutte le care persone che hanno voluto leggermi sin qui... e me ne andrò in punta di piedi, non prima, però, di avervi detto che mi ha dato una gioia infinita scrivere questo libro, in cui ho trasmesso una grossa parte della mia vita e della mia bellissima esperienza accanto ai genitori ed ai loro bambini, ancora nascosti tra i veli della vita prenatale.
Grazie per averla condivisa con me!

GABRIELLA

Bibliografia

AÏVANHOV, OMRAAM MIKHAËL, *L'educazione inizia prima della nascita*, Prosveta, Moiano (PG), 1993.

ALBERTI, HEINER, "Il ruolo del padre", in *Educazione Prenatale*, rivista dell'ANEP, dicembre 2002.

AMMANITI, MASSIMO e STERN, DANIEL, *Attaccamento e psicanalisi*, Laterza, Bari, 1992.

A. FERRARI, GABRIELLA, *Dalla Grande Madre al bambino*, Edizioni Mediterranee, Roma, 1992.

ASSAGGIOLI, ROBERTO, *Lo sviluppo transpersonale*, Astrolabio Ubaldini, Roma, 1988.

BALLARDINI, MARIA, *9 mesi e un giorno*, Atti del Congresso, ANEP Italia, Roma, 2002.

BASSI, GIANNI e ZAMBURLIN, ROSSANA, *I sentimenti nel rapporto di coppia*, Edizioni San Paolo, Cinisello Balsamo (MI), 2001.

BATESON, GREGORY, *Verso una ecologia della mente*, Adelphi, Milano, 1976.

BATESON, GREGORY, *Una sacra unità*, Adelphi, Milano, 1997.

BELLIENI, CARLO VALERIO, *L'alba dell'io*, Società Editrice Fiorentina, Firenze, 2004.

BERNE, ERIC, *Analisi transazionale e psicoterapia*, Astrolabio, Roma, 1971.

BERNE, ERIC, *Principi di terapia di gruppo*, Astrolabio, Roma, 1986.

BERTIN, MARIE-ANDRÉE, *L'éducation prénatale naturelle*, Favre.

BERTIN, MARIE-ANDRÉE, *Come dal principio del suo essere il corpo impara ed assimila, così si sviluppa*, Ciclostilato ANEP.

BRAIBANTI, LORENZO, e PARIDE, *Nascere meglio*, Editori Riuniti, Roma, 1980.

BRAZELTON, BERRY, e CRAMER, BERTRAND, *Il primo legame*, Frassinelli, Milano, 1991.

CHAMBERLAIN, DAVID, *I bambini ricordano la nascita*, Bonomi Editore, Pavia, 1998.

CIMINO, CLAUDIA, *Risonanze di coppia*, Due Sorgenti, Roma, 2001.

EIBL-EIBESFELDT, IRENÄUS, *Etologia umana*, Bollati Boringhieri, Torino, 1993.

EISENBERG, MURKOFF, e HATHAWAY, *Che cosa aspettarsi quando si aspetta*, Sperling & Kupfer, Milano, 1991.

FISCON, DAMIANA, *Gravidanza in musica*, Ludi Sound, Milano, 1994.

FROMM, ERIC, *Avere o essere*, Arnoldo Mondadori Editore, Milano, 1980.

FROMM, ERIC, *L'arte d'amare*, Arnoldo Mondadori Editore, Milano, 1996.

GASKIN, INA MAY, *Spiritual Midwifery*, Revised Edition, Sommertown TN 38483 USA, 1977.
GASKIN, INA MAY, *La gioia del parto*, Bonomi Editore, Pavia, 2004.
GIBRAN, KAHLIL, GIBRAN, *Il profeta, Il giardino del profeta*, Bompiani, Milano, 1994.
GORDON, THOMAS, *Insegnanti efficaci*, Giunti Lisciani Editori, Firenze, 1991.
GORDON, THOMAS, *Genitori efficaci*, La Meridiana, Molfetta, 1994.
GROF, STANISLAV, *Emergenza spirituale*, Red Edizioni, Como, 1993.
GROF, STANISLAV, *La tempestosa ricerca di se stessi*, Red Edizioni, Como, 1994.
HASING, HELGA e JANUS, LUDWIG, *Ungewollte Kinder*, Sachbuch RO, Heidelberg, 2003.
HEINOWITZ, JACK, *Il papà incinto*, Bonomi Editore, Pavia, 1999.
JANUS, LUDWIG, *Come nasce l'anima*, Edizioni Mediterranee, Roma, 1997.
JORDAN, BRIGITTE, *La nascita in quattro culture*, Emme, Milano.
JUNG, CARL GUSTAV, *L'uomo e i suoi simboli*, Boringhieri, Torino, 1977.
JUNG, CARL GUSTAV, *Gli archetipi e l'inconscio collettivo*, Boringhieri, Torino, 1978.
LAW NOLTE, DOROTHY, e HARRIS, RACHEL, *I bambini imparano quello che vivono*, Fabbri Editori, Milano, 2000.
LEBOYER, FRÉDÉRICK, *Per una nascita senza violenza*, Bompiani, Milano, 1981.
MASLOW, ABRAHAM H., *Verso una psicologia dell'essere*, Ubaldini Editore, Roma, 1971.
MOISO, CARLO, e NOVELLINO, MICHELE, *Stati dell'io*, Astrolabio, Roma, 1982.
MONTAGU, ASHLEY, *Il linguaggio della pelle*, Garzanti Editore, Milano, 1989.
MORRIS, DESMOND, *L'animale uomo*, Arnoldo Mondadori Editore, Milano, 1994.
NATHANIELSZ, PETER W., *Un tempo per nascere*, Bollati Boringhieri, Torino, 1996.
NOIA G., CARUSO A., MANCUSO S., *Le terapie fetali invasive*, So. Ed. Universo, Roma, 1988.
OAKLEY, AIM, *The captured womb*, Blackwell, New York, 1989.
ODENT, MICHEL, *Nascita dell'uomo ecologico*, Red Edizioni, Como, 1981.
ODENT, MICHEL, *The Caesarean*, Free Association Books, London, 2004.
RAFFAJ, JENO, "L'analisi del bonding", in *Educazione Prenatale*, rivista dell'ANEP, dicembre 2002.
READ, DICK, *Childbirth without fear*, Pan Books, London, 1981.
RELIER, JEAN-PIERRE, *Amarlo prima che nasca*, Le Lettere, Firenze, 1998.
RELIER, JEAN-PIERRE, *Adrien o la collera dei neonati*, Le Lettere, Firenze, 2002.
SCHELLENBAUM, PETER, *Il bambino nascosto dentro di noi*, Red Edizioni, Como, 1997.
SCHMID, VERENA, *Il dolore del parto*, Centro Studi il Marsupio, Firenze, 1998.
STERN, DANIEL, *La costellazione materna*, Bollati Boringhieri, Milano, 1990.
STERN, DANIEL, *Il mondo interpersonale del bambino*, Bollati Boringhieri, Torino, 1987.
STEWART, IAN, e JOINES, VANN, *L'analisi transazionale*, Garzanti, Milano, 1990.
THIRON, MARIE, *Primi momenti, grandi scoperte*, Red Edizioni, Como, 1991.
TOMATIS, ALFRED, *La notte uterina*, Red Edizioni, Como, 1996.
VAN LYSEBETH, ANDRE, *Tantra le culte de la féminité*, Flammarion, Paris, 1988.
VERNY, THOMAS, *Vita segreta prima della nascita*, Arnoldo Mondadori Editore, Milano, 1980.
WANBACH, HELEN, *Vita prima della nascita*, Edizioni Mediterranee, Roma, 1979.
WATTS, ALAN, *Psicoterapie orientali ed occidentali*, Astrolabio, Roma, 1991.
ZOJA, LUIGI, *Il gesto di Ettore*, Bollati Boringhieri, Torino, 2003.

Indirizzi

ANEP Italia (*Associazione Nazionale per l'Educazione Prenatale)*
P.zza Mattarella 3/A - 43100 Parma.
Tel. 0521 250150 - E-mail: info@anep.org - Sito Internet: www.anep.org

ISPPM (*International Society of Prenatal and Perinatal Psychology and Medicine)*
Kopfelweg 52 - D-69118 Heidelberg (Germania)
E-mail: secretary@isppm.de - Sito Internet: www.isppm.de

OMAEP (*Organisation Mondiale des Associations pour l'Éducation Prénatale)*
Rue Midol 2A - 25000 Besançon (Francia).
E-mail: contact@omaep.com - Sito Internet: www.omaep.com

SCUOLA ANEP DI AGGIORNAMENTO PROFESSIONALE
ISPPE (International School for Prenatal and Perinatal Education)
Riconosciuta da ISPPM e OMAEP
Segreteria: P.zza Mattarella 3/A - 43100 Parma.
Tel. 0521 250150 - E-mail: info@anep.org - Sito Internet: www.anep.org

SEZIONI ANEP in Italia

BERGAMO
Centro Ananda
24100, Via A. Mai 10
Tel. / fax 035.210082
E-mail: info@anandacsa.com
www.anandacsa.com

FORLÌ
Puntodonna
47100, Via Maroncelli 39

Tel. / fax 0543.34130
E-mail: info@puntodonna.it

MILANO
Eliotropio
20146, Via dei tulipani 19
Tel. 339.5903642
E-mail: disso@eliotropio.org
www.eliotropio.org

PADOVA
35020, Via Torino 40
Tel. 049.8011214
E-mail: promtomamma@libero.it

PARMA
Puntomamme
43100, Piazza Mattarella 3/a
Tel. / fax 0521.255133
E-mail: gabryfe@virgilio.it

ROMA
Polaris
00185, Via Ariosto 24
Tel. 06.77200511, fax 06.70452145

TORINO
10122, Via Alessando Manzoni 25
Tel. 011.5172734
E-mail: anep.torino@inwind.it

VARESE
Studio Zenith - Poliambulatorio
21100, V.le Valganna 190
Tel. 0332.236997, fax 0332.247721, cell. 338.7671794
E-mail: benesseredonna@libero.it

VENEZIA-MESTRE
Perlemamme
30175, C.so del Popolo 245
Tel. / fax 041.5347710
E-mail: perlemamme@libero.it

VERBANO CUSIO OSSOLA
Nascere insieme
28819 Vignone (VB), Via Ramello 5
Tel. 333.6165967
E-mail: siblide@libero.it

Gabriella Arrigoni Ferrari

IL BONDING DEI NOVE MESI

Guida alla comunicazione con il nascituro
per genitori in attesa, educatori prenatali ed operatori pre-parto

Questo libro tratta l'argomento misterioso della comunicazione e del dialogo segreto tra madre e bambino, genitori e bambino, durante la gestazione ed anche prima del concepimento. I nostri pensieri, i nostri sentimenti e le nostre emozioni possono effettivamente influire sulla costruzione della personalità del nascituro, ed è possibile comunicare con il proprio figlio prima che sia concepito e quando è ancora nel grembo materno. Ciò avviene comunque. Però avere degli strumenti di conoscenza ci rende consapevoli della relazione e ci permette di interagire affettivamente e responsabilmente con il bambino, offrendoci la possibilità di contribuire positivamente al suo benessere psicofisico e alla sua crescita. La comunicazione prenatale è basata sulla voce, sui suoni, sul movimento e sulla tattilità ma, soprattutto, sull'apprendimento di una gestione consapevole delle nostre trasmissioni psichiche nei confronti del bambino.

"*L'Autrice propone un programma di Educazione Prenatale e di quotidiano lavoro con gli esercizi del Bonding, valorizzando la figura paterna e coinvolgendola nella relazione [...] Il pregio di quest'opera di Gabriella Ferrari consiste proprio nel suo prendere per mano i genitori guidandoli alla scoperta del figlio, delle sue risorse e del suo potenziale umano, conducendoli a relazionarsi affettivamente con lui, per fornirgli quell'accoglienza e quel contenimento di cui ha bisogno per crescere armoniosamente e riuscire, in seguito, ad affrontare l'esperienza del mondo con equilibrio, apertura e consapevolezza*" (Dott. GINO SOLDERA, Presidente dell'ANEP Italia).

Edizioni Mediterranee - Via Flaminia, 109 - 00196 Roma
tel. 06/32.35.433- Fax 06/32.36.277
ordinipr@ediz-mediterranee.com - www.ediz-mediterranee.com - www.edizionimediterranee.it

Gabriella Arrigoni Ferrari

DALLA GRANDE MADRE AL BAMBINO

Significato, poesia e pratica della maternità e della nascita

Questo libro si propone una migliore comprensione e un arricchimento dei vissuti della triade madre-padre-bambino.

In un linguaggio chiaro e semplice, viene indicato il percorso umano dall'amore alla sessualità, e da questa alla maternità, superando condizionamenti e luoghi comuni sulla sessualità e sull'amore.

Quindi, l'Autrice stimola la donna a "riappropriarsi" dell'evento del parto, attualmente gestito dagli altri.

Una seconda parte del volume inizia con semplici esercizi di ginnastica pre-natale, praticabili immediatamente e da sole; seguono esercizi corporei di "immedesimazione" e il lavoro con le "immagini mentali".

La terza parte pone in evidenza i valori sacri e simbolici del parto.

Il venire alla luce viene ricostruito sotto forma di regressione fino al concepimento, mettendo a fuoco i temi della "vita oltre la soglia" e dei vissuti comuni madre-bambino.

Il travaglio e il parto possono dunque anche apparire come "prove iniziatiche", in cui la madre e il padre rinascono con il bambino; anche i relativi tempi spirituali e psicologici vengono ampiamente approfonditi.

Il testo è ricco di consigli pratici e arricchito da due serie di illustrazioni che mostrano come i due partner possono vivere insieme questa importante esperienza.

V. Bhagwan Dash

AYURVEDA PER LA MADRE E IL BAMBINO

I consigli della Medicina Tradizionale Indiana da concepimento ai primi mesi di vita

L'Ayurveda fornisce concetti unici riguardanti la formazione e lo sviluppo dell'embrione umano nel grembo materno, e descrive i metodi da adottare per concepire un bambino con le caratteristiche desiderate.

Cibo, bevande e diete particolari che la madre deve adottare prima del concepimento, nel periodo fertile, e durante la gravidanza, consentono infatti di determinare il profilo psichico e fisico della prole.

Questo libro riunisce e riassume tutti gli usi, le tradizioni e le pratiche religiose legati alla maternità, che sono descritti in maniera vasta e dettagliata nei testi classici dell'Ayurveda, e ne specifica di volta in volta le relative fonti. Un intero capitolo è dedicato alle misure contraccettive usate – contrariamente a quanto certa cattiva informazione ci ha portato a credere finora – per la pianificazione familiare nell'India antica e medievale.

Ayurveda per la madre e il bambino non solo può essere un valido aiuto per tutte le future mamme, ma anche uno strumento di lavoro per insegnanti, ricercatori in campo ayurvedico, medici e biologi, in quanto gran parte di queste teorie e pratiche costituisce un terreno vergine di studio e di ricerca volti alla costruzione di una società sana e autorealizzata.

Edizioni Mediterranee - Via Flaminia, 109 - 00196 Roma

tel. 06/32.35.433- Fax 06/32.36.277

ordinipr@ediz-mediterranee.com - www.ediz-mediterranee.com - www.edizionimediterranee.it

Michio e Aveline Kushi

GRAVIDANZA E MACROBIOTICA

La nascita e la cura del neonato

Cominciando a trattare l'argomento fin dal periodo precedente il concepimento, con riferimenti alla salute sessuale e alla riproduzione umana, gli autori, in forma delicata e sensibile, seguono mese per mese il processo naturale dello sviluppo del bambino, della gravidanza e della nascita, trattando in particolare della nutrizione più indicata, dell'attività da svolgere e del giusto atteggiamento mentale.

Infatti è importante ricordare che il periodo più adatto a rafforzare la salute e a prevenire le malattie del nascituro sono proprio i mesi che precedono la nascita, ed è quindi necessario chiarire ai futuri genitori il comportamento da tenere in tale periodo.

Gli autori esaminano poi anche la cura del neonato secondo i principi della macrobiotica, approfondendo l'aspetto dell'alimentazione, l'allattamento al seno e la graduale introduzione di cibi naturali ed equilibrati nella dieta del bambino. Inoltre affrontano il modo di trattare con l'alimentazione macrobiotica le più comuni malattie dei bambini.

Nello scrivere queste pagine, Michio e Aveline Kushi hanno tenuto presente lo scopo di assicurare salute e benessere alle generazioni future.

Ma il fine reale è quello di offrire a tutti una vita che possa condurre a un mondo nuovo di pace e di felicità, costituito da genitori e figli capaci di riscoprire – attraverso la macrobiotica – la loro vitalità e la loro intima armonia.
